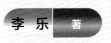

李 乐 著

家庭用药
至关重"药"

U0197651

清华大学出版社

北京

内 容 简 介

本书梳理了老百姓日常生活中的常见用药误区，介绍了有关儿童、女性、老年人的合理用药知识，对成年人身体各系统疾病的用药知识也做了详细阐述。本书通俗易懂，生动有趣，适合关注健康的大众阅读，也可作为基层医疗机构、药店从业人员及医药专业学生的参考书。

图书在版编目（CIP）数据

家庭用药 至关重"药" / 李乐著. —北京：清华大学出版社，2020.11（2024.6 重印）
ISBN 978-7-302-56090-6

Ⅰ.①家… Ⅱ.①李… Ⅲ.①药物 - 基本知识 Ⅳ.① R97

中国版本图书馆 CIP 数据核字（2020）第 136997 号

责任编辑：罗　健
封面设计：常雪影
责任校对：王淑云
责任印制：丛怀宇

出版发行：清华大学出版社
　　　　　网　　址：https://www.tup.com.cn, https://www.wqxuetang.com
　　　　　地　　址：北京清华大学学研大厦A座　　　　邮　　编：100084
　　　　　社 总 机：010-83470000　　　　　　　　　邮　　购：010-62786544
　　　　　投稿与读者服务：010-62776969，c-service@tup.tsinghua.edu.cn
　　　　　质量反馈：010-62772015，zhiliang@tup.tsinghua.edu.cn
印 装 者：涿州市般润文化传播有限公司
经　　销：全国新华书店
开　　本：145mm×210mm　　印　张：10　　插　页：2　　字　数：291千字
版　　次：2020年12月第1版　　印　次：2024年6月第2次印刷
定　　价：49.80元

产品编号：081660-01

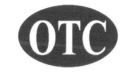

图 1-4 甲类非处方药标识

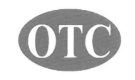

图 1-5 乙类非处方药标识

图 2-5 保健品标识

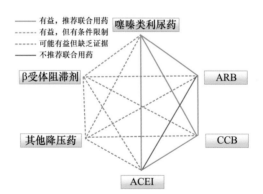

图 8-5 用药六边形方案

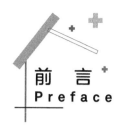

前言
Preface

　　我在石河子大学药学院任教，学生们喜欢称呼我为"乐哥哥"。我做了很多年药学科普工作，在电视台、学校、社区、连队做了几十场科普讲座，线上科普账号已经有40多万"粉丝"。在很多人看来，大学老师应该"两耳不闻窗外事，天天待在实验室"，为什么我不埋头做科研，跑去做科普呢？借本书出版的机会，我来说一说自己是如何走上科普之路的。

　　我是中国青年志愿者协会的会员。2012年，我发起成立了一家公益助学民间组织——"白杨公益"。2016，"白杨公益"被中共中央宣传部、中央精神文明建设指导委员会办公室、国家民政部等部门评为全国100个最佳志愿服务组织。在公益活动中，我接触到一些贫困家庭，发现了不少因病致贫，小病拖成大病的情况。比如，我遇到过一位瘫痪在家的老人，他的血压曾经很高，他却固执地认为吃降压药会让自己变傻，坚信吃芹菜可以降血压，某天高血压诱发了脑出血，他没能及时就医，从此之后就瘫痪在床，丧失了劳动能力，这让本不富裕的家庭雪上加霜。在现实生活中，不仅文化程度不高的人欠缺医药知识，就连我身边一些高学历的知识分子也常常陷入用药误区。我的一位博士朋友，嫌每天吃药次数太多，总是一次性把当天所有的药全部吃掉。其实这样服药风险很大，很容易因为剂量过大而导致药物中毒，出现严重的后果。我还有一些朋友，生病后相信各式各样保健品的"神奇"疗效，钱花了不少，病却越来越重。

　　作为一名科班出身的药学专业人士，我深知合理用药的重要性和必要性，我发现老百姓普遍缺乏药学知识，于是在工作之余走上了药学科普之路。几年下来，在本单位及政府相关部门、行业协会领导的指导帮助下，我走遍了天山南北，完成了数十场科普讲座，累计撰写了 100 多篇药学科普文章，录制了 200 多个科普短视频，网络点击量过亿，我还加入了中国医师协会健康传播委员会，与一群志同道合的朋友们一起传播医药知识。朋友们形容我是"风声雨声读书声声声入耳，抖音微博小红书事事操心"。

做科普这件事虽然很累，但当有人告诉我，她因为听了我的讲座或看了我的文章和视频，避免了用药错误时，我觉得自己所做的一切都很值得。在为老百姓答疑解惑的过程中，我也积累了不少素材，于是萌生了将这些内容编写成书的想法。市面上关于合理用药的科普书很多，有些内容过于专业，很难激发读者的阅读兴趣；有些内容比较陈旧，无法满足现实需求；有些侧重于某个特定领域，受众较少。我决定编写一本不一样的药学科普书籍，力求将药学科普做到"有趣、有料、有内涵"，让大家愿意读，能读懂。药物是一把双刃剑，合理使用可以防病、治病，反之则可能会影响身体健康。

当前我国城乡居民普遍缺乏合理用药知识，普遍存在用药行为不规范问题，公众需要不断提升科学素养，增强自我保健意识。在本书编写之际，国家卫生健康委员会制定了健康中国行动（2019—2030 年）发展战略。该战略提出将开展 15 个重大专项行动，健康知识普及是其中之一，合理用药为其重点内容。希望本书能够为广大城乡居民了解疾病、提高用药依从性、合理用药提供帮助，为家庭安全用药保驾护航，为健康中国助力。

特别感谢清华大学出版社的领导和罗健编辑对于本书出版的关心与指导，感谢张玿荣女士、陈琼女士、马丽老师、唐辉老师、王晓琴老师、张波老师、孙园老师、唐婷老师及田亮老师长期以来对我的支持和鼓励，感谢付嵘、吕文杰、凡保华、张双燕、唐梦圆几位同学为本书绘制插图，这些精彩插图让内容变得更加有趣。

由于本人学识和能力有限，书中难免存在不足之处，敬请广大读者批评指正。

李　乐

2020 年 9 月

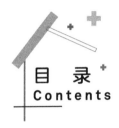

目 录
Contents

第1章　药品基本知识

大家好，我是乐哥哥（图1-1）。

人吃五谷杂粮，没有不生病的，因此，人的一生免不了与药品打交道。英国广播公司拍摄的纪录片《药物依赖》提到，在人的一生中，医生可能会给你开超过14000粒药。大多数人都有"头疼脑热"时自己购买药品的经历，大多数家庭也会在日常生活中储备一些药品，但是你真的会正确使用药品吗？

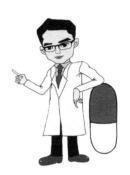

图1-1　乐哥哥

药物可以拯救生命，但也会产生副作用。药物进入身体之后，会随着血液循环到达很多器官和组织。当它对某一个器官发挥治疗作用的时候，也会对那些不需要治疗的组织和器官产生作用，这时药物就出现了副作用，严重的副作用甚至会危及生命。我们常说"药用对了治病，用错了致病"，就是这个道理。

从本章开始，我将为大家介绍正确使用各类药品的知识，我的好朋友们也会在文中客串。

请大家跟随我的脚步，一起开始我们的健康之旅吧！

1.1　什么是药品

在讲述用药知识之前，我先给大家说说什么是药品。根据《中华人民共和国药品管理法》，药品是指用于预防、治疗、诊断人的疾病，有目的地调节人的生理机能并规定有适应证或者功能主治、用法和用量的物质。

我国平时见到的药品一般可分为三大类：中药、化学药（俗称西药）、生物制品（血清、疫苗、血液制品）（图1-2）。

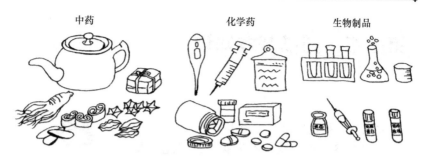

图 1-2　药品分类

中药包括中药材、中药饮片和中成药。中药材是指采收药用植物、动物的药用部分后经产地初加工形成的原料药材。中药饮片是指按中医药理论、中药炮制方法加工炮制而成的可直接用于调配或制剂的中药。中成药是指按照一定的配方将中药材加工或提取后制成具有一定规格，可以直接用于防病、治病的药品。我们在药店里购买的中药制剂，大多属于中成药。

药品是一种特殊的商品，它与每个人的生活息息相关，需要在医生和药师的指导下合理使用，老百姓很难自行判断药品的真伪。普通商品可以按照质量高低分为不同等级，如特级品、优级品、一级品等，药品没有等级划分，只有合格与不合格两种，符合规定的药品才能合法流通和销售。

1.2　记住合理用药"八字"原则

老百姓在日常用药的时候，怎样才能做到合理用药呢？一般来说，要遵循"安全、有效、稳定、经济"的原则。

首先是安全，要保证用药安全，不随意购买和使用不熟悉的药物，用药时需了解药物不良反应，有些药物可能导致胎儿畸形，有些药物则可能让儿童丧失听力，有些药物会损害患者的肝功能。孕妇、哺乳期妇女、儿童，以及肝、肾功能受损的患者用药要特别谨慎，避免错误用药对身体产生危害。

其次是有效，要使用真正能够治病的药物，选择最有针对性的药物，不迷信广告和所谓"偏方"，不乱买保健品，听从医生和药师的建议，该长期用药的时候坚持用药，不能为了省钱，症状得到控制就停药。不该使用的药物一点也不用，避免可能出现的耐药性和副作用。

再次是稳定，药物买回来之后，消费者要正确识别药物的有效期，将药物放在合适的地方储存，避免光照、温度、湿度等外界因素对药物质量产生干扰，保证药物质量的稳定性。

最后是经济，购买能够负担得起的药物，不盲目追求新药和贵药。

这四点对于合理使用药品很有帮助，你记住这八个字了吗？

1.3　教你分清药品的通用名和商品名

每个人都有自己的名字，有的人还不止一个名字。每种药品也都有自己的名字，而且还有多个名字。下面我就为大家介绍药品最常用的两个名字：通用名和商品名。

通用名是药品统一的名称，也被称为国际非专利药品名称，是世界卫生组织推荐使用的药品名称。通用名不受专利和行政保护，同一种药品的通用名应该一致。我们熟悉的布洛芬、阿司匹林、阿莫西林这些名字，都是药品的通用名。

商品名是药厂给自己生产的药品所起的名字，这个名称经过注册，具有专用性和排他性，只有自家商品才能使用，药品的商品名也不能随便乱起，不能暗示药品的疗效和用途。

同一种药物由不同厂家生产，就会出现很多个商品名。例如阿奇霉素是药物的通用名，不同厂家生产的阿奇霉素，有希舒美、佳美舒、舒美特等不同的商品名。再如阿司匹林也是药物的通用名，不同厂家生产阿司匹林，会为它起不同的商品名，如巴米尔、拜阿司匹灵等。买药的时候，如果你只记得药品通用名，忘记了它的商品名，或者你要买的那种产品太畅销，药店已经卖光了，售货员可能会给你拿来一种包装完全不同的药品，只要通用名一致，规格一致，就可以使用。

怎么区分药品的商品名和通用名呢？其实很简单，药盒子上字体最大的就是通用名。按照相关法律，药品的外包装和说明书都必须标注通用名，还要写得非常大，能够与商品名明显区分。药品商品名不能与通用名同行书写，其字体和颜色不得比通用名更突出和显著，其字体以单字面积计算不得大于通用名所用字体的二分之一。

除了通用名和商品名外，药品还有一个化学名，它是根据化学结构式来命名的，以一个母核为基本结构，然后将其他取代基的位置和名称标出，这个比较专业，作为普通人，就不用了解了。

你现在能够区分药品的通用名和商品名了吗？马上拿起身边的药品包装盒来辨认一下吧！

1.4 "是药三分毒"的说法正确吗

大家都听说过"是药三分毒"这种说法，它有没有科学根据呢？

我认为这种说法有点偏激，毕竟还存在着很多"药食同源"的中药，花椒、山药、黑芝麻这类产品既属于药品，又属于食品，如果非说它们有三分毒，这种说法似乎过于苛刻。

不过"是药三分毒"对于保障我们用药安全还是很有意义的。药物是把双刃剑，药物一方面具有治疗作用，另一方面它也会产生不良反应。

药品不良反应是指合格的药品在正常用法、用量下出现的与用药目的无关的有害反应，它包括副作用、变态反应、继发效应、"三致"（致癌、致畸、致突变）作用等。

我们常说的副作用就是药品不良反应的一种。当一种药物具有多种作用时，治疗作用以外的其他作用都可认为是副作用。例如阿托品能够抑制 M 受体。受体如同多米诺骨牌，存在于身体的多个器官，控制各种各样的功能，一旦被激活或者抑制都会产生一连串的身体反应。当使用阿托品抑制胃肠道 M 受体时，可以解除消化道痉挛，缓解胃肠道疼痛，这就是它的治疗作用；但同时它也会抑制腺体的 M 受体，影响分泌功能，出现口干、视物模糊等情况，这些是我们不需要的，这就是阿托品的副作用（图 1-3）。

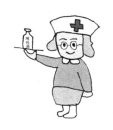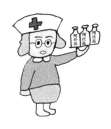

图 1-3 阿托品

药物不良反应还包括变态反应。变态反应就是我们俗称的过敏反应，不是你从字面上理解的那种意思。很多人都知道青霉素会引起过敏，使用前要做皮试，这就属于变态反应。很多药物都会引起人体变态反应，有时需要吃抗过敏药缓解，我还见过对抗过敏药过敏的人呢！

继发反应是药物的另外一种不良反应，它不是药物本身的效应，而是药物作用所诱发的反应。如长期使用广谱抗生素可引起菌群失调，导致敏感菌被抑制，不敏感菌在体内繁殖，进而引起新的感染。

根据不良反应的发生频率，我们可将不良反应分为 5 级（表 1-1）。

表 1-1　不良反应等级表

不良反应等级	人群中的发生率
十分常见	≥10%
常见	1%～<10%
偶见	0.1%～<1%
罕见	0.01%～<0.1%
十分罕见	<0.01%

药物不良反应因人而异，其与个人的身体状况、生活习惯及药品本身等因素都有关系，这就意味着某种药物或许张三使用时会发生不良反应，但李四使用时就一切正常，也可能王五这一次使用时没有不良反应，下一次使用时却出现了不良反应。

在药物不良反应报告中，注射液（含中药注射液）所占比例最多，其次是口服制剂，由此可见，输液是风险较大的给药方式。很多老年人喜欢在冬季来临的时候去医院输液，输一些活血化瘀的中药注射液，认为这能够减少心脑血管发病风险。其实输液是将这些药物注入静脉，并不能溶解动脉中的血脂或者斑块，而滥用输液"通血管"，反而增加了药物不良反应发生的风险。

没有任何药品是绝对安全的，药品说明书中不良反应写得越多，说明该药品被研究得越充分。一个负责任的厂家应该尽可能全面地将药物不良反应告知公众，保障临床用药安全。

【用药小贴士】药品说明书中不良反应写得多，不表示药品不安全；什么都不写，并不表示药物安全性高。

1.5　教你分清处方药和非处方药

"乐哥哥，今天我去药店买药，药店的那个营业员死活不卖给我，这个平时'爱财如命'的家伙今天怎么这么反常？"

"宝哥，你买什么药啊？"

"我想给老爸买点降血压的卡托普利，再买点阿莫西林存家里。"

"这两种药当然不能随意卖给你了，都是处方药，随意使用的话可能有危险呢！她这样做是对的。"

"可是我经常看电视上放药品广告啊！要是有危险还敢这么光明正大地做广告？能做广告为什么不让随便买呢？"

"那些在电视上做广告的药都是非处方药啊！"

"处方药，非处方药，这都是什么意思啊？"

"我来给你讲讲这二者之间的区别吧！

"处方药是指凭借执业医师或者执业助理医师的处方才可以购买、调配和使用的药品。它的用量、用药时间等都有严格的要求。

"非处方药是不需要医师处方，患者可以根据自己的病情，自行在药店购买的药品。在它的外包装上，一般有'OTC'的标志，OTC 是'over the counter'的缩写，直接翻译过来就是放在柜台上可以随意挑选的药。非处方药又分为甲类非处方药和乙类非处方药两种。

　　"甲类非处方药的标志是红底白字（图1-4），只能在配备执业药师且具有药品经营许可证的社会药店、医院药房购买。

　　"绿底白字的是乙类非处方药（图1-5），相比较而言，乙类非处方药安全性更高一些。乙类非处方药除了可以在药店购买外，也可以在经过批准的超市、百货商店等处购买。"

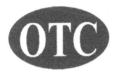

图 1-4　甲类非处方药标识
（见文前彩图）

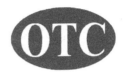

图 1-5　乙类非处方药标识
（见文前彩图）

　　"是不是处方药比较贵，非处方药比较便宜呢？"

　　"处方药和非处方药的区别不是价格高低，而是从药品的安全性角度进行区分的。一般来说，处方药具有一定的毒性和其他潜在的影响，其用药方法和时间都有特殊的要求，必须在医生的指导下使用，所以在其外包装或者说明书上通常会标明'处方药，凭医师处方销售、购买和使用'的字样。非处方药的毒副作用较少，不会引起耐药性和成瘾性，在临床使用多年，疗效肯定。按照相关规定，处方药在医疗机构或者零售药店销售，需要凭执业医师或者执业助理医师的处方购买和使用。你刚才去药店买处方药，没有医生的处方，营业员当然不卖给你了。"

　　"听你这么一说，我觉得还是非处方药好，又方便又安全。如果使用起来效果不好，我能不能加大药量啊？"

　　"虽然非处方药使用方便，不良反应较小，安全性相对较高，但是任何药品都有副作用，只是程度不同，在使用非处方药的时候也需要仔细阅读药品说明书，出现不良反应时应及时停药。非处方药也是药品，是药品就会有剂量的限制，如果不按照说明书的剂量使用，随意加大剂量或者增加使用次数，都会造成伤害。比如说维生素属于非处方药，过量服用也会产生不良反应。"

"是不是处方药的效果要比非处方药效果好呢？"

"也不能这么说，很久之前，所有的药品都是处方药，需要医生开具处方才能购买使用。这个过程比较烦琐，与公众想方便快捷地购买药品以治疗小毛病的需求相矛盾，政府也希望居民能够通过自我药疗的方式降低政府医疗费用支出，于是一些国家开始实行药品分类管理制度，将一些临床使用时间长且被证明安全有效的处方药转化为非处方药。1999 年，我国正式出台《处方药与非处方药分类管理办法（试行）》，公布了第一批非处方药目录，并于 2000 年 1 月 1 日起正式实施。非处方药目录制定实施后，每隔 3～5 年要进行一次再评价，以确保非处方药的有效性和安全性，目前我国有 4000 多种非处方药。

"由此可见，非处方药和处方药都是很有效的药物，患者在医院看病时，医生也会开一些非处方药为患者治疗。药品的疗效是一个复杂的问题，涉及药物本身、个体差异等多种因素，所以不能简单地用疗效好不好来区分处方药和非处方药。"

"我们常用的阿司匹林属于处方药还是非处方药呢？"

"它的情况比较复杂，它属于'双跨品种'。'双跨品种'是指同一种药品既是非处方药，又是处方药。目前，具有这种双重身份的药品共有 2000 多种，大部分为消化类药、解热镇痛类药。以你刚才说的阿司匹林为例，它属于非甾体（非激素）类抗炎药，有解热、镇痛、抗风湿、抗血小板聚集等多种用途。阿司匹林用作非处方药时，用于解热，最多用 3 天；用于止痛，最多用 5 天。它作为处方药，主要用于风湿、类风湿性关节炎及心血管疾病等慢性病的治疗，可以在医生的指导下较小剂量长期服用。

"遇到这些'双跨药品'的时候，一定要更加注意安全，看一下药品的外包装，区分它是处方药还是非处方药，尤其是孕妇、儿童、老人等特殊人群，最好在医生或药师的指导下使用，以保障用药安全。"

"乐哥哥，你这么一说我才明白药店的售货员是按规矩办事，也是为了我好啊！刚才我对她态度不太好，现在去道歉还来得及吗？"

"来得及，知错就改还是个好同志。"

【用药小贴士】处方药要在医生的指导下购买和使用，非处方药也不能随意加量使用。

1.6 药品的"慎用、忌用、禁用"有什么区别

在使用药品时，我们经常遇见三个词：慎用、忌用和禁用。这三个词有点像，但三者的含义并不相同，很多人搞不懂它们之间的区别。

慎用属于初级警告，是指该药品需要谨慎使用，使用后需要密切观察患者的用药情况，如果没有异常，可以继续使用，如出现不良反应，要立即停药。例如阿司匹林对胃刺激性大，溃疡病患者应该谨慎使用（图1-6）。一些特殊人群，比如儿童、老人、孕妇，以及及一些心、肝、肾功能不好的患者，

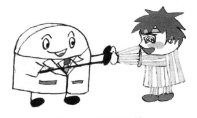

图 1-6　阿司匹林

药物在体内吸收、代谢较差，容易出现药物不良反应，他们使用很多药品时都需要谨慎。

忌用属于中等级别警告，是指不适宜使用或者应该避免使用该药，可以理解为能不用就不用。如果患者服用某类药物可能会出现明显的不良反应和不良后果，应该忌用该类药物。例如抗结核类药物可对患者肝脏造成损害，所以肝功能不全者应该忌用该类药物。如果病情特别需要使用该类药物，应该咨询医生，选择药理作用类似且不良反应小的药品代替，或者联合使用一些能够减轻副作用的药品。自己在家服药时，最好不使用忌用的药品。

禁用属于终极警告，是指禁止使用该药。患者使用这类药物，会发生严重的不良反应，甚至危及生命。例如青光眼患者禁用阿托品，支气管哮喘患者禁用吗啡，青霉素过敏患者禁用青霉素，儿童禁用苯甲醇注射液。凡是标明禁用字样的药品，千万不要抱着侥幸心理使用。如果自己对某种药物过敏，该药物就属于自身禁用药物，在就诊和治疗时，应该主动告知医生，避免用药风险。

【用药小贴士】慎用好比"不许动"，忌用好比"再动我就开枪了"，禁用好比"哒哒哒哒"！

1.7 掌握有关药物服用次数的知识

很多朋友都喜欢看谍战片，很多电视剧里的特工都超级厉害，在电台听一段信号就能破译出指令，在报纸上随便看个广告，就能看懂里面隐藏的暗号。

特工用得最多的是莫尔斯电码，俗称莫斯密码。这是一种时通时断的信号代码，它通过不同的排列顺序来表达不同的英文字母、数字和标点符号。破译密码，既需要天赋，也需要刻苦的训练。只要掌握了其中的规律，普通人也能破译情报。一些患者看病时，发现医生写的处方字迹潦草，龙飞凤舞，难以辨认，但抓药的时候，药房的药师却能看懂，是不是医疗行业也存在某种神秘的莫斯密码呢？

当然不存在了。过于潦草的字，除了本人谁也看不懂，甚至有时医生自己都认不出来了！随着科技的进步，医生的手写处方已经逐渐被电子处方取代，药品名称、处方审核、药品调配都在电脑屏幕上显示得很清楚，再也不用担心药师看错或者看不懂处方了。

不过，在药物使用方面存在一些专业术语，它们就像莫斯密码一样，如果不给你解释，就算上面的字你全都认识，你也不一定清楚它们的正确含义。

先说说有关服药次数的术语。你千万别觉得我这是小题大做。不信我问问你"顿服"是什么意思？是每顿饭都要吃的意思吗？

顿服，并不是每顿饭都要吃一次，而是一次性服用的意思。例如一日2片顿服，就表示一天需要2片的用药量，2片药一次服下。如果服用中药时看到顿服这个词，是指"较快地将药物一次服完"。

你可能会说："这个很少见啊！搞错也正常，问我个常见的吧！"

那我再问你，服药的时候我们经常看到"一天2次""一天3次"这样的用法，它的正确含义你知道吗？

当然知道了，"一天2次"就是早餐、晚餐的时候各服用一次，"一天3次"就是早餐、午餐、晚餐的时候各服用一次嘛！

又错了！每天服药的次数，是以 24 小时为单位计算的。一天 3 次，应该是每 8 小时服用 1 次；一天 2 次，则是每 12 小时服用 1 次。如果服药间隔时间过短的话，很可能导致体内药物浓度过高，出现中毒现象。当然，日常服药时不可能做到这么精确，误差不要太大，也是可以的。

有时处方上的服药次数和时间会用外文缩写符号表示，它们有自己的特殊含义。如"qd"是指每日 1 次，"bid"是指每日 2 次，"tid"是指每日 3 次，"qid"是指每日 4 次，"qod"是指隔日 1 次，"ac"指饭前，"pc"指饭后。

听完我的介绍，你是不是也能当"药学小特工"啦？

1.8 你知道药品的正确储存方法吗

在日常储存药品时，我们经常会接触到一些专业词汇，比如室温保存、放置于冷暗处等，它们有特定的含义。

室温（常温）是指 10～30℃ 的室内温度。有些人认为只要药品放在室内，不管房间多冷或多热都叫室温保存。这种理解是错误的。

遮光是指用不透光的容器包装和存放见光易分解变质的药物，比如用棕色瓶子或者黑色纸包裹的透明容器存放药品。很多生物制剂、维生素、抗结核类药等都要求遮光保存。

冷暗处是指将药品放在温度不超过 20℃ 的遮光的地方保存，避免药品受到高温和光照的影响。一些抗过敏药物、酶类药物、胃黏膜保护药等都应该在冷暗处储存。

冷处是指温度为 2～10℃ 的地方。胰岛素类制剂、血液制品、生物制品、栓剂等都建议放在冷处储存。

药品如果放置不当，很容易提前失效。大多数药品应该储存在干燥、通风、温度适宜的地方，同时注意放在不易被儿童拿取的地方。最好选择带有隔层或者盖子的塑料盒，如果使用纸箱或者帆布收纳盒储存药品，药物可能会受潮，失去活性。

有人觉得药品放在冰箱中比较保险，把所有药物都放到冰箱里冷藏。其实大多数药品在常温下就可以保存，个别对温度敏感的药物才需要放入冰箱中冷藏或者冷冻。中药、胶囊、散剂、含糖液体制剂、乳膏剂等都不建议放入冰箱保存，药品可能会出现性状的变化，甚至失效。

现在你知道药品储存常用词的准确含义了吧！

下次跟朋友聚餐，可以试试前面学过的知识。比如"最近天气这么热，温度明显高于室温啊！不如我们找个冷处，顿服大餐，记得提醒厨师，慎用辣椒，禁用香菜！"

你猜他听完后会有什么不良反应？

【用药小贴士】与储存药品相关的术语室温、冷处、遮光、冷暗处有其独特的含义。

1.9　教你正确阅读药品说明书

你一定听说过"买椟还珠"的故事吧！郑国人在集市上买了楚国人用精美盒子包装的珍珠，最后将珍珠还给楚国人，只留下精美的盒子。

它的寓意是丢弃了重要的东西，留下华而不实的东西。其实很多人买药的时候，也会犯类似"买椟还珠"的错误呢！

难道把药扔了，把药盒子留下来？

那倒没有，很多人是把药留下，但把药盒子和里面的说明书扔掉了！

也许你觉得这很正常。你是不是觉得只要药还在，知道怎么吃就行了，留着说明书还怪麻烦的？

我要为大家讲讲药品说明书的重要性。每个人都有自己独一无二的身份证，身份证记录了很多个人信息。药品说明书就是药品的身份证，里面包含了大量的药品信息。

那药品说明书都有哪些信息呢？

一般来说，药品说明书包括药品名称、成分、性状、适应证、规格、用法、用量、不良反应、禁忌证、注意事项、孕妇及哺乳期妇女用药信息、儿童用药信息、老年患者用药信息、药物相互作用、药物过量、药代动力学、贮藏、包装、有效期、执行标准、批准文号、生产企业等内容。这些信息当中有几项对普通消费者很重要，我为大家介绍一下：

（1）药品名称。前文说过药品有通用名和商品名两个名字，其中通用名需要特别关注。通用名相同的药物，就是同一种药物，通用名类似的药物，很可能是同一类药物。认清这个名字，患者就不容易重复用药了。

（2）性状。这一项会描述药品在正常情况下是什么状态，是什么颜色，是固体还是软膏。如果患者发现药品的性状发生变化，药品质量可能有问题，应该立刻停止服药。

（3）适应证。这一项会详细说明该药品可以治疗什么疾病，如果发现适应证跟自己的疾病不符，提示药品不对症，或者是超适应证用药，需要咨询医生或者药师之后再决定是否服用。

（4）用法、用量。该项会介绍该药品的推荐服用剂量，不同人群每次吃多少，饭前吃还是饭后吃等信息。儿童用药剂量和成人不同，一些说明书会对此进行专门的介绍。患者要严格按照规定的用法、用量服用药品，切勿擅自增加或者减少药量，以免影响治疗效果。

（5）不良反应。这里会汇总该药品常见的不良反应。所有的药品都有不良反应，只是程度和发生率不同。患者在用药过程中注意观察药物不良反应，一般不良反应可在停药后减轻甚至消失，如果出现严重不良反应，则需要及时就医。一些患者看到药品说明书上写了很多不良反应，就担心药物不太安全，不敢使用。其实详尽记录不良反应的药品，反而说明该药品经过了长期监测，其安全性是有保障的，反而是一些不良反应记录不详细的药品，容易让患者掉以轻心。"不良反应尚不明确"这句话并不表示这个药品没有不良反应。

（6）禁忌证和注意事项。这两项内容需要患者重点关注，如果自己属于其中的某种情况，最好不要使用该药，应该主动咨询医生或药师。

（7）孕妇及哺乳期妇女用药、儿童用药、老年患者用药。这三项介绍了特殊人群用药信息，患者可以结合自身情况对照了解，家属应该仔细阅读相关信息，避免用药风险。

（8）药物相互作用。这项内容介绍药物相互作用的影响，如果患者同时服用多种药物，需要特别关注这部分内容，避免药物之间互相干扰。日常就诊时，我们应该主动告知医生自己正在使用哪些药品，避免医生给你开重复或者存在配伍禁忌的药品。

（9）贮藏。这一项介绍了药品应该在何种环境存放。一些药品需要避光保存，一些药品需要冷藏保存，一些药品可以在常温下保存。熟悉这部分内容，可以避免错误存放药品导致的药品失效。比如双歧杆菌三联活菌等一些活菌类制剂，就需要冷藏保存，需要用冷水或者温水服用，温度过高会将药品中的活菌杀死，无法发挥其调节肠道菌群的效果。

听完我的介绍，你应该知道药品说明书的重要性了吧！千万不要像那个"买椟还珠"的郑国人那样。下次买回来的药品，药品说明书一定要好好保存，仔细阅读啊！如果已经扔了，可以去专业的网站或者用药 APP 软件上查询，大多数药品说明书也能在网上找到。

【用药小贴士】药品说明书包含了重要的信息，千万不要轻易扔掉。

1.10　关注药品有效期

很多人把药买回家，随手就把药品的外包装扔了，这是一种不好的习惯。在药品的外包装上有一些很重要的信息，对于安全用药非常重要，比如药品的有效期。

下面我就来给大家讲讲怎么从药品外包装上了解有效期。

在药品的外包装上，一般会标明该药品的有效期。药品有效期按照年、月、日的顺序标注，年份用四位数字表示，月、日用两位数表示，如"有效期至 2022 年 10 月"或"有效期至 2022 年 10 月 11 日"，也可以用数字和其他符号表示，如"有效期至 2022.10"或"有效期至 2022/10/11"。

这两种标注表示的有效期含义可不一样哦！"有效期至 2022 年 10 月 11 日"是指该药品可以用到 2022 年的 10 月 11 日，2022 年 10 月 12 日，该药品就属于过期产品了。"有效期至 2022.10"，是指该药品可以用到 2022 年 10 月的最后一天，即 2022 年 10 月 31 日。

如果药品过期了，该如何处理呢？一部分人的做法是将它扔进垃圾桶，一部分人觉得扔了可惜会留着继续吃，还有极个别人，会在楼道的小广告里，随便找个回收过期药品的小贩卖掉，这些方法都是不可取的。

过期药品对土壤和水的污染很大，1 粒过期药的污染相当于 3 节废旧电池的污染，约污染 1 个人 5 年的用水量，不要随意丢弃过期药品。留着继续吃可能出现药效不足或者药物中毒，对身体不好。转卖给药贩子又会让过期药再次流通，危害边远地区的患者。

当前我国还没有专门的过期药回收部门或者机构，如果患者身边没有过期药回收点，可以根据药性和剂型的不同采取不同处理方法。

片剂或者胶囊等固体制剂，可以先将包装盒破坏，然后把药品从包装中抠出，用纸包好放入不可回收垃圾桶中；滴眼液、口服液等液体制剂，可以将药液倒入下水道中冲走；软膏剂等半固体制剂可以挤压到纸袋中丢弃；喷雾剂、气雾剂等气体制剂可以在通风、空旷的地方排空后，将包装丢弃到规定处，排空时注意远离火源；对于一些毒性较强的药品，则需要交给专业的处理机构销毁。

民间流传一种说法，认为中药不会过期，中成药年代越久越珍贵，药效越好。媒体曾报道过 20 世纪 90 年代生产的安宫牛黄丸，在市场上被盲目炒作，原价几百元 1 粒，网上已经卖到了 1 万元 1 粒，还一丸难求。

这是既不科学又不理智的行为。安宫牛黄丸被誉为"温病三宝"之一，具有清热解毒、镇惊开窍的功效，是很好的中成药，但并非所有昏迷患者都适用，处方中含朱砂、雄黄，也不宜过量久服。安宫牛黄丸的有效期一般为 48 个月，并非不会过期。20 世纪90 年代初生产的安宫牛黄丸早已过了有效期，不宜再用了！按照《中华人民共和国药品管理法》的规定，超过有效期的药物属于劣药。随着时间的推移，中药里的有效成分慢慢减少，根本没有质量保证，更不要提治疗效果了。

人们说百年的人参珍贵，不是因为它放了 100 年，而是因为它长了 100 年。

【用药小贴士】关注药品有效期，中药也会过期。

1.11　不同药品的最佳服用时间

"小琴，你打扮这么美，干吗去啊？"

"我要去参加一群婚礼，刚叫的'网约车'还没来呢！"

"啥叫一群婚礼，不都说参加一场婚礼吗？啥时候婚礼都论群了？"

"说起来我都要崩溃了！我的三个好朋友都挑今天结婚，我要连续赶三场婚礼，光随礼就把下个月的工资都预支了！感觉自己被'掏空'了。"

"今天阳历、阴历都是双数，的确是个结婚的良辰吉日啊！"

"要我说这都是封建迷信，这结婚就如同吃药，只要吃下去，早点吃晚点吃不都一样吗？"

"你这话有两个错误：首先这不是封建迷信，挑双日子结婚是人们对于美好生活的一种向往和祝福，其寓意为好事成双，百年好合；另外一个错误，就是吃药也不是随便吃的，它也有自己的'良辰吉日'啊！"

"这我还是第一次听说，你给我说说这里面的门道吧！"

"吃药的时间点非常重要，如果不在正确的时间吃，就会影响疗效，甚至增加毒副作用，我来给你科普一下吧！先从最简单的知识说，在很多药品说明书上，都会标注饭前吃、饭后吃、餐中吃、空腹吃、睡前吃，这都是对药物服用时间的要求。"

"这我知道，饭前吃就是吃完药立刻吃饭，饭后吃就是吃完饭立刻吃药，空腹吃就是早晨刚睡醒的时候吃药……"

"你能全部说错也不容易啊！饭前吃是指在吃饭前15～30分钟服用药物。饭后吃是吃饭后的15～30分钟服用药物。餐中吃是指药物随着第一口食物一起吃，或者吃少量食物后再服药。空腹吃是指饭前1个小时或者饭后2个小时服用药物。睡前吃一般是指睡前15～30分钟服用药物。"

"我居然一个都没说对，这太不符合我美貌与智慧并重的'人设'了！你是不是故意逗我呢？"

"你又不是小动物，我逗你干吗？每种药物都有自己的特性，在不同的时间服药，也都是有科学根据的。比如说口服抗菌药物，空腹服用较好，此时服用可以使药物浓度在体内较快达到最高峰，获得更高的生物利用度。不过个别抗生素存在胃肠道反应，比如红霉素、阿奇霉素等，空腹服用可能导致胃肠道不适，可以选择在饭后服用。

"促进胃动力的药物，需要在饭前服用，这样药物不容易受到食物的影响，药物充分地附着在胃壁上，促进食物排空，帮助消化。

"一些滋补类的中成药也适合在饭前空腹服用，这样有利于药物的吸收。一些中和胃酸的药，对胃肠道有刺激性的药，则需要在饭后服用，以减少对胃肠道的刺激；餐中食用一些脂类食物可以帮助身体吸收脂溶性维生素。降糖药里面的阿卡波糖，需要餐中服用，这样可以减缓糖类的吸收。

"夜间是人体肝脏合成胆固醇的高峰期，这个时候服用一些降脂类药物可以提高药效，所以他汀类降脂药都是睡前服用。一些治疗前列腺增生的药物会增加直立性低血压的风险，也适合睡前服用。

"驱虫药一般应在睡前服用一次，第二天清晨空腹再服用一次，方便将寄生虫杀死后排出体外。

"清晨是大部分人血压比较高的时间，所以降压药一般清晨空腹服用；抑郁症患者往往早晨病情比较严重，傍晚病情较轻，医学上把这种现象称为'晨重暮轻'，所以帕罗西汀等抗抑郁药也应清晨服用。"

常见药物的最佳服用时间如表 1-2 所示。

表 1-2　常见药物的最佳服药时间

服药时间	药物种类	代表药物
清晨空腹	降压药	依那普利、氨氯地平
	抗抑郁药	盐酸氟西汀、帕罗西汀
	导泻药	硫酸镁
	糖皮质激素	泼尼松、地塞米松
	抗结核药	利福平、异烟肼

服药时间	药物种类	代表药物
饭前	促胃动力药	多潘立酮、莫沙必利
	胃黏膜保护药	硫糖铝、胶体果胶铋
	治疗骨质疏松药	阿仑膦酸钠
	部分降糖药	格列本脲、罗格列酮
	肠溶片	阿司匹林肠溶片
餐中	部分降糖药	阿卡波糖
	肝胆用药	熊脱氧胆酸
	助消化药	酵母、淀粉酶
	抗真菌药	酮康唑
饭后	部分维生素类	维生素 B_2
	非甾体抗炎药	布洛芬、对乙酰氨基酚
	H_2 受体拮抗剂	雷尼替丁
睡前	他汀类降脂药	辛伐他汀、洛伐他汀
	钙剂	葡萄糖酸钙
	镇静催眠药	阿普唑仑
	抗哮喘药	孟鲁司特
	抗过敏药	扑尔敏

"你刚才说的都是西药，中药的服药时间也有讲究吗？"

"服用中药的时间也是有讲究的，中药服用一般按时段服用。"

"莫非按照十二时辰来划分？"

"不是按照特定的时辰来划分，而是分为饭前、饭后、空腹、睡前、提前服用 5 种。

"（1）饭前服用：病位在下的疾病应该在饭前服药，如肝肾虚损之病，使药性容易下达。感冒发汗的药物也尽量在饭前服用，服药后再服用少量稀粥帮助发汗。

"（2）饭后服用：病位在上的疾病应该在饭后服用，如心、肺及以上的病症。补益或者调理脾胃的药物建议在饭后 60 分钟服用，也可在两餐之间服用。

"（3）空腹服用：具有滋补作用的汤药，适合晨起服用，便于吸收。

"（4）睡前服用：补心脾、镇静安神的中药适合睡前服用，辛温解表药宜温水送服，喝完后上床休息。

"（5）提前服用：是指在某个生理期之前服用药物，比如一些调经药需要在经期前 5 天开始服用，才可以发挥较好的效果。

"总之，在正确的时间服用正确的药物，对于减少药物不良反应、增强药效都有重要的意义。服药之前仔细阅读说明书，多咨询医生或者药师，就能弄清楚服药的'良辰吉日'了。"

"乐哥哥，看来这吃药跟结婚一样，都要挑个合适的时辰啊！"

"是啊！只有合适的，才是最好的！"

【用药小贴士】不同的药物应该在不同时间服用，这样才能产生最佳药效。

1.12　神奇的心理暗示——说说安慰剂

我们都知道心理暗示对一个人的影响很大。如果大家都夸你擅长做某事，你往往能将这件事做好，而当每一个人都不看好你的时候，你也容易自暴自弃，对自己的能力产生怀疑。

我当了 20 年老师，每当新生入校，我都会告诉他们，你们是我带过的最好的一届学生！接下来就是见证奇迹的时刻了！当然我的学生们本身都很棒！

在疾病的治疗过程中，药物所起的作用很有限。古希腊医学之父希波克拉底曾经说过："医生有三件法宝，第一是语言，第二是药物，第三是手术刀。"患者的康复，除了药物和手术外，与医生积极的鼓励及患者的心理暗示关系也很大。下面，我将为大家介绍一个与之相关的药学名词——安慰剂。

安慰剂是指本身没有任何治疗作用，但因患者对医生信任、患者自我暗示以及对某种药物疗效的期望等而起缓解症状作用的物质。通俗来说，在某些外界因素的刺激下，本来没啥作用的药，甚至都不是个药，患者吃完之后病情也能有所好转。它对长期服用某种药物引起不良后果的患者具有替代和安慰作用。

早在几百年前，医生们就意识到安慰剂的强大作用。当患者服用实际上没有药理作用且无毒副作用的物质，或者接受某种没有任何作用的疗法时，病情有所改善，医学上称之为"安慰剂效应"。这也解释了为什么某些人使用明显不靠谱的治疗方法，最终疾病还能有所缓解的原因。

既然这样，那我们遇到疾病只需要自我安慰，不需要正确治疗了吗？

当然不是，安慰剂效应并非普遍存在，也并非对每个人都管用。它的作用究竟有多大？它是如何发挥作用的？这些问题还不清楚。实际上，安慰剂能够起效的比例并不确定。对患有抑郁症的患者来说，安慰剂的有效率较高，而对糖尿病、细菌感染的患者来说，它的作用可能较小。

所以，对待疾病的正确方式，应该是战略（心态）上藐视它，战术（治疗方案）上重视它。

【用药小贴士】没有明确药理作用且无毒副作用的物质有时候也能产生治疗效果，这就是安慰剂效应。

1.13　复方制剂和复合制剂的区别

大家购买药品时，经常会看到药瓶上标注"复方某某制剂"的字样，例如复方甘草片、复方新诺明等。有些药品标注着"复合某某制剂"的字样，例如复合维生素 B、复合磷酸酯酶片等。

你知道复方制剂和复合制剂的区别吗？

复方和复合都表示该药是由几种不同成分组成的。复方制剂是将两种或者两种以上不同类型或者不同药理作用的药品按照一定比例混合而成的制剂。通常根据药物的药效和性质进行优化，复方可以增强药品疗效或者减少不良反应，复方药名往往突出处方中的主药。复方可以是中药的混合，可以是西药的混合，也可以是中药和西药的混合。

例如复方新诺明的正规叫法是复方磺胺甲噁唑（图1-7），它的主要成分是磺胺甲基异噁唑和甲氧苄啶，两者有协同抑菌与杀菌作用。再比如复方碘溶液，由碘和碘化钾组成，碘发挥药效，碘化钾在配制过程中增加了碘的溶解度。

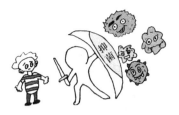

图 1-7　复方磺胺甲噁唑

复合制剂是指将几种同类药物合并而成的制剂，多是根据人体需求，为方便患者服用而研制的。例如复合维生素 B 由维生素 B_1、维生素 B_2、维生素 B_6、烟酰胺、泛酸钙等组合而成。

【用药小贴士】复方制剂和复合制剂里的多个成分能够互相配合，产生更好的药效。

1.14　胶囊为什么不能掰开吃

我们小区住了一位李大爷，他是远近闻名的能人，会修理电器，会养花、养宠物，又天生一副热心肠，周围邻居遇到啥困难都会找他帮忙拿主意。

这天一大早，王大妈就上门求助了，她拿着一盒奥美拉唑肠溶胶囊，一脸愁容。王大妈是居委会主任，前段时间经常觉得"烧心"，去医院检查，发现得了反流性食管炎，医生给她开了这个药。本想着药到病除，没想到出现了新的麻烦。王大妈每次吃药，都会被这个胶囊卡着嗓子眼，只能吃一些馒头把药顺下去。她每次吃药就开始犯愁，这才专门来找李大爷，看看他有什么好点子。

李大爷不愧是个能人，他立刻想到了一个"好主意"。李大爷告诉王大妈："这个胶囊是可以打开的，里面都是一些药粉，你不是有馒头吗？掰上一块馒头，把药粉撒在里面，几口就吃下去了。"

王大妈回家按照这个方法吃药，果然没有被噎着，但没过几天，她的病情就加重了。王大妈和李大爷担心买到了假药，拿着药盒找到我咨询，我询问了她的疾病史，又了解了她的服药方法，立刻找到了原因，问题出在她错误的服药方式上。

胶囊是不能掰开服用的！

两个人都觉得很奇怪，为什么胶囊不能掰开服用？里面的药粉不都吃下去了吗？

要解释这个问题，首先需要给大家科普一下什么是药物剂型。

在药品使用过程中，为了满足临床治疗、应用、储存、运输的需要，依据药物性质、用药目的、给药途径，将主药和辅料加工成各种适宜的药物应用形式，它也被称为剂型。

药品的剂型不同，作用效果也不同。常见剂型有30多种，片剂、胶囊剂、注射剂、栓剂、丸剂、颗粒剂都是我们熟悉的剂型。

胶囊是一种将药物封装在囊材（俗称胶囊壳）中的制剂，通常分成硬胶囊和软胶囊。用胶囊壳封装的药物，一般是一些对食管和胃黏膜有刺激性的药物，或者是一些口感不好、容易挥发的药物。这些药物装在胶囊壳中，可以掩盖自身的不良气味，保护药物不被破坏，也可以避免刺激我们的食管和胃。

有一些药物在胃中容易被胃酸破坏，就被做成了肠溶胶囊。它的胶囊壳是用一些特殊材料制成的，保护药物在胃中不被破坏，药物只在肠道中溶解、释放，产生药效。胶囊壳就像一艘太空飞船，把药物安全地从"体外星球"运输到指定的"体内星球"，中途不被"其他星球"拦截。

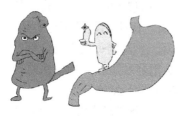

图 1-8　奥美拉唑

王大妈使用的奥美拉唑肠溶胶囊就属于这种类型。因为奥美拉唑（图 1-8）是一种弱碱性药物，在胃中很容易被胃酸破坏，影响疗效，所以做成肠道释放的肠溶胶囊。一旦打开胶囊服用，胶囊的保护作用消失，药物失效，病情就会加重。

由此可见，服药时千万不能自作主张，应按照药品说明书或医师、药师的意见服药。

我给王大妈介绍了正确服用胶囊的方法。首先应该选择站立的姿势，不方便站立时可以选择坐姿，但需要上身挺直，接着准备一杯 150 mL 的温开水，约等于普通瓶装矿泉水的三分之一。先喝一点水湿润咽喉，再将胶囊吞入口中，喝一口水后，与水同时咽下，此时还应该保持上身挺直的姿势，然后继续将剩余的水喝完，将胶囊冲下食管，送入胃部。服用完胶囊后也不要立刻躺下，最好站立一段时间后再平躺。

为什么选择温水，不宜使用温度较高的热水呢？因为胶囊的外壳一般选择明胶制作，明胶遇到热水会融化，造成药物提前释放，影响药效，胶囊外壳融化导致胶囊黏附在喉咙附近或者食管中，这样不仅影响人的舒适感，而且有些药物释放后，导致局部药物浓度过高，还会损伤消化道。

王大妈这才明白自己喝药为什么总卡着嗓子眼，她平时总习惯喝热水，服用胶囊的时候，也用了比较热的水。

胶囊有它的优势，也有它的局限性。因为它体积比较大，一些患者吞咽较困难。儿童一般不建议使用胶囊，最好使用滴剂、口服剂等容易吞咽的剂型。一些成人在正确服用的情况下还是感觉吞咽困难，可以咨询医师，更换其他剂型，比如片剂或者颗粒剂。

听完我的介绍后，两位老人恍然大悟，原来这些看似寻常的药品，里面蕴含着无数人的智慧。

真可谓是"小胶囊、大智慧啊"！

【用药小贴士】胶囊掰开服用，会影响药效，刺激胃肠道。

1.15 胶囊里的塑化剂有害吗

"宝哥，你看了今天的新闻吗？从一种婴儿食品里面检测出塑化剂了，这种婴儿食品下架了。"

"看了看了，说是一种婴幼儿辅食里面检查出了塑化剂超标，据说会让男孩的'小鸡鸡'发育不良，太可怕了！我有个女性朋友，特别喜欢买那些'网红食品'，我要让她好好检查家里的存货，这些企业真是太缺德了！"

"这两年塑化剂超标频频发生，可不是新问题了！前些年发现中国台湾的某种饮料塑化剂超标，美国的某藻油胶囊的塑化剂也超标。"

"啥？你说胶囊也出现了超标，难道我们平时吃的胶囊里也有这种东西？我可是经常吃维生素 E 软胶囊啊！这个塑化剂到底是何方妖孽？"

"我给你详细讲讲塑化剂这个东西吧！新闻里说的塑化剂，主要是指邻苯二甲酸酯。它最大的危害是干扰内分泌，损害男性的生殖功能。儿童长期使用含邻苯二甲酸酯的产品后，该物质在儿童体内蓄积，可能出现生殖器短小、性征不明显的现象。对于成年男性，会造成男性精子数量减少，精子运动能力下降，还有可能导致睾丸癌呢！另外它还会促进女性性早熟，孕妇摄入体内也是有风险的，可能影响后代的生殖健康。"

"塑化剂这么讨厌，能不能禁止使用啊！"

"这个恐怕很难，塑化剂是一种高分子材料，能够增加塑料制品的韧性和弹性，让塑料制品更加耐用，因此被广泛应用于玩具、食品包装材料、润滑油等产品当中。一些个人护理用品当中也有这个成分，比如指甲油、洗发液就含有这个成分。"

"看来这个东西无处不在啊！不过这些都是外用的，只要我不吃到肚子里，应该不会产生危害吧！"

"那可不一定，平时常见的保鲜膜里就有这个成分，还有一些塑料餐盒也含有这个成分，很多食物在包装和加热的过程中都有可能渗入这种成分。另外我们吃一些类似炸鸡的油炸食品时，如果戴塑料手套也可能将它带入体内，一些化妆品中的这类成分也可能通过皮肤进入体内，所以使用这些日常用品时也需要注意。其实有些食品和饮料中存在塑化剂，也不全是黑心商家恶意添加的，可能是从产品生产过程中某个环节带入的，结果在里面检出了塑化剂。"

"好可怕，以后不用塑料袋装食物，不用塑料饭盒在微波炉里加热，不用保鲜膜保存食物……哎呀这日子没法过啦！"

"你也不要过分担心，一般来说这种物质即使进入体内，也会在一两天之内随着尿液和粪便排出体外，而且它对健康的影响主要取决于摄入量。美国食品药品监督管理局认为，按照 60 kg 体重来测算，每人每天摄入 2.4 mg 以下的邻苯二甲酸酯是比较安全的。儿童因为器官发育不成熟，所以安全标准要更严格一些。"

"这么一说我觉得人生又充满了希望呢！对了，你刚才说胶囊检出塑化剂超标的事，难道胶囊里也有这个成分？"

"胶囊里一般会添加一种辅料，叫作增塑剂，这个增塑剂其实就是塑化剂的另外一个叫法。"

"我的神啊！亏我还把你当成最好的朋友，胶囊里加这个塑化剂，这么黑暗的内幕你居然现在才告诉我，你知道我吃了多少胶囊吗？连起来可以绕地球三圈吧！惨了惨了！……"

"哎！别激动，你听我把话说完啊！虽然名字是一样的，不过胶囊里添加的是微量的甘油、山梨醇这些成分，这些成分也被称为增塑剂，但不像邻苯二甲酸酯那样对人体产生危害。"

"真是虚惊一场，下次说话别大喘气啊！"

"你倒是让我把话说完啊！其实，无论是药品、食品还是日用产品，都可能出现塑化剂超标的情况。对于这个问题，我们既要加强监管，防止一些黑心厂家偷偷添加塑化剂，也要提升产品质量，防止从一些可能的途径引入塑化剂，更要保持良好的生活习惯，防止不经意间把生活用品中的塑化剂吃到体内。只有这样才能健康生活每一天。"

"你说得好有道理！"

【用药小贴士】正规胶囊里的塑化剂并不会对人体产生危害。

1.16 各类片剂该怎样正确服用

片剂是一种应用广泛的剂型，除了大家熟悉的直接口服外，还有其他服用方法，列举如下。

（1）咀嚼片：需要在口腔嚼碎后咽下，适用于儿童和吞咽困难的患者，如维生素咀嚼片。

（2）泡腾片：放入水中，迅速崩解，产生大量气体，溶解为液体后服用，如维生素C泡腾片。注意：有部分抑菌泡腾片属于外用制剂，给药方式为直接放入患处。泡腾片不能直接吞服，否则会引起胃部不适，甚至出现窒息情况。

（3）分散片：在水中迅速崩解，均匀分散后服用，如氢溴酸右美沙芬分散片。

（4）口含片：含于口腔内，缓慢溶解于唾液中，不可咀嚼或者吞服，如西地碘含片。

（5）舌下片：放于舌下含服，通过唾液溶解，由舌下静脉吸收，如硝酸甘油舌下片。

（6）口颊片：放于口腔黏膜旁，通过口腔黏膜吸收，如甲硝唑口颊片。

（7）阴道片：睡前放入阴道内，如克霉唑阴道片。

（8）植入片：埋植到人体皮下缓慢溶解、吸收的片剂，药品可维持疗效数月甚至数年，多为剂量小、作用强的激素类药物。

特别提醒：有些消毒制剂也会做成片剂形式，如高锰酸钾片等，该类片剂为外用制剂，溶于水后浸泡患处，或者喷洒于某个区域，不能吞服，否则可能灼伤消化道，需要提醒使用者注意。

【用药小贴士】泡腾片不能直接服用，幼儿直接吞服可能引起窒息！

1.17　口含片不能直接吞咽

"乐哥哥，我最近嗓子有点痛，去药店买了几盒含片，吃了好几天都没效果呢？你帮我看看是不是这个药有问题啊？"

"小婷同学，我看你嚼得很开心啊！你确定吃的是含片不是咀嚼片？"

"当然是含片了，只是我觉得它融化太慢，猴年马月才能把病治好啊！干脆一鼓作气把它嚼碎了吃掉，而且每隔一个小时就吃一次，我是不是很机智？"

"哎哟！能一下子犯4个错误的人，也算是'人才'了。我来给你讲讲含片的正确使用方法吧！含片专业的叫法是口含片，是指含于口腔内缓慢溶解的压制片，能对口腔及咽部产生持久的药效，通常用于局部的消炎、消毒。你的第1个错误，就是把它嚼碎了；第2个错误，就是把它吞下去了；第3个错误，是你一天吃太多次了。"

"这不是殊途同归嘛！含片含在嘴里最终还是要进到肚子里，我嚼碎了也是咽到肚子里啊！"

"服用口含片要注意三个问题：首先，口含片不是咀嚼片，也不是口服片剂，它是通过在口腔中产生局部持久的药效来保持口腔健康，治疗疾病的，所以应该将药品含服在口中，等待它自然分解。如果嚼碎了，会导致局部药物浓度过高，反而不利于疾病的治疗。更不要直接吞服，这样咽喉、口腔中就没有药物发挥作用了。

其次，服用口含片的时候，尽量让口中的唾液缓慢将药物溶解，不要在服药过程中或者服药后半小时内喝水，也不要吃东西。因为食物或者水会将附着在咽喉等患处的药物冲下去，使之无法发挥应有的效果。

最后，这类药物在制备过程中会加入蔗糖粉、甘露醇和一些甜味剂，所以口感比较甘甜，容易被儿童误食，要放到儿童拿不到的地方。在给儿童使用的时候，尽量选择中间空心的含片，防止误吞下去后阻塞气管、食管。口含片大多是药物，不是糖果，也不是保健品，如草珊瑚、西瓜霜含片属于中药含片，当中含有清热解毒、生津润喉的成分；华素片属于西药含片，里面含有一些杀菌收敛的成分，一天吃很多次，患者很可能因药物过量发生不良反应，所以每天吃几次也有限制，通常一天服用四到五次即可。"

"听你这么一说，我总算明白该怎么正确吃口含片了，不过你刚才说我犯了 4 个错误，这才 3 个，还有 1 个错误是什么呢？"

"你为什么要吃它呢？"

"因为我嗓子疼啊！"

"那你为什么会嗓子疼呢？"

"大概是咽炎吧！每年一到天冷的时候我就容易嗓子疼。"

"你犯的第 4 个错误就是乱吃药。先假设你嗓子疼是因为咽炎引起的，咽炎还分好几种类型呢，如果是普通咽炎，伴随一些咽干、咽痛的简单症状，可以用一些含片或者喷剂；如果是过敏性咽炎，需要使用一些抗过敏药物；如果是反流性的咽喉炎，除常用的治疗药物外，还需要使用一些抑制胃酸分泌的药物；如果咽炎出现了细菌感染，有了浑身发热的症状，还需要使用抗生素；如果是病毒引起的咽炎，使用抗生素就没有效果了。你这嗓子疼不去正规医院检查，自己随便吃药，你可知错？"

"嗯，听你这么一说，我也觉得需要去看看医生，再不好起来，我都没办法参加下个月'亚洲好声音'的海选了！"

"咽喉不舒服，你还想去唱歌？除了药物治疗，生活习惯也很重要，最近不要喝酒，不要吃辛辣的食物，多吃新鲜蔬菜、水果，多喝粥，早睡早起。特别提示：不要大声唱歌，大吼大叫，高声说话！"

"好吧！看来今年导师给我转身的梦想又破灭了。"

"别难过，导师不转身，乐老师给你转身啊！我还能左边给你画条龙，右边给你画彩虹呢！"

【用药小贴士】口含片不要嚼碎了吃，也不要随意吃。

1.18 丸剂的奥秘

"乐哥哥，我前几天看了一部超级棒的动画电影！你陪我去'二刷'吧！"

"蓉儿，你都多大人了，还看动画片？"

"你是个老古板，谁说动画片一定要小孩子看了，现在的动画电影可是老少皆宜。这部电影的导演还是华西药学专业毕业的，你俩也算同行呢！强烈推荐你去看看！"

"哦？我们药学界果然人才辈出啊！那倒是应该去看看，电影叫什么名字啊？"

"《哪吒之魔童降世》！我看电影还学到不少药学知识呢！原来我们平时吃的药，只有那种药效很强烈的才会做成药丸，有些药丸是蓝色的，代表好药，叫灵珠；有些药丸是红色的，代表毒药，叫魔丸……"

"什么？你这说的都是什么乱七八糟的东西，药丸啥时候有颜色了？又不是彩虹糖。看来我需要给你好好科普一下丸剂这种古老而神秘的剂型了。

丸剂是指将药材细粉或者是一些中药材提取物，加入适当的辅料制备而成的剂型。丸剂使用历史非常悠久，是老祖宗级别的剂型，在遥远的战国时代就已经出现了。你听说过《黄帝内经》吗？"

"当然知道啊！"

"那本书里就已经记载了丸剂这种剂型了！你听说过《史记》吗？"

"知道啊！是本历史书！"

"那里面就提到了'半夏丸'这种丸剂，之后的各个朝代的医药典籍中都有丸剂的身影。你听说过《花千骨》吗？"

"我的天，那里面也讲到丸剂了？我咋不记得有这么个情节了？"

"倒没有说这个，一提到丸剂，我就想起赵丽颖刚开始扎的那个丸子头了！那个发型真适合她，嘿嘿……"

"哎！把口水擦一下！你这思维也够跳跃的了。电视剧里的古人生病了，要么熬点中药汤喝，要么吃个大药丸子。是不是古代只有这两种样子的药呢？"

"那倒不是，古时候也有其他类型的药，只不过这两种最常见罢了。"

"为什么要把药做成丸子一样的形状呢？是因为它携带方便还容易制作吗？随便用手搓一搓就做出来了。"

"携带方便是一个原因。和传统的汤药比起来，丸剂还有几个明显的优点：它的适用范围很广，固体药物、半固体药物、液体药物都可以做成丸剂；质量稳定；药物做成丸剂可以让药物在体内缓慢释放，特别适合一些慢性病的调理治疗；药物做成丸剂还能减轻药物毒性或者一些药物的刺激性；它的生产设备也比较简单，当然不是你想象的那样用手搓，那既不卫生又慢，丸剂一般用药筛来制作。基于以上这些原因，丸剂在古时候一直是比较常见的一种剂型。"

"你说丸剂是把药材和辅料混合在一起制作的，为什么要加这些辅料呢？"

"药厂会根据实际情况在不同的丸剂当中加不同的辅料。根据辅料的不同，我们可以将丸剂分成不同的类型，平时大家常见的有蜜丸、水丸、蜡丸几种。

"蜜丸是把药物碾成粉末，再跟蜂蜜等混合在一起制成的。安宫牛黄丸就是一种蜜丸。如果蜜丸里面再加点水，就叫作水蜜丸。"

"哇！听起来很好吃的样子。"

"是啊！做成蜜丸往往是为了掩盖药物本身的不良气味，它的优点之一就是口感好。蜜丸作用缓和，用于慢性病和需要滋补的疾病的治疗。如果将药物细粉用冷开水或黄酒、醋之类的黏合剂制成丸剂，就是水丸了。它的优点是服用后易吸收，显效较快，比如加味保和丸。"

"那蜡丸是什么做的呢？是用蜡烛做的吗？"

"蜡丸是指以蜂蜡为黏合剂将药物细粉制成丸剂。这里面的蜂蜡是蜜蜂分泌的一种脂肪性物质，它的确可以做蜡烛，不过用这个太奢侈了，现代的蜡烛主要用石蜡来做。蜡丸在体内释放药物极其缓慢，可以延长药效；也可以通过调节用蜡量，使药丸在胃中不溶解而在肠中溶解。顺便给你补点知识，成语'味同嚼蜡'中的蜡指的就是蜂蜡。"

"哇！乐哥哥你知识真是渊博啊！现在有这么多新的药物剂型，丸剂会不会被淘汰啊？说不准过几年就见不到它了！"

"那倒不会，丸剂有它自身的优势，而且现在丸剂都是工业化生产了，制丸机做出来的丸剂大小均一，光滑圆润。随着技术的进步，在传统丸剂的基础上，还出现了浓缩丸、滴丸等新剂型，大大提高了它的药效和适用范围，未来它还会在市场占有一席之地的。"

"嗯，听你介绍了丸剂，我更迫不及待地想让你陪我去看一遍《哪吒之魔童降世》了！"

"是因为我是你唯一的朋友吗？"

"那倒不是，我是想让你帮我看看，哪吒是蜜丸转世，还是水丸转世，还是蜡丸转世？"

"你傻不傻？"

"不傻谁和你做朋友啊！"

【用药小贴士】丸剂可以分为蜜丸、水丸、蜡丸等多种类型，每一种都有其独特的优点。

1.19 正确使用各类栓剂

前文介绍了胶囊、片剂和丸剂，下面再给大家说说另外一种常见的剂型——栓剂。

栓剂是指由药物与适宜的基质混合制成的供腔道给药的固体剂型。基质分油溶性基质和水溶性基质两大类：油溶性基质不溶于水，常见的有可可豆脂、半合成椰油酯等；水溶性基质能溶于水中，常见的有甘油明胶、聚乙二醇等。合格的栓剂应该在常温下有适当的硬度，塞入腔道内不变形，在接近体温时可以迅速融化、软化，逐渐释放药物发挥疗效。常见的栓剂包括肛门栓和阴道栓。

对于众多痔疮患者来说，肛门栓是大家非常熟悉的剂型，很多治疗痔疮的药物都做成栓剂，比如马应龙痔疮栓，它具有消肿化瘀、生肌止血、清热止痛的作用。肛门栓外观近似圆锥形或者鱼雷形（图 1-9），儿童栓剂质量约为 1 g，成人栓剂质量约为 2 g。栓剂在天气炎热时会变软，在使用前

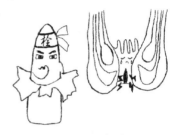

图 1-9　肛门栓

可以放入冰箱中冷藏，等到变硬后再取出使用。使用时，先剥去栓剂的铝塑外包装，使用者采取侧卧位，小腿伸直，大腿贴近腹部，塞栓剂时肛门放松，向肛门内插入栓剂尖端，手指缓缓推入肛门内约 2 cm 处，双腿合拢，保持侧卧姿势 10 分钟，防止栓剂被挤出。使用肛门栓后尽量在 1 小时内不解大便，以防药物没有被充分吸收就排泄掉了。肛门栓剂有可能污染衣物，使用时也需注意。

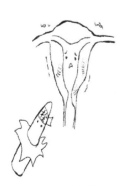

图 1-10　阴道栓

阴道栓是另外一种常见的栓剂。它的外观类似鸭嘴形或者卵形（图 1-10），一般质量为 3～5 g。阴道血管与体内大循环相连，所以阴道栓能够迅速融化，吸收速度较快。药物不经

过肝脏代谢，可减少药物的副作用，提高药效。使用阴道栓时，使用者应该清洗双手和外阴，剥去栓剂外包裹的铝塑包装，仰卧于床上，屈双膝向外舒展，将阴道栓尖端插入阴道，用手指轻轻推入阴道内约 5 cm，合拢双腿，保持仰卧姿势 15 分钟。为提高药效，使用者放入阴道栓后，尽量在 1 小时内不解小便。

【用药小贴士】使用栓剂后，应保持相应姿势一段时间，保证药物不被挤出体外。

1.20　正确使用缓释、控释制剂

药物的剂型多种多样，一些常规剂型往往需要一天内多次给药，不仅使用不便，血液中的药物浓度也存在起伏过大的问题。如果药物在血液中浓度过低，可能无法起效；如果药物在血液中浓度过高，又可能出现较多副作用，甚至中毒。为了解决这个问题，科学家发明了缓释制剂和控释制剂。

缓释制剂是指口服后在体内缓慢释放药物的制剂。控释制剂是口服后缓慢并且恒速释放药物的制剂。目前缓释、控释制剂的类型主要有微胶囊、微球、微粒等。与普通制剂比较，这类药物给药次数减少，药物的副作用降低，患者服药依从性也大大提高。

将药物制成缓释、控释制剂的方法较多，可以将药物制成适当的盐的形式，也可以用缓慢溶解的材料包裹药物，或者将药物与溶解较慢的材料混合并以该材料为载体制成骨架片剂。

在该类剂型的服药过程中，很多人出现过吃完药后又排泄出整片药物的情况，这种现象被称为"整吃整排"。患者误认为自己的消化吸收功能出现了问题，药品没有被吸收就被排泄了。其实出现这种情况的药品多属于缓释、控释制剂里的渗透泵型制剂。

这类药物的外面包裹了一层特殊的包衣膜，它由一些没有活性并且在胃肠道中不溶解的材料组成，包衣膜上面有细小的孔洞。药物进入体内，水从小孔进入片芯中，药物缓慢释放，而包衣和辅料不溶于水，在体内不会被溶解，当药物释放完，完整的外壳就会排出体外。这属于正常现象，不用担心。

服用缓释、控释制剂时，严禁嚼碎或者掰开服用，否则会导致药物失效，也可能导致体内药物浓度过高，造成药物中毒。但是少量使用特殊工艺制备的缓释、控释制剂可以掰开，它们的外观上会有明显的标记刻痕。缓释、控释制剂有很多优点，不过服药后起效较慢，所以不适合急救或者危重患者使用。

【用药小贴士】缓释、控释制剂能够使患者减少服药次数，提高依从性，但无法根据病情变化及时调整剂量。

1.21　靶向制剂诞生居然和白血病有关

"乐哥哥，我最近看了一部电影，简直是最近几年国产电影的封神之作啊！我这样的铁血男儿都忍不住流下了两行热泪。"

"什么电影让宝哥如此激动啊？难道是《熊出没》又出续集了？"

"严肃点，这和你们药学专业有点关系呢！电影名字叫《我不是药神》。"

"这都是 2018 年上映的老片子了，你怎么现在才看？"

"谁不知道我'日理万机'啊！这几天才腾出宝贵时间去看了一下，你说电影里面治疗白血病的药物格列宁，市面上真有这个药吗？"

"格列宁这个药名在现实中是不存在的，不过电影主人公和药品在现实中都有对应的原型，有一个商品名与它非常相似的药品叫'格列卫'，也是治疗白血病的靶向药物。"

"这个药很贵吗？"

"这个说来话长，我给你讲讲这个药物的前世今生吧！格列卫的通用名叫甲磺酸伊马替尼片，主要用于慢性粒细胞白血病的治疗，也用于成人恶性胃肠道间质肿瘤的治疗。在电影当中，格列宁是白血病患者的救命神药，现实中甲磺酸伊马替尼片也是慢性粒细胞白血病患者的靶向治疗药。"

"我经常听说白血病，它还分好几种类型啊？"

"是啊！白血病是造血系统的恶性肿瘤，俗称'血癌'，发病率约为 5.74/10 万。白血病大致可分为急性和慢性两大类：急性白血病发病急，病死率高；慢性白血病发病缓慢，较为隐秘，早期基本无症状，常在后期检查时发现。慢性白血病又可以分为慢性粒细胞白血病和慢性淋巴细胞白血病。其中慢性粒细胞白血病是最常见的一种类型，约占成人白血病的 15%。慢性粒细胞白血病患者的骨髓产生大量粒细胞，挤压了正常细胞的生存空间，进而出现贫血、免疫功能障碍等症状，最终可能导致死亡。慢性粒细胞白血病与费城染色体异常有关。"

"我记得以前老听说白血病需要做骨髓移植，口服药物和骨髓移植相比，哪个治疗效果好呢？"

"骨髓移植需要找到配型相同的骨髓捐赠者，手术风险也很大，有一定的局限性，口服药适用人群更广泛。伊马替尼片是由诺华公司研发的靶向口服药物，它可以抑制酪氨酸激酶的活性，而这种酶只存在于肿瘤细胞中，不存在于正常细胞中，所以药物可以分辨肿瘤细胞和正常细胞，只针对肿瘤细胞产生作用，这种作用被称为靶向作用。

"伊马替尼片是癌症治疗中第一个真正意义上的靶向药物，为后续很多癌症的治疗起到了重要的参考作用。在这个药出现之前，慢性粒细胞白血病患者的生存期是 3~5 年，通过这个药的治疗，患者的生存期可以达到 10 年以上。当然这个药的价格也和它的药效一样惊人，最初上市时，价格是每盒 2 万多元人民币，1 盒药大约是患者 1 个月的用药量。"

"怎么这么贵啊？厂家可以考虑一下薄利多销嘛！"

"任何新药上市之前都要经过漫长的过程，有各类分子结构的筛选、合成、动物实验、临床实验，失败率也很高，企业投入很多金钱和时间，最终却可能一无所获，这也导致很多企业不愿意研发新药。为了提高企业的积极性，新药上市会有一个专利保护期，这个时间一般是 20 年。这 20 年的保护期不是从药品上市那天算起，而是从企业早期的化合物筛选阶段就开始了，一般药品上市后的独家生产时间不到 10 年。在这段时间里，企业需要回收成本，获取利润。专利期一到，就会有很多厂家生产仿制药，这个药的价格和利润就会下降。

"现实生活中的格列卫是治疗白血病的靶向药物，被誉为靶向药的里程碑。从最开始的基础研究到最终上市，花费了 50 年的时间和数十亿美元的成本。治疗白血病的药物不属于常见病用药，患病人数本来就比较少，分摊到每个患者身上，成本就会更高。随着药物上市时间逐渐增长，一些患者会出现耐药的情况，厂家还要继续研发第二代产品（图 1-11），比如甲磺酸伊玛替尼就出现了耐药性和患者不能耐受的情况，后面又开发了第二代产品达沙替尼和尼洛替尼。这些都是导致新药上市价格很贵的原因。"

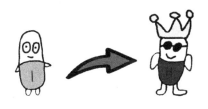

图 1-11　一代药物与二代药物

"这个靶向制剂现在有仿制药吗？"

"目前这个药已经过了专利保护期，国内几家药厂的仿制药也都上市了。每盒仿制药的价格在 1000 多元，多地也将该类药物纳入了医保，大大减轻了患者的负担。

2018 年 5 月 1 日，我国政府将抗癌药的进口关税降至零，2018 年 6 月又确定了加快境外已上市新药境内审批的政策。老百姓未来将会用到更多、更便宜的新药。"

【用药小贴士】靶向制剂可以直接作用于病灶，针对性更强。

1.22　原研药和仿制药的区别

原研药是指原创性的新药。这需要药品研发企业对成千上万种化合物进行筛选，通过严格的临床试验，药品才能通过政府药品监督管理部门审批，获准上市。我国独立自主研发的原研药比较少。仿制药是国内药企通过仿制，做出与原研药具有相同的活性成分、剂型、给药途径和治疗作用的药品。

原研药和仿制药之间的价格相差很大，很多消费者认为"一分钱一分货",总是偏爱进口药品,实际上从药理学上来看,原研药和仿制药的成分一致,发挥的药理作用基本相同。当然不同厂家的生产工艺有所差异,药物进入体内后生物利用度会有差异。

2016年3月6日,国务院办公厅印发《关于开展仿制药质量和疗效一致性评价的意见》。该文件要求化学药品新注册分类实施前批准上市的仿制药,凡未按照与原研药品质量和疗效一致原则审批的,均需要开展一致性评价。之所以开展这项工作,就是为了让仿制药跟原研药在质量和疗效上能够保持一致,临床上可相互替代。这对节省医药费用、提升医疗水平均有积极的意义。

1.23   中药比西药更安全吗

很多人生病后喜欢服用中药,认为中药的副作用小,更安全,治疗效果更彻底。还有些人在生病之后,同时购买中药和西药,一起服用,认为一个"治标",一个"治本",双管齐下效果更好。

中药与西药相比,成分更加复杂,不同中药的毒副作用有很大差异。相对而言,药食同源的中药安全性很高,但有些中药却存在较大的毒性,使用过程中需要特别谨慎。比如乌头可以治疗风湿性关节炎,但是如果炮制不当或者剂量过大,会引起中毒死亡。很多中药当中含有对肝脏或者肾脏功能有影响的成分,20世纪90年代发生的龙胆泻肝丸事件,就是因为龙胆泻肝丸中的关木通含有马兜铃酸,造成服用者肾功能衰竭。

中药的使用讲究辨证施治,盲目用药也会出现问题。例如,清热解毒类中药,药性苦寒,可以清热降火,但易伤脾胃,不宜过量、过久服用。羚羊解毒片有疏风解毒的功效,常用于外感风热,如果风寒者使用就会加重病情。大家熟悉的板蓝根也适用于风热感冒,风寒感冒者不宜使用,脾胃虚寒者也不宜长期服用,可能导致腹泻。

中西药联合使用是临床治疗的重要手段。如果正确使用可以取长补短,产生协同作用,也能降低药物毒副作用;如果错误合用,则破坏药效,甚至增加毒性。比如磺胺类药物和山楂等酸性中药合用,可能导致患者尿中出现结晶,严重者还会引起血尿。有些中成药当中还添加了西药成分，联合使用更需特别注意，警惕药物过量。

【用药小贴士】中药也有副作用，切忌随意使用。

1.24 服用中药时怎么"忌口"

很多人都知道服用中药时需要"忌口"，它是指服中药时需要注意某种饮食禁忌。由于药物性质和疾病性质的不同，中药的饮食禁忌也不相同。例如阳热证者忌食辛辣、油炸食物及烟酒；阴寒证者忌食生冷瓜果及清凉饮料；痰热咳嗽、肺痈吐脓者忌食鱼肉和辛辣、油腻食品以及烟酒；消化不良、胃脘疼痛者忌食生冷寒凉、油炸坚硬食品；湿热黄疸、肝郁胁痛者忌食肥甘、辛辣食品和白酒；肾病水肿者忌食盐碱过多的食品。

除了中药和食物之间可能存在相互影响之外，某些中药与中药之间也存在配伍禁忌。中医将药物配伍分为相须、相使、相畏、相恶、相杀、相反，其中相反是指两种药物合用后会产生强烈的副作用。

文献记载有十八种药物药性相反，故称"十八反"，其主要内容为：甘草反甘遂、京大戟、海藻、芫花；乌头反贝母、瓜蒌、半夏、白蔹、白及；藜芦反人参、沙参、丹参、玄参、细辛、芍药。

在使用中药时，需要注意这些独特的配伍禁忌，应该避免配伍药性相反的药物。

【用药小贴士】服用中药时，要特别关注药物和食物及药物和药物之间的配伍禁忌。

1.25 如何正确煎煮中药

清代名医徐灵胎说过："病之愈不愈，不但方必中病，方虽中病而服之不得其法，则非特无功而反有害，此不可不知也。"这句话翻译成白话文就是疾病一直没有被治愈，可能是药用得不对，也可能是药对症了，但是使用方法不对。在治病过程中，如果用药方法不对，不但不能治病，还会对身体有害，这个道理一定要知道。

中医对于中药的煎煮是非常考究的,同一个药方煎煮方法不同,服用方法不同,治疗效果也可能不同。下面我为大家介绍一些有关中药煎煮的知识。

煎煮中药前,应该将中药简单清洗,然后放置在水中浸泡20分钟左右,浸泡所用的水不要倒掉,可以用来煎药。提前浸泡可以避免药材放入沸水中表面固化,有效成分难以溶出,造成药效降低。

熬中药最好选择纯净水,因为自来水中含有较多的金属离子,可能与药材发生反应,煎煮中药的器皿最好选用有盖的陶瓷砂锅或者搪瓷锅,铁锅中的铁离子可能与药材反应,应避免使用。

煎煮中药的加水量以浸泡后水面高出药材2~3 cm为宜,药味多、体积大、吸水能力强、煎煮时间长的药材可以多加些水。煎煮过程中适当搅拌,可以让药材均匀受热,有效成分充分溶解。一般中药煎煮时,先用武火(急火)煎煮,煮沸后再文火(慢火)煎煮,保持沸腾状态直到结束。

滋补类中药一般煎煮30~40分钟。外感伤风及泻下药煎煮10分钟,其他没有特别说明的中药煎煮20分钟即可。中药通常煎煮两次,第一次取药汁150 mL,第二次取药汁200 mL左右,混合后服药即可。

有些中药要求特殊的煎煮方法,比如先煎、包煎、烊化等,煎煮前一定要咨询药师,了解正确的含义,才能正确操作,让中药真正发挥药效。

中药使用常用术语如表1-3所示。

表1-3　中药使用常用术语

术语	含义
先煎	某些中药在其他药材没有放入的情况下先行煎煮,多用于质地坚硬的药材或毒性大的中药
后下	将某药的煎煮时间推后,多用于含挥发油成分的中药
包煎	有些中药里面的毛可能会使药液浑浊或服用时刺激喉咙,所以需要用纱布包起来煎熬,如枇杷叶

续表

术语	含义
烊化	将胶类药物放入水中溶化，再倒入已煎好的药物中和匀内服
煎汤代水	某些药物可以先煎煮、去渣，再以药液煎其他药
冲服	有效成分不在水中溶解或加热后有效成分易分解的中药，打成粉后，将药粉合于已煎好的药中搅拌后服用

熟悉了中药材正确的煎煮方法，你也算得上半个中药师了。

【用药小贴士】正确煎煮中药，才能发挥中药材最大的药效。

1.26　药食同源的中药材有哪些

许多食物也是药物，它们之间并无绝对的分界线，这被称为药食同源。

2002 年，卫生部发布《关于进一步规范保健食品原料管理的通知》，其中提到的药食同源中药材有 87 种。

2002 年目录（87 种）

丁香，八角茴香，刀豆，小茴香，小蓟，山药，山楂，马齿苋，乌梢蛇，乌梅，木瓜，火麻仁，代代花，玉竹，甘草，白芷，白果，白扁豆，白扁豆花，龙眼肉（桂圆），决明子，百合，肉豆蔻，肉桂，余甘子，佛手，杏仁（甜、苦），沙棘，牡蛎，芡实，花椒，赤小豆，阿胶，鸡内金，麦芽，昆布，枣（大枣、酸枣、黑枣），罗汉果，郁李仁，金银花，青果，鱼腥草，姜（生姜、干姜），枳椇子，枸杞子，栀子，砂仁，胖大海，茯苓，香橼，香薷，桃仁，桑叶，桑葚，橘红，桔梗，益智仁，荷叶，莱菔子，莲子，高良姜，淡竹叶，淡豆豉，菊花，菊苣，黄芥子，黄精，紫苏，紫苏籽，葛根，黑芝麻，黑胡椒，槐米，槐花，蒲公英，蜂蜜，榧子，酸枣仁，鲜白茅根，鲜芦根，蝮蛇，橘皮，薄荷，薏苡仁，薤白，覆盆子，藿香。

2014 年，国家卫生与计划生育委员会发布《按照传统既是食品又是中药材物质目录管理办法》（征求意见稿），又增加了 15 种药食同源中药材。

2014 年新增目录（15 种）

玫瑰花，人参，山银花，芫荽，松花粉（马尾松、油松），粉葛，布渣叶，夏枯草，当归，山柰，西红花，草果，姜黄，荜茇（在限定使用范围和剂量内药食两用，如夏枯草仅作为凉茶饮料原料，使用量≤9 g/d）。

2019 年 11 月，国家卫生健康委员会和国家市场监督管理总局联合发布了《关于对党参等 9 种物质开展按照传统既是食品又是中药材的物质管理试点工作的通知》，其中提到 9 种药食同源中药材。

2019 年新增目录（9 种）

党参、肉苁蓉、铁皮石斛、西洋参、黄芪、灵芝、山茱萸、天麻、杜仲叶。

【用药小贴士】以上物质既是药物，也是食物。

1.27　病毒和细菌有何不同

在我们患病的时候，经常需要在医院进行各类检查，各类检查结果有利于医生判断病因，比如判断导致疾病的罪魁祸首是病毒还是细菌。

这两类微生物的区别还是蛮大的。

细菌是单细胞生物，有完整的核糖核酸（RNA）和脱氧核糖核酸（DNA），病毒只有被蛋白质外壳包裹的 RNA 或 DNA 的一部分。细菌比病毒大几百倍，大多数细菌通过普通光学显微镜可以观察到，病毒只有通过电子显微镜才能看到。

在繁殖过程中，细菌是完全独立的。一个细菌的 DNA 和 RNA 能够持续复制，最终形成千千万万个细菌。在各种环境中都可以发现细菌，在很多物品的表面也可以发现细菌。按照细菌的形状划分，细菌可分为杆菌、球菌、螺旋菌；根据染色反应的不同，细菌又可以分为革兰氏阳性菌和革兰氏阴性菌。

病毒自身不能复制繁殖，它需要找到一个活的宿主，如果没有合适的宿主，它能生存很长时间。当遇到合适的宿主后，它会进入宿主体内，穿透细胞并进入宿主的细胞中，用自己的遗传指令替代细胞自身的指令，完成复制并感染其他细胞。

大多数细菌可以与人体和平共处，一些细菌还在人体内承担重要的任务，比如维生素的制造，处理机体废物等，少部分细菌可能会引发疾病，比如链球菌和大肠杆菌。差不多所有的病毒都对人体有害，它寄生在人体细胞内部，在杀灭病毒的时候，我们还要避免细胞被破坏，所以对付病毒要比对付细菌困难得多。

在各种病毒当中，有一类我们非常熟悉的病毒——冠状病毒。

1956 年，科学家首先在一些感冒患者身上发现了鼻病毒，之后又在他们身上发现了另外一种病毒，在电子显微镜下观察到这个病毒外观很像花冠，于是把它们命名为冠状病毒。冠状病毒的英文名叫 coronavirus，也有人音译为科罗纳病毒。corona 是一个源自拉丁语的词汇，原意指花冠、皇冠、日冕，virus 是病毒的意思。冠状病毒种类很多，在蝙蝠身上就发现了几百种冠状病毒，在目前已知的冠状病毒中，能够感染人的有 7 种。新型冠状病毒（COVID-19）是人类发现的第 7 种能够感染人的冠状病毒（图 1-12）。

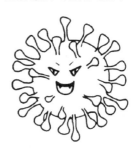

图 1-12　冠状病毒

【用药小贴士】细菌有好有坏，病毒大部分都坏。根据感染情况不同，对症用药。

2.1　药名相似药效可不一定相似

很多药品的通用名或者商品名非常相似，常被误认为是同一类药物，大家在使用过程中，需要留意这些药品之间的区别。比如阿糖胞苷和阿糖腺苷，阿糖胞苷是抗肿瘤药，通过抑制细胞生长发挥作用，用于白血病和淋巴瘤的治疗，而阿糖腺苷是抗病毒药，用于单纯疱疹病毒性脑炎或皮炎、带状疱疹的治疗。再比如雅施达、亚思达和压氏达。雅施达是培哚普利片的商品名，属于血管紧张素转化酶抑制剂，主要用于高血压的治疗；亚思达是阿奇霉素注射液的商品名，用于衣原体等致病菌引起的感染；压氏达是苯磺酸氨氯地平片的商品名，适应证为高血压及心绞痛。

有时候即使是同样的药名，它的成分也可能会有差异。比如阿莫西林克拉维酸钾片，它是阿莫西林与克拉维酸钾组成的复方制剂。其中克拉维酸属于β内酰胺酶抑制剂，可增强阿莫西林的药效。目前市面上的阿莫西林克拉维酸钾片有多种规格，阿莫西林与克拉维酸钾的配比有 4∶1、7∶1、14∶1 等多种类型，购买时不注意很容易买错。

中药里也有很多名称相似但是功效差异较大的药材，比如人参、党参、西洋参、丹参等，虽然都是参类，功效各不相同。一些中成药名称很相似但作用也不同，比如归脾丸和健脾丸，前者用来益气健脾，养血安神；后者用来健脾开胃，主治脾虚食积。左归丸和右归丸，虽然都可以治疗肾虚，但左归丸补肾阴，右归丸补肾阳。这些药只有在中医师的指导下辨证用药，才能取得满意的临床效果。

中药当中还存在同名异物或者同物异名的情况。例如"金不换"通常是指唇形目唇形科罗勒属植物，具有清热解毒、疏风行气等功效，而三七、菊三七、土大黄、地不容等中药的别名也叫"金不换"。重楼在不同的地区又有七叶一枝花、草河车、铁灯台、七叶莲、灯台七、白河车等多个名称。

消费者在购买药品时需要注意区分，药名一字之差，药效就可能差之千里。用药的时候也要遵循医嘱，以免药不对症，危及健康。

【用药小贴士】名字相似的药物药效可能相似，也可能不同，要注意区分，切忌望文生义。

2.2　吃药不能跟着感觉走

在日常用药过程中，不少人担心药物对身体有副作用，一旦症状减轻，就自作主张停药或者减量服用。这样做有很大风险。大多数药物在体内发挥作用都需要一定的时间，只有使用足够的疗程才能彻底治愈疾病。自我感觉"病"好了，就突然停药，不但疾病无法治愈，还会加重病情，这在一些慢性病和感染性疾病的治疗中尤为常见。

比如在使用抗生素治疗细菌感染时，一些人担心服用抗生素会产生耐药性，症状稍有减轻就开始停药，此时体内的致病菌并没有被完全消灭，还残留了一部分。体内药物的浓度达不到治疗浓度时，这些残存的细菌便会死灰复燃，病情又会复发。抗生素处于较低浓度时，反而更容易诱发细菌耐药。一些高血压、糖尿病等慢性病患者，在服用一段时间药物后，担心长期用药会产生依赖性，自我感觉没有临床症状，就减量服药甚至停药，这也是很危险的。高血压在不同人群中的表现不同，有些人有头晕、目眩、心慌、气短等症状，有些人却没有不适的表现，这与个体差异有关，症状并非是判断疾病严重程度的唯一指标，没有症状的患者血压也可能很高，而高血压的治疗也不是以有没有症状为标准的。随意停用降压药，很可能导致血压反弹，超过治疗前的水平，出现更大的风险。

现代社会生活节奏快，不少人的生活都不太规律，不能按照医生的叮嘱按时服药，什么时候想起来什么时候吃，甚至直接将上一次漏服的药物放到下顿一起吃，这些做法都是错误的。一次服用双倍剂量的药物很容易引起药物不良反应。在大多数情况下，如果漏服药物时间距离下次服药时间不到正常用药间隔时间的一半时，可以立刻补服药物，下次服药时间也相应延后。如果漏服药物时间已经超过正常用药间隔时间一半以上，就不必补服药物，下次服药按照正常剂量服用即可。

举个例子，某药物一天服用两次，那么它的服药间隔时间就是 12 小时，正常用药间隔时间一半则为 6 小时，假设上午 10 点和晚上 10 点服药。如果上午 11 点才想起第一次服药，那么第二次服药时间就要顺延到晚上 11 点。假如到下午 2 点才想起服药，比正常服药时间晚了 4 小时，不到正常用药间隔时间的一半，可以考虑补服，同时下一次服药时间也适当延长。如果下午 5 点才想起来服用，此时已经超过了正常服药间隔时间的一半，就不必补服了。当然，不同的药物情况不同，不能一概而论。

在一些疾病治疗过程中，为了取得更好的疗效，需要长期服药，甚至终生服药。特别是服用降压药、降糖药、抗菌药、抗凝药、抗乙肝病毒药、抗癫痫药、抗抑郁药、激素类药物时，"药不能停"不是一句玩笑话，停药也不能跟着感觉走，减量、换药或者停药，必须在医生的指导下进行。

【用药小贴士】吃药不是你想停就能停，应遵医嘱。

2.3 那些影视剧中常见的用药错误

"蓉儿，看你精神这么差，是不是昨天晚上又熬夜了？"

"是啊，最近熬夜'追剧'呢！这几天不是有部'穿越剧'特别火嘛，办公室里的同事都在谈论里面的人物和剧情。"

"哦，就是那部《回到三国当格格》啊！"

"就是就是，再不看和大家都没有共同话题了，昨天晚上我暗下决心，终于一口气'刷'到第 38 集了！"

"哎，要是你减肥也这么有决心就好了！"

"你说啥？"

"没啥没啥！我夸你肤白貌美还大长腿呢！可以把刀放下了吗？"

"哼！再敢乱说话，小心我把你流放宁古塔。"

"完了完了，我看你是彻底被这个电视剧洗脑了！其实这部剧我也看了不少集，历史错误一大堆，用药错误也不少，实在是不忍直视！"

"真的？快给我说说都有哪些错误？也让我长长见识。"

"你还记得刚开始，主人公跌落山崖摔断了腿，被猎户救回家，为了恢复健康天天喝骨头汤吗？"

"记得啊！骨头汤补钙，这不是骨折的正常操作吗？"

"骨头里面的钙是以磷酸盐形式存在，不容易溶解到汤里，骨头汤里面钙的含量很低，并不能促进骨折愈合。骨头汤颜色发白是因为里面的脂肪和嘌呤含量高，摄入过多对身体并不好，高血压、高血脂、痛风、糖尿病患者都不建议经常喝骨头汤。骨折患者补钙，首先考虑从牛奶和豆制品中摄取，同时还需要多吃动物肝脏、海产品、鸡蛋、小麦，以补充铁、锌等微量元素。"

"似乎很有道理的样子，还有呢？"

"主人公进宫之后发现一位妃子多次流产，结果在她的院子里发现有人埋了麝香。"

"是啊！就是那个歹毒的娘娘指使丫鬟干的。"

"麝香具有开窍醒神、活血止痛的功效，孕妇的确不适合使用，不过也没夸张到闻一下就流产的地步。就空气中那点药物浓度，根本无法发挥药效。更何况是埋在土里，又不是放射性元素，哪有这么夸张？"

"哈哈！这个原来是假的？骗了我好久啊！我看好多古装剧都这样演，一直以为麝香是危险品，上次看一个同事的药膏里面有麝香成分，瞬间'脑补'了一场'办公室宫斗剧'。"

"还有宫里太监用枇杷叶害人，太医说枇杷老叶无毒，新叶有毒，这个也是错的。枇杷老叶、新叶都无毒，最多就是新叶上有点毛，可能会刺激喉咙引起咳嗽。"

"听你这么一说，我放心不少，看完那一集我都不敢喝枇杷止咳露了！电视剧里经常出现的杀人必备毒药鹤顶红，好几位证人都是被这个药给毒死的，主人公因为吃饭前拿银针试毒才幸免于难。这个情节是真的吗？我正打算在网上订购一支银针呢！"

"这是一个流传很广的谣言。鹤顶红就是砒霜，化学名是三氧化二砷。这个物质是不会和银发生反应的，也不可能使银针变黑。不过考虑到古时候生产工艺比较差，提炼的砷不够纯净，如果里面含有少量的硫，倒是有可能让银针变色，但那种砒霜味道刺鼻，不用银针也能闻出异味。"

"万一砒霜中毒了，是不是真的无药可救了？"

"也是有解药的，解毒剂是二巯基丙醇。二巯基丙醇专门用来中和含砷的毒素，二者反应后会生成稳定的砷化合物。当然这个化合物在古代是没有的。"

"有一次主人公在山里迷路，吃完野果中毒了，后来遇到一位小哥哥，给她采摘了灵芝并喂她吃，她这才恢复过来，灵芝有这么神奇吗？"

"灵芝的确是个好东西，能够补气养血，现在医学也证明它的提取物具有抗肿瘤、增强免疫力的作用，能够促进肝脏对药物、毒物的代谢，不过一般的野果中毒，催吐是最有效、最直接的解救方式，吃灵芝恐怕来不及啊！"

"昨晚刚更新的那一集，主人公被蛇咬了，还是这位小哥哥帮她把伤口的毒吸出来，然后两个人鸳鸯双栖蝶双飞，哎呀，真是太浪漫了！"

"浪漫吗？其实这样特别危险，正常情况之下，用嘴去吸毒很难把毒素吸出来，如果这个人嘴里有溃疡或者伤口的话，两个人都会中毒。正所谓'秀恩爱，死得快'，哈哈哈哈！"

"乐哥哥你咋这么开心，一定是嫉妒那个小哥哥的英俊容颜。"

"此刻我的内心受到了一万点伤害。"

"对了，这部戏里面经常有人受伤。如果是内伤就一定要吃武当炼制的丹药，外伤就用点少林的金疮药。这么神奇的药，怎么今天都失传了呢？"

"你又被电视剧给骗了，丹药这个东西种类繁多，古人炼丹的时候经常往里面加入汞、铅、砷、硫等含重金属的化合物，历朝历代因为服食丹药而中毒的事故屡有发生，好多皇帝年纪轻轻就飞升了。电视里面这些人喝丹药还用酒送服，这更是错上加错，酒不但会影响肝功能，还能和不少药物相互作用产生不良反应。温馨提示：头孢类、酮康唑、甲硝唑、硝酸甘油等药物都不能和酒同时服用，否则的话可能会危及生命呢！

至于金疮药，它是一大类止血草药的统称，成分多种多样，比如三七之类，虽然能止血，但止血效果也赶不上现代的酚磺乙胺、维生素 K，而且电视剧里的人受了外伤，基本的创面清理和消毒都不做，直接把草药放嘴里一嚼，再往身上一糊，不怕得破伤风吗？”

“剧里那种让人一闻就晕的迷药，这个是真的吗？”

“要是古人有那么发达的麻醉技术，平均寿命也不会只有三四十岁了！今天医疗技术这么发达，也没有出现让人一闻就晕的麻醉药。”

“做手术不是有吸入麻醉吗？”

“临床上的吸入麻醉，最常用的是七氟烷这种药，在很高的药物浓度下，患者戴着密闭性非常好的面罩，至少经过40秒才会失去意识。电视剧里随便拿个芦苇秆，吹点烟雾到四处漏风的屋子里，就想把人弄晕，完全不可能。”

“那要是把这个麻醉药抹在手绢上，捂着别人的鼻子呢？”

“此药挥发性极强，平时都装在瓶子里，抹在手绢上还没等你走到地方，药就已经挥发，消失得无影无踪了。”

“闻一下就晕的迷药是假的，一喝就倒的蒙汗药总该是真的吧！四大名著里面都有这个东西，我猜蒙汗药就是古代的安眠药吧？”

“最早的安眠药 1963 年才上市，古时候可不会出现。就算是安眠药，也达不到一喝就昏迷的效果。关于蒙汗药，有人推测是用曼陀罗花提取制备而成的，因为这种植物所含成分有一定的麻醉效果，又有一定的异味，需要用酒来掩盖这种异味，所以一般加在酒里。前些年有些不法分子将咪达唑仑等镇静药物加到饮料和食品中，让对方昏睡，实施犯罪。这种情况还是需要警惕的。”

"这些东西喝完就会昏迷吗？"

"药效也没那么快，至少需要20多分钟才会起效。大家外出时要提高警惕，不要随便吃陌生人递给你的食物或者饮料。"

"没想到这个电视剧里面用药错误有这么多啊！还好遇到了专业的你，要不然我还不知道要被骗多久呢！"

【用药小贴士】影视剧里用药误区多，看看热闹就行，千万别跟着学。

2.4　风油精不是"万金油"

随着时代的进步、科技的发展，市场上各式各样的药品是"你方唱罢我登场，城头变幻大王旗"。

不过总有那么几种药，任它风云变幻，地位岿然不动。风油精就属于这种老牌经典药。它价格便宜，携带方便，用途也非常广泛，实在是居家旅行必备良药。风油精的功效很多，可以用于清凉，止痛，蚊虫叮咬，伤风感冒引起的头痛、头晕，晕车不适等。

除此之外，老百姓们还积极发挥自己的主观能动性，陆续开发出除臭、治痱子、治鼻塞、去除不干胶、代替修正液等多种新用途。

看看，风油精简直无所不能啊！

那你知道风油精怎么使用吗？

大多数人会毫不犹豫地回答："哪里不爽抹哪里！"

很可惜，你只说对了一半，风油精可以抹（外用），涂擦于患处，除此之外，它还可以口服。

你没有看错，我也没有写错，不信你找找风油精的说明书，看看用法、用量那一栏是不是有这么一句："口服，一次4～6滴。"

虽然说明书上这么写了，很多"小伙伴"依然将信将疑，那就让我们本着认真负责的态度，对风油精的成分一一进行分析吧！

风油精主要包括以下成分：薄荷脑、樟脑、桉油、丁香酚、水杨酸甲酯，辅料包括液体石蜡、叶绿素、香精。

薄荷脑是从薄荷的叶子中提取的一种成分，外用可以清凉止痒，内服可缓解头痛、咽喉发炎等症状。

樟脑是由樟科樟属樟树的根、干、枝、叶精制而成的，可以治疗疥癣、跌打损伤、牙痛、风火赤眼，用法包括外用和内服。

桉油是由桃金娘科植物蓝桉或同属植物蒸馏得到的挥发油，可以祛风止痛，同样可以外用，也可以内服。

丁香酚也是一种挥发油，可以从植物中提取，也可以人工合成，具有抗菌、局部镇痛等功效，牙医常用脱脂棉球蘸少许丁香酚放入虫牙洞中以缓解患者牙痛。它还可以用于化妆品和食用香精的调配。

水杨酸甲酯是一种常用的香料，在牙膏和口腔清洗剂中被广泛使用。

总体来看，这些主要成分在剂量不大的情况下既能内服，也可外用。除了这些主要成分之外，其他几类辅料同样如此。所以，口服几滴风油精是可以的，口服通常用于咽喉肿痛症状的缓解。

它的口感如何呢？服用过风油精的人表示，有一种非常浓烈的薄荷味，还有一种油腻感和辛辣感。总之很不舒服。

有些人把风油精当成了万能药，其实它并不适合所有人群使用。

对于孕妇和 3 岁以下儿童，风油精应该慎用。风油精中的樟脑有一定的毒副作用，当它与人体内的葡萄糖 -6- 磷酸脱氢酶结合时，会变成无毒成分排出体外，而孕妇体内这种酶的含量比较低，过多使用风油精，樟脑会透过胎盘作用于胎儿，严重时可能导致胎儿流产；儿童体内缺少这种酶，也会造成身体伤害。风油精含水杨酸甲酯成分，水杨酸甲酯会增加胎儿致畸风险，所以孕妇过量使用风油精有风险。

因此，孕妇和儿童这些特殊人群还是尽量不要口服风油精。即使它可用于治疗咽喉肿痛，因其本身口感不佳，也逐渐被其他药物替代。

有些人认为，风油精可以治疗烫伤、烧伤，这更是错误的。对于皮肤烫伤、损伤及溃疡者和皮肤过敏者，风油精属于绝对禁用的产品。它不利于伤口的愈合，还会引起剧烈疼痛。

这下你知道风油精的使用禁忌了吧！

当炎炎夏日来临时，正确使用风油精，会让这个夏天更加清凉。

【用药小贴士】风油精外用为主，孕妇、儿童慎用。

2.5 "海淘药品"比国内药品更好吗

"乐哥哥，最近小琴姐姐要去日本旅游，你帮我推荐几种外国药，我让她帮忙代购一些。"

"小婷啊！为什么要千山万水去国外买药呢？国内的药品用着不好吗？小吃街的大盘鸡吃着不香吗？"

"我觉得发达国家的科技更先进，大概药品质量也更好吧！你看网上不少网红博主都在推荐海外的各种东西呢！"

"这种盲目跟风的心态可不对，你怎么知道这些网红有没有收广告费呢？2018 年中国药学会公布的十大用药误区，其中一条就是'海淘药品放心用'。海外的确存在一些国内暂时没有上市的新药，不过这些药在国外属于处方药，不可能轻易买到，能买到的基本都是非处方药，这些产品在国内基本都有同类产品销售，成分、质量也没有本质区别。'海淘药品'不但浪费钱，还有很多风险呢！"

"有哪些风险呢？快给我说说，好让我涨点知识。"

"'海淘药品'的第一个风险是安全性问题。'海淘药品'的产地五花八门，有人从美国买，有人从日本买，有人从欧洲买，有人从澳大利亚买。药品说明书写的都是原产地的文字，普通消费者难以识别，药品说明书上的成分列表、注意事项、禁忌证等重要信息也无法获取。虽然一些商家会附赠翻译的中文药品说明书，但是为了提高销量，也没有将全部风险列出来。

"前几天小琴拿了一款国外生产的紫草膏让我看，商家宣称它是'万能药膏'，蚊叮虫咬、皮肤皲裂啥情况都能用。但我查了一下，这个药膏的主要成分是紫草，美国食品药品监督管理局曾经对紫草口服产品发布过警示，提示它存在肝毒性的风险。这款药膏不能用于破损皮肤，对于婴幼儿、孕妇和肝功能不全者，该药物也是需要慎用的。

"曾经在国内热销的日本'面包超人止咳水'，其中含有磷酸可待因（图 2-1），我国药品监督管理部门早就规定 12 岁以下的青少年禁止使用含有可待因成分的感冒药，随意给儿童使用有很大的用药风险。

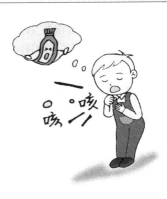

图 2-1　磷酸可待因

"'海淘药品'的进货渠道各不相同，一些不法商家伪造购买记录，将小作坊生产的假药冒充国外药品进行销售，购买者不但损失金钱，还买到了假冒产品，得不偿失。

"不同种族之间的基因差异性使得一部分药物需要进行基因检测才可以确定用量，如果照搬国外的用量，也很容易出问题。例如治疗癫痫的卡马西平，亚洲人使用的风险要高出欧美国家人 10 倍，国外的药品说明书不会专门标注基因差异性风险，国人购买的时候很容易忽略。

"国外一些退热药号称是纯天然制剂，无副作用，其实里面的成分主要是对乙酰氨基酚或者布洛芬，国内的退热药、感冒药里基本都有这些成分。家长给孩子用完国外的退热药，再吃国内同样成分的退热药，容易出现药物过量，这对儿童的肝、肾功能都是有损害的。"

"'海淘药品'的第二个风险是药品使用剂量的差异性问题。各个国家有各个国家的国歌，各个国家有各自不同的气候特点和饮食特点，各个国家的人有一定的个体差异性。一款药物在不同国家上市，也可能会存在不同的剂量标准。'海淘药品'的用药剂量与国内同类药品并不完全一致。例如吸入用布地奈德混悬液，常用于儿童雾化治疗。美国销售的布地奈德（图 2-2）混悬液说明书标注 0.25 mg，每日一次，而同样的产品的国内药品说明书标注 0.25～1 mg，每日两次，用药剂量大于美国。这是因为中国使用的雾化泵产生的喷雾粒径较大，吸收效果较低，

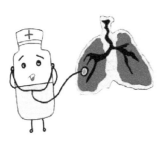

图 2-2　布地奈德

为了达到相同的治疗效果，需要加大给药剂量。如果'海淘药品'按照国外的药品说明书使用，就会因为给药量不足而降低疗效。

"'海淘药品'的第三个风险是稳定性问题。一款药物'漂洋过海来看你'，中间经过了无数个环节，日晒雨淋的情况都可能出现。很多药物会因为光照、高温的影响而变质，比如一些固体药物在潮湿情况下会出现结块，还有一些药物受潮分解后出现一些副产物，比如阿司匹林受潮降解，产生水杨酸，对胃肠道产生较大的刺激性，溃疡患者使用就容易发生用药风险。环境因素会影响'海淘药品'的稳定性。收到'海淘药品'的时候要仔细观察药品的内外包装是否破损，片剂、胶囊等固体制剂是否有颜色、外观的改变，透明液体制剂中是否出现不溶性沉淀、浑浊。一旦出现性状的改变，都不能再用了！"

"听你这么一说，'海淘药品'除了贵点，好像一点优势都没有了，那怎么还有这么多人买啊？"

"'海淘药品'也有它们的优势，有些药品的口感、外观的确比国内同类产品更容易被儿童接受，可以在了解的情况下适当选购。有些国内短缺的产品，也可以在国外购买。国外的月亮，国内的月亮，都是一样的月亮。国外的药品，国内的药品，只要用得对症、科学用药，也都是好药。"

【用药小贴士】不要迷信国外的药品，成分相似的药品国内有很多。

2.6 为什么不能用饮料和茶水喝药

你身边有特别讲究生活品质的人吗？

一定有吧！他们都是什么样的人？

我来说说我身边那几位很讲究生活品质的朋友吧！

先说说好朋友小琴，她的衣服几乎每天都要换一套，而且换了就要洗，绝不放到第二天。好朋友小婷，她吃饭之前要把桌子擦一遍，所有的碗筷都要拿开水再洗一遍。还有宝哥，他洗脸、洗脚、洗衣服分别用三个盆子，剪指甲都要去厕所。

当然，我也是一个很讲究生活品质的人，讲究到什么程度呢？这么说吧！我服药只喝凉的白开水，这里面包含着重要的用药知识呢！

日常生活中，有不少朋友为了图方便，用茶水、饮料甚至酒服药，这些都是极不正确的行为。

先说说用茶水服药的问题吧！茶水中含有茶多酚和鞣质，它们会与药物成分相互作用，降低药效。例如一些蛋白酶类制剂，就可能与鞣质结合；红霉素、林可霉素、磺胺类药物与鞣质结合还会失去抗菌活性，一些含金属离子的药物，比如葡萄糖酸锌、硫酸亚铁等会和鞣质反应形成沉淀；茶水中还含有咖啡因，具有兴奋神经中枢的作用，与安眠药同服会降低其镇静催眠效果，所以不能用茶水服药。

茶水不行，咖啡行吗？

也不行！咖啡里面同样含有咖啡因，同样会兴奋神经中枢，加快心率，与镇静催眠类药物合用也会降低药效；咖啡还能加速胃酸分泌，用咖啡服布洛芬等非甾体类解热镇痛药时，会加重药物对胃肠道的刺激，甚至引起胃出血；咖啡中的单宁酸也会和药物中的一些金属离子形成沉淀，所以咖啡也是不能用来服药的。

那用牛奶服药可以吗？

同样不行！牛奶中含有比较丰富的钙离子、镁离子和蛋白质，这些成分与四环素（图 2-3）、异烟肼、磷酸盐等药物相互作用形成沉淀，会降低药效。

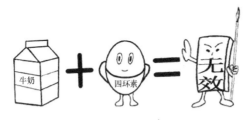

图 2-3　四环素

有些孩子服药的时候不配合，家长就用果汁或者其他饮料来给孩子服药，这样可以吗？

这个也不行，大部分的药物会在肝脏代谢，而不少果汁可能影响药物代谢酶的活性。比如葡萄柚汁会与地平类降压药、他汀类降脂药相互作用；橘子汁会和双氯芬酸钠、格列本脲等药物反应；果汁中的一些酸性物质，还能与磺胺类、红霉素类、氢氧化铝等药物中和，降低药效，所以也不能用果汁服药。

碳酸饮料里含有大量的碳酸，会与碱性药物（碳酸氢钠片、氢氧化铝片等）发生中和反应，降低药效；碳酸饮料也会刺激胃黏膜，如果同时服用解热镇痛类药物，会增加胃溃疡的风险。

听完我的介绍，你该知道药物的最佳拍档是谁了。没错，它就是平淡无奇的凉白开水。

【用药小贴士】服用药物后至少应该间隔1小时，再去喝茶水、饮料、果汁、牛奶等饮品。

2.7 这些药物与酒同服可致命

有些朋友应酬很多，经常吃完药没多久就开始喝酒，或者喝完酒回到家才想起吃药，这种做法非常危险。

药物和酒同时服用，不但会加重肝脏负担，还可能影响药物的吸收，更可怕的是会出现双硫仑样反应，导致休克甚至死亡。

双硫仑样反应是什么意思呢？

先解释一下双硫仑吧！双硫仑是一种戒酒药，患者服用后再喝酒就会出现头晕、恶心等不适表现，逐渐对酒精产生厌恶，从而达到戒酒的目的。

双硫仑能发挥这样的作用，是因为双硫仑在与乙醇联用时可抑制肝脏中的乙醛脱氢酶，使乙醇在体内氧化为乙醛后，不再继续分解氧化，导致体内乙醛蓄积，进而产生一系列不舒服的反应。

有些药物结构或者作用机制与双硫仑相似，服用后饮酒，也会出现这种不舒服的反应，表现为面部潮红、出汗、恶心、呼吸困难，严重时会诱发惊厥甚至死亡，这种情况就被称为双硫仑样反应。

药师当中流传一句顺口溜"头孢就酒，说走就走"，意思是说吃头孢菌素类药物的时候喝酒，随时可能丧命。

除了头孢菌素类外，临床上还有不少常用药物与酒同服都可能发生双硫仑样反应（表2-1）。

表 2-1　易发生双硫仑样反应的药物

药物类型	常见药物
头孢菌素类	头孢哌酮、头孢孟多、头孢拉定、头孢美唑
硝基咪唑类	替硝唑、甲硝唑
降糖药	格列齐特、格列本脲、甲苯磺丁脲
其他药物	磺胺甲噁唑、灰黄霉素、氯霉素、左氧氟沙星、利巴韦林等

一旦出现双硫仑样反应，需要及时停药，轻者可能自行缓解，严重者需要立刻就医，通过吸氧或者对症治疗来缓解不适症状，比如静脉注射地塞米松或者肌内注射纳洛酮等。

可能诱发双硫仑样反应的药物非常多，除了文中提到的代表药，还有很多药物因为篇幅所限无法一一列出，有些药物虽然不会发生双硫仑样反应，但服用后喝酒也会引起身体不适，比如降糖药二甲双胍，服药后饮酒容易导致乳酸酸中毒，还会诱发酮症。阿司匹林等非甾体类抗炎药与酒同服，会增加对胃肠道的刺激性，诱发溃疡。为了你的健康，乐哥哥建议你在服用所有药物时，都应该远离酒精。

那么，吃药与喝酒之间要间隔多久才安全呢？

酒精在体内代谢需要一定的时间，一般建议饮酒 7 天内都不要服用容易引起双硫仑样反应的药物。同样，如果吃了容易引起双硫仑样反应的药物，7 天之内也都应该避免饮酒或者服用其他含有酒精的补品及饮料。服用其他药物也应该避免在服药两天内喝酒。

【用药小贴士】喝酒不开车，喝酒不吃药。

2.8　服药后喝水有讲究

前文当中我们提到了服用药物有讲究，应该尽量使用白开水吞服，其实服药之后喝多少水也是有讲究的。

为了减少药品副作用，增强药效，很多药物服用后都应该多喝水，每日饮水量需要在 2000 mL 以上。

2000 mL，那四舍五入就快一桶水了吧？

没有那么多，一般的瓶装矿泉水是 550 mL，算下来不到 4 瓶。

哪些药物服用之后需要多喝水呢？列举如下：

服用抗痛风药之后需要大量饮水，饮水可以增加尿酸在尿中的溶解度，防止尿酸盐在泌尿系统沉积，形成尿酸石。例如治疗痛风的常用药苯溴马隆，它是一种促进尿酸排泄的药物，服用后就要多喝水。

一些抗菌药主要通过肾脏排泄，如果尿液中药物浓度过高或尿液 pH 在 7 以上时可能会形成结晶尿或者血尿，服用后也需要大量饮水。比如磺胺类（磺胺嘧啶、磺胺甲噁唑等）和喹诺酮类（环丙沙星、左氧氟沙星等）药物。

服用磺胺嘧啶、磺胺甲噁唑等药物时，除了大量饮水外，还可以适当服用碳酸氢钠，碱化尿液，促进药物的吸收。

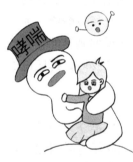

图 2-4　氨茶碱

氨基糖苷类（庆大霉素、阿米卡星等）对肾小管有损害，需要多喝水，加速药物的排泄。

有一些抗心律失常药可以通过饮水增加药物的吸收，比如硫酸奎尼丁、普鲁卡因胺等。

氨茶碱（图 2-4）等平喘药同时具有利尿的作用，服用后容易出现口干等副作用，服药后也应该多喝水，补充体液。

双膦酸盐类药物可能导致电解质紊乱，服药后也应该多喝水补充体液，代表药有阿仑膦酸钠。

某些蛋白酶抑制剂比如利托那韦、沙奎那韦等，可能形成尿道结石或者肾结石，服用此类药物也应该确保摄入足量的水。

是不是觉得很复杂？干脆所有的药吃完之后都多喝水吧！

又错了，不是所有的药物服用之后都应该多喝水，有些药物服用后就需要少喝点水。

患者服用部分保护胃黏膜的药物之后会在其胃肠道形成一层保护膜，服用此类药物半小时内不宜喝水，也不宜进食，否则会影响疗效。例如硫糖铝、氢氧化铝凝胶等药物。

一些止咳药，比如止咳糖浆、川贝止咳露等，是通过在咽喉黏膜上形成保护膜来减少神经末梢所受刺激，以达到降低咳嗽频率的目的。服药后如立刻喝水会稀释药液，影响止咳效果。

某些苦味健胃药借助药物本身的苦味刺激舌头的味蕾，促进胃液分泌以增加食欲，服用后也不宜多喝水，避免冲淡苦味减轻药效。

生活中有很多要讲究的地方，有些是"瞎讲究"，有些是"真讲究"。像服药、保持个人卫生这些关系到自身健康的事，还是应该多讲究！

【用药小贴士】服用部分止咳药和胃黏膜保护药之后，半个小时内不要喝水，以免影响药效。

2.9 保健品不能代替药品

"乐哥哥，这么巧在公交车站遇到你啊！"

"真巧啊！我打算去趟服装城，小婷你干吗去？"

"刚才我在小区广场遇到王大妈，提了一兜鸡蛋，说是一个公司搞活动送的，我也打算去看看呢！"

"如果我没猜错的话，一定是保健品公司在做活动吧！"

"你太厉害了，真的是一家保健品公司呢！王大妈好多年高血压了，一直在服用降压药。那家公司说它们的保健品采用美国最新科技，绿色纯天然，每天喝一杯，不但降压，还能降脂，王大妈买了好大一包呢！"

"那我下次遇到她可要提醒一下，任何保健品都不能代替药品，她的血压用药物一直控制得不错，还是应该继续服用降压药。"

"我周围不少朋友都喜欢吃保健品，说药品副作用太大，保健品有病治病，无病强身。上次我出国旅游还有人专门托我买保健品呢！"

"看来我需要给大家好好讲一下保健品的真相了。保健品的全称叫保健食品，听名字就知道它属于食品的范畴，国外把保健品称为膳食补充剂或者功能性食品。保健品是指具有特定保健功能或者以补充维生素、矿物质为目的的食品，即适宜于特定人群食用，具有调节机体功能，但不以治疗疾病为目的，并且对人体不产生任何急性、亚急性、慢性危害的食品。"

"我怎么经常听人说吃保健品可以治疗某些疾病呢？"

"保健品属于食品，可以在大众媒体上进行广告宣传。在促销过程中，某些商家混淆概念，故意夸大保健品的功效，隐瞒其副作用，迎合消费者渴望健康的心理，暗示产品能治病。一些消费者相信了虚假广告宣传，误以为保健品也能治疗疾病。"

"我们该如何区分保健品和药品呢？"

"最简单的方法，就是看产品的包装上有没有'小蓝帽'的保健品标识（图 2-5）。有这个标识的就属于保健品。

图 2-5　保健品标识
（见文前彩图）

"在这个'小蓝帽'标识下面还会标注保健食品批号。目前市场上存在原卫生部（1996 年 11 月至 2003 年 7 月）和原国家食品药品监督管理（总）局（2003 年 10 月至 2018 年 3 月）批准的两类保健食品。

"原卫生部批准的国产保健食品批准文号为'卫食健字＋（4 位年份代码）第××××号'，进口保健食品批准文号为'卫食健进字＋（4 位年份代码）第××××号'，下面有'中华人民共和国卫生部批准'字样。

"原国家食品药品监督管理局批准的国产保健食品批准文号为'国食健字 G＋4 位年份代码＋4 位顺序号'，进口保健食品批准文号为'国食健字 J＋4 位年份代码＋4 位顺序号'，下面有'国家食品药品监督管理局批准'字样。

"通过这些信息就可以准确区分保健品了。具体产品的批号，还可以在国家药品监督管理局网站的数据查询栏目里查询。"

"你说的这个'小蓝帽'标识我在药店里见过，好像某个牌子的维生素包装上就有，一瓶还好几十元呢！维生素不是药吗？怎么上面又有保健品的标志呢？"

"维生素、矿物质之类的产品，有些属于保健品，有些属于药品。这要看厂家在产品申报的时候，选择的是哪种类型。如果申报药品，其生产过程质量要求较高，对于生产车间的空气洁净度、无菌标准等都有严格的标准。作为保健食品申报，可以在食品厂生产，生产标准也比药品低。同样是维生素，如果作为药品上市，需要有详细的使用说明书，里面包括适应证、注意事项、不良反应等；作为保健食品上市，说明书就不用写这么详细了。"

"保健品不能治病，那它到底有什么功效呢？"

"监管部门规定保健品功能有 27 种（表 2-2），如果宣传的功效超出了功能范围，就属于虚假宣传。"

表 2-2 保健品允许宣传的功能

顺序	功能	顺序	功能
1	增强免疫力功能	15	对辐射危害有辅助保护功能
2	辅助降血脂功能	16	改善生长发育功能
3	辅助降血糖功能	17	增加骨密度功能
4	抗氧化功能	18	改善营养性贫血功能
5	辅助改善记忆功能	19	对化学肝损伤有辅助保护功能
6	缓解视疲劳功能	20	祛痤疮功能
7	促进排铅功能	21	祛黄褐斑功能
8	清咽功能	22	改善皮肤水分功能
9	辅助降血压功能	23	改善皮肤油分功能
10	改善睡眠功能	24	调节肠道菌群功能
11	促进泌乳功能	25	促进消化功能
12	缓解体力疲劳功能	26	通便功能
13	提高缺氧耐受力功能	27	对胃黏膜损伤有辅助保护功能
14	减肥功能		

"这感觉也挺多啊！难怪很多人会误以为保健品能治病呢！"

"有关部门也意识到这个问题，认为现有部分保健功能宣传虽符合保健食品监管定位和健康需求，但存在表述不准确问题，容易被虚假或夸大宣传利用，误导消费者。国家市场监督管理总局已经发布了关于《征求调整保健食品保健功能意见》的公告，建议调整部分保健功能表述方式，如将减肥调整为有助于调节体脂，建议取消部分保健功能，如改善生长发育功能、促进泌乳功能等。

目前已经要求所有在售的保健品都要在产品标签上标注'本品不能代替药物'的字样。"

"太好了,这样大家就不容易被误导了!"

"保健品就是一种普通的商品,并不是有病治病无病强身的神奇产品。老百姓购买的时候一定要在正规场所理性购买,购买时要看清外包装上的生产日期、保质期和产品批号。如果发现问题,要及时保留证据,通过'12315'热线向市场监管部门投诉。"

"谢谢乐哥哥的介绍,我就不去那家公司凑热闹了,咱们还是一起找王大妈,给她提醒一下保健品不能代替药物吧!"

"好啊!咱们这就出发。"

【用药小贴士】保健品不是药,不能宣传药效,也不能代替药物。

2.10 从国外购买药品属于走私药品吗

看过电影《我不是药神》的朋友,一定对主人公从印度购买仿制药的情节记忆犹新,在影片的结尾,主人公因走私罪、贩卖假药罪,被判五年徒刑。而影片的原型人物也曾被公安部门逮捕,不过最终被无罪释放。很多朋友会有这样的疑问:在国外购买的仿制药,属于假药吗?

我们看看相关法律的规定。2019 年 8 月 26 日,第十三届全国人民代表大会常务委员会第十二次会议表决通过了新修订的《药品管理法》,该法自 2019 年 12 月 1 日起施行。新修订的《药品管理法》中不再保留按假药论处这一说法,明确了假药和劣药的范围(表 2-3)。

表 2-3 假药和劣药的范围

假药	药品所含成分与国家药品标准规定的成分不符
	以非药品冒充药品或者以其他药品冒充此种药品
	变质的药品
	药品所标明的适应证或者功能主治超过规定范围

续表

	成分、含量不符合国家药品标准的药品
	被污染的药品
	未标明或者更改有效期
劣药	超过有效期
	未注明或者更改产品批号的药品
	擅自添加防腐剂、辅料的药品
	其他不符合药品标准的药品

其中明确提到，未经批准进口少量境外已合法上市的药品，情节较轻的，可以依法减轻或者免于处罚。因此，如果从国外购买少量自用的药品，并不算走私或贩卖假药。不过药品属于一种特殊的商品，无论在哪里购买都应该特别谨慎。

【用药小贴士】从国外购买少量自用药品，不再按假药论处。

2.11 "双十一"到了，囤什么都别囤药

"小琴，你这一边走路一边抱着个手机看什么呢？这么入迷，小心掉沟里了！"

"'双十一'马上到了，我正在'做攻略'，看看哪家店铺活动力度大，哪些商品值得下手。去年'双十一'我就囤了好多'宝贝'，买到就是赚到啊！"

"每个成功男人的背后都有一个默默支持她的女人，原来你就是'马爸爸'成功背后的女人啊！"

"我正想问问你呢，这一阵有些网上药店也在搞活动，你帮我推荐一些常用药品吧！我囤上一些留着慢慢用！"

"那你可要失望了，普通商品遇到打折可以多买一些，药品不是你想买就能买啊……"

"哎哟，你这还唱起来了，为啥不能买呢？"

"你知道药品的有效期吗？"

"知道啊！一般都是两三年，我觉得药品可以放好几年，才打

算囤上一些。"

"大多数药品的有效期在一年以上，不过这有一个前提，就是要在一定的储存条件下，你平时药品买回去怎么保存啊？"

"你不知道我绰号'收纳小天才'吗？我把药盒子扔了，然后把药品放到收纳箱里，全体药品必须跟我整齐划一，来左边……"

"停停停！你咋也唱起来了呢？首先药品买回来之后外包装和说明书不应该扔掉，以备使用的时候查询；其次不建议把药品放在收纳箱里保存。"

"那我把它们放在冰箱里不就行了？"

"胰岛素、益生菌这些要储存在冰箱的冷藏室，否则容易受热变质，栓剂遇到温度高的情况会融化，也要放到低温处保存，但是糖浆、乳膏这类制剂放到冰箱里反而会影响药效。每一种药品的保存都有严格的规定，储存条件各不相同。有的药需要常温保存，有的药要在阴凉处保存，有的药要在凉暗处保存，有的药需要冷藏。如果没有按照规定的条件储存，就无法保证药物在有效期内依然安全有效。"

"药品的保存怎么这么多讲究呢？"

"这是由药品的理化性质决定的。比如各类胶囊容易吸收空气中的水分，所以需要放在干燥密闭的地方；硝酸甘油受到光线的影响会使药效降低，所以要用棕色的瓶子装起来，放在暗处；而维生素C容易被氧化，见光易分解，所以要密封避光保存；一些中草药保存的时候也要防霉、防蛀、防鼠、防潮。"

"听起来很复杂啊！那我按照规定的条件存放，就可以放久一点了？"

"理论上是可以的，但是你把药买回来总要用吧！万一哪天打开用了几次，这个药的使用期限又会缩短。"

"这是为什么呢？"

"开封之后药物离开了原先密闭的空间，与氧气、湿气、微生物接触的机会增加，受周围环境因素的影响，稳定性和疗效都会下降。一般在药品启用之后，口服片剂可用6个月；外用制剂可用3个月；滴眼液、滴耳剂要在4周内使用。因此，我建议大家在药品包装上标记开封时间，确保药物没有超过使用期限。"

"我记得药瓶里面有干燥剂和棉花，把它们留在里面是不是保存期限会长一些呢？"

"这两个就不用留了，棉花是为了避免运输的时候药片因震动而破碎，干燥剂是为了吸收瓶子里的少量潮气。开封后棉花和干燥剂与空气接触吸收水汽，如继续留在瓶子里，更容易导致药物变质。如果药品的外观发生变化，比如片剂出现变色、霉点，胶囊出现粘连，乳剂出现分层，颗粒剂出现结块等现象，即使药物还在使用期限内，也不能继续使用了。"

"这多浪费啊！一想到那些药物还没用完就要丢了，我就有些恋恋不舍。"

"这不是浪费，是为了对自己和家人的安全负责。如果服用了变质的药物，不但不能治病，还可能给身体带来严重的伤害。普通家庭不建议储备大量的药品，除了个别需要长期使用的药品外，其他药品保存 2 周的用量就足够了。每隔 3 个月左右，还应该检查一遍家中药箱，将过期或变质的药品及时清理。"

"谢谢乐哥哥的指点，这下我明白了，这个'双十一'我囤衣服、囤化妆品、囤零食，再也不想着囤药了。"

"真是一点就通！我是不是帮你省下不少钱啊？"

"是啊！这下我的预算又多出几百元，加点钱又可以再买两件衣服了！"

【用药小贴士】家里的药品不要存太多，很多药品开启后使用期限会明显缩短，药品保存不当容易提前失效。

2.12　补钙的常见误区

近年来，在商家的广告宣传之下，似乎每个人都缺钙，好像全国人民都需要补钙。关于补钙有很多错误的说法，我为大家梳理了七条：

（1）每天一杯牛奶满足人体钙需求。一杯 250 mL 的牛奶大概含 200 mg 的钙，《中国居民膳食指南》推荐 18～49 岁成年人每日钙摄入量为 800 mg，绝经后的妇女和老年人钙摄入量为 1000 mg，哺乳期妇女应该补充 1200～1500 mg 钙，所以一杯牛奶并不能满足人体一天所需的钙，还要通过饮食来补充。

（2）补钙就能让骨骼强壮。事实上，钙在骨健康中所占的地位并不高，除了骨骼中钙的含量外，遗传因素、激素、运动、生活习惯等都会影响骨骼的健康。补钙的同时，也需要补充矿物质和维生素 D、维生素 K_2，日常多晒太阳是促进体内维生素 D 合成的好办法，维生素 K_2 则可以从蔬菜、肉类中获得。

（3）骨头汤可以补钙。骨头汤可以补充一些蛋白质和脂肪，但是钙含量不高，也不含促进钙吸收的维生素 D，除了味道好外，没啥大作用。骨头汤里脂肪含量较高，并不适合肥胖人群和老年人食用。

（4）一次吃多种钙剂效果好。一次吃多种钙剂身体不吸收，还会干扰体内其他微量元素的吸收。如果是高钙血症患者，过量补钙还有风险。分次补钙更有利于钙的吸收。

（5）吃牛肉可以补钙。牛肉里面钙的含量很少。不仅仅是牛肉，大多数肉类钙含量都不高。肉所含的磷、硫等物质还会与钙离子结合，造成体内钙的流失，所以吃肉多的人往往更容易缺钙，反而是小白菜、芹菜等绿色蔬菜里面含有中量的钙。

（6）喝可乐会造成钙流失。有人认为可乐里面含有磷，而磷过多会导致骨质疏松。其实可乐当中的磷含量并不高，花生、鸡蛋里所含的磷都比它高，并没有听说吃这些东西会导致缺钙。当然碳酸类饮料也不要多喝，里面糖分太多容易导致肥胖，对健康不利。

（7）补钙容易诱发结石。结石发生的主要原因是代谢紊乱，和钙关系不大。适量补钙不会诱发结石，还会保持血钙浓度的稳定，预防结石发生。

【用药小贴士】补钙误区多，常见有七个，想要更健康，千万别搞错。

2.13　是是非非止痛药

对于止痛药，人们怀有一种非常复杂的情感，对待它的态度，东西方呈现严重的两极分化。

在西方国家，很多人只要出现头痛、胃痛或者关节痛，就会买点止痛药缓解症状，这非常常见，由此也引发了很多问题。美国疾病预防控制中心一项调查指出，在 1999 年至 2015 年期间，美国有 18.3 万多人因过量服用阿片类止痛药而死亡，2015 年，超过 1.5 万人死于阿片类药物服用过量。美国物质滥用与心理健康服务局的数据表明，美国滥用阿片类镇痛药的 12 岁以上民众高达1900 万人。

在国内，很多人将止痛药视为洪水猛兽，认为它会成瘾，一旦使用就会出现依赖性，所以，疼痛来袭时宁愿强忍痛苦，也不愿吃药。尤其是一些经历晚期癌痛的患者，无论医生如何劝说，也不愿使用阿片类止痛药，甚至出现了因为疼痛难忍而自寻短见的案例。

止痛药到底是天使，还是恶魔呢（图 2-6）？

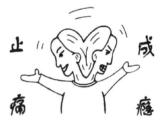

图 2-6　止痛药的两面性

在弄清楚这个问题的答案之前，我们先来了解一下人为什么会痛。疼痛是生物进化过程中形成的一种自我防御机制，痛觉是机体受到伤害的一种警示，引起机体一系列防御性保护反应，促使人们采取紧急行动避开危险。疼痛是某些疾病诊断的依据，医生可以根据疼痛发生的位置、持续的时间及变化查找病因。

由此可见，能够感觉疼痛并非坏事。当我们出现疼痛的时候，盲目使用止痛药，很容易掩盖疾病的症状，延误治疗，比如胃病引起的胃痛，需要在医生的指导下使用胃药，擅自服用布洛芬这样的止痛药，不但病情得不到缓解，药物还会对胃黏膜产生刺激，加重疼痛。过量服用止痛药，对人体伤害很大，会造成肝、肾功能的损害，还会诱发消化道出血、过敏等情况，危及生命。

但是有些疼痛会严重影响人们的日常生活，这时候使用止痛药则是利大于弊。比如痛经让很多女性难以忍受，正确使用布洛芬，能使疼痛得到缓解；一些手术后需要康复训练的患者，早期训练非常关键，止痛药可以提高他们的依从性；对于一些癌症晚期出现癌痛的患者，那种持续的疼痛让人痛不欲生，使用止痛药大大减轻了患者的痛苦，提高了他们的生活质量。

目前止痛药主要分五类：第一类是非甾体类解热镇痛药，比如阿司匹林和布洛芬，这类药止痛效果弱，没有成瘾性，常用于肌肉酸痛和感冒发热引起的头痛、神经痛；第二类是中枢性镇痛药，代表药物是曲马多，止痛效果比第一类要强，主要用于急性疼痛和手术后疼痛；第三类麻醉止痛药，止痛能力很强，比如吗啡、哌替啶（杜冷丁），长期使用会成瘾，主要用于晚期癌症患者；第四类是解痉止痛药，如阿托品，主要用于胃肠道的痉挛性疼痛；第五类是抗焦虑止痛药，比如地西泮（安定），它除了是一种安眠药，还可以缓解精神焦虑引发的头痛。

在使用这些止痛药之前，应该注意以下事项：当身体出现疼痛症状时，先不要随意使用止痛药，首先需要明确病因，针对病情用药。使用止痛药时需要按照药品说明书使用，不要随意增加剂量或者降低剂量，儿童和老人要在医生指导下选择止痛药用量。使用止痛药3天后，疼痛依然持续，要去医院就诊。

世界卫生组织将疼痛分为4级：0级为无疼痛；1级为轻度疼痛，可以忍受，睡眠不受影响；2级为中度疼痛，疼痛明显，不能忍受，此时需要使用镇痛药；3级为重度疼痛，疼痛剧烈，不能忍受，睡眠严重受干扰，也需要使用止痛药。

使用止痛药的基本原则有4个：一是根据疼痛程度选择镇痛药物；二是以口服药为主；三要按时服药，根据药理特性，有规律地按时服药；四是个体化用药，应根据具体患者和疗效给药。

临床上癌痛患者常根据三阶梯止痛法选择止痛药。

第一阶段：适用于轻度疼痛患者，选用非阿片类、解热镇痛类药物，如阿司匹林、对乙酰氨基酚等。

第二阶梯：适用于中度疼痛患者，单用非阿片类镇痛药不能控制疼痛，应加用弱阿片类镇痛药提高镇痛效果，如可待因、曲马多等。

第三阶梯：适用于重度疼痛和剧烈疼痛患者，选用强阿片类止痛药，如吗啡、哌替啶、美沙酮等。

止痛药，用对了治病，用错了致命。合理使用止痛药才是关键。该用的时候在医生的指导下正确使用，不该用的时候绝不滥用。随意使用和拒绝使用都是不科学的。

【用药小贴士】轻度疼痛可以使用阿司匹林、对乙酰氨基酚等药物。

2.14 甲氨蝶呤是抗癌药还是抗类风湿性关节炎药

繁华的京城已经平静很久了，负责治安的开封府尹乐大人百无聊赖。

这一日，乐大人正在打盹，突然听到外面有人吵吵嚷嚷。不一会儿，手下衙役来报。

"乐大人！乐大人！外面来了两户人家，都说对方抢了自己的孩子，要大人断个究竟啊！"

"什么？光天化日，朗朗乾坤，还有这种事，快快升堂！"

大人一声令下，门外喧哗之人立刻被带到堂前。原来是城里的两大世家：抗癌家族和抗类风湿家族。两家人拉扯着一个孩子，纷纷指责对方抢了自家的孩子。孩子站在中间一脸惊恐，公堂之上一片混乱。

乐大人一拍惊堂木，场面这才安静下来。

"抗癌家族，你们选个代表先说，这孩子姓甚名谁，从何地而来，可有证据表明是你家孩子？"

一个紫脸大胡子站了出来，这位正是家族里大名鼎鼎的紫杉醇。它是从紫杉树中提取出来的成分，对于黑色素瘤、卵巢癌、乳腺癌等都有较好的治疗效果。

紫杉醇扯着嗓子喊道："大人，这孩子名叫甲氨蝶呤，是一种抗肿瘤药，能够抑制肿瘤细胞的生长和繁殖，从小就生活在我府上，是我们抗癌家族的孩子啊！"

"你胡说，这是我家的孩子，以前那是不知道，现在知道了真相，我们一定要让它认祖归宗。"旁边的抗类风湿家族的一位老者义正词严地抗议起来。

没有命令就敢抢话，乐大人正要发脾气，但见了这人也无话可说。这位老者可是天下闻名，他叫阿司匹林，是当年帮助先皇打下江山的三位功臣之一，他的话天子也要敬三分啊！

人类药物史有三大经典药物——阿司匹林、安定、青霉素，他就是其中之一。

"阿司匹林老人家，你说这孩子是你们家族的，可有什么证据吗？"乐大人和颜悦色地询问。

"甲氨蝶呤这个孩子，早就是治疗类风湿性关节炎的一线用药，我走南闯北这么多年，它在很多国家和地区都被广泛应用。"

"你胡说，这孩子的族谱（药品说明书）上写的明明是用于急性白血病、乳腺癌、肺癌、头颈部肿瘤等的治疗，哪一项写了治疗类风湿性关节炎？"

紫杉醇气得吹胡子瞪眼，脸色越发紫了。

阿司匹林毫不客气地反击："你拿那个老掉牙的族谱给我看啥？1999 年甲氨蝶呤就被日本批准用于治疗类风湿性关节炎，美国食品药品监督管理局也已经批准甲氨蝶呤用于重度类风湿性关节炎的治疗。它具有免疫抑制和抗炎的作用，肯定属于我们抗类风湿性关节炎家族啊！"

两边一言不合，似乎又要吵起来，开封府尹乐大人赶紧让手下把两家人分开。是时候显示本大人的才能了！乐大人清了清嗓子，开始断案。

"这个甲氨蝶呤，长期以来一直用于抗癌，但是它的确可以用来治疗类风湿性关节炎。在中华医学会编著的《临床诊疗指南·风湿病分册》当中，专家推荐甲氨蝶呤作为治疗类风湿性关节炎的首选药物，也作为联合用药的基本药物，有改善和延缓病情进展的作用。"

眼看抗类风湿家族面露喜色，乐大人话锋一转。

"不过呢，虽然国外已经广泛使用，国内专家也有推荐，但是如果药品说明书中没有把治疗类风湿性关节炎列入适应证，它治疗类风湿性关节炎就属于超药品说明书使用。这种情况用药需要谨慎，过程需要严格评估，医院还要承担可能出现的用药风险。"

那它到底应该算谁家的孩子呢？两家人都有些疑惑了。

"我有一个好办法，这孩子一直住在抗癌家族府上，我建议继续交给抗癌家族来抚养。如果需要治疗类风湿，再送到类风湿家族，我看你家有不少孩子跟甲氨蝶呤年纪相仿，一起玩要定能加强疗效。"

听了这番话，两家人纷纷点头，表示同意。眼看局面已经缓和，乐大人又特别叮嘱了几句。

"甲氨蝶呤如果用于治疗类风湿性关节炎，需要每周服药并且只服用一次药，每次服药的时间固定。一般甲氨蝶呤每片剂量为 2.5 mg，大多数成年人使用的时候从 7.5 mg 开始，最多不超过 10 mg，也就是说每次 3 片或者 4 片都可以。在某些特殊情况下，药物的剂量可增加到 20 mg。

另外，这个孩子的脾气大，经常会把人气得肝疼，所以服用者要定期检查肝功能。有时候，服用者还可能出现恶心和呕吐的反应，这种情况可以通过调整用药剂量来缓解。甲氨蝶呤可以导致叶酸缺乏，所以，使用甲氨蝶呤期间需要让叶酸跟他一起玩，做他的好朋友。

还有一件特别重要的事情，甲氨蝶呤会导致胎儿先天畸形，所以一旦使用就需要采取避孕措施，停药 3 个月内都不能怀孕。"

听了乐大人的判决，两家人握手言和，甲氨蝶呤脸上终于露出了灿烂的笑容。

望着众人相拥而去，乐大人的脸上也露出了一丝微笑。热闹的京城，究竟隐藏着多少秘密呢？

【用药小贴士】甲氨蝶呤既可以用于类风湿性关节炎，也可以用于肿瘤的治疗，但毒性大，慎用。

2.15　利巴韦林不能用于感冒的治疗

冬季到咸阳去看雨，也许会遇见你。

每年的冬季，流感这厮，差不多也该来报到了！

关于流感，真的是很无奈啊！各种难受不说，传染性还强。

发病初期，患者通常会出现高烧症状，继而浑身酸痛，食欲减退这种情况往往持续六七日甚至更长的时间，才能得以痊愈。

儿童由于免疫系统发育不够完善，又因在上学期间交叉传染，所以流感发病率尤其高。

家长表示，一到冬天，几乎每天都可以看到班级群里有人因流感请假，有时甚至连老师也病倒了。

看到孩子得病痛苦的样子，焦虑的家长比自己得了病还着急，慌忙给孩子"试药"，孩子俨然成了实验室的小白鼠。

众所周知，流感是由流感病毒引起的。于是家长们开始寻觅具有抗病毒作用的药物，很快利巴韦林就进入了他们的视线，因为它还有个大家耳熟能详的名字"病毒唑"，就这样利巴韦林阴差阳错地成了流感克星。

抗病毒的药什么病毒都能治吗？大错特错了！

说起利巴韦林，可以算得上是中国人民的老朋友了。

以前在感冒、嗓子疼、咽峡炎的治疗用药中，总能见到利巴韦林的身影，但这属于用药错误，那么它到底是什么来头呢？

利巴韦林属于核苷类抗病毒药物，该药 1970 年由国外制药公司合成，对许多病毒有抑制作用，我国滥用该药的情况极为普遍。

我们来看看利巴韦林在国外能干吗？美国食品药品监督管理局批准的利巴韦林适应证有以下几种：可以与干扰素联合使用，用于治疗丙型肝炎（简称丙肝），不能单独用于丙肝的治疗；可用于某些病毒性出血热的治疗；也用于重症急性呼吸综合征的治疗，但是该药并不适用于流感的治疗。

美国的利巴韦林只有胶囊、薄膜包衣片和气雾剂这几种剂型，用药方法是口服或吸入。

口服药用于 3 岁以上人群慢性丙肝、流行性出血热的治疗；雾化剂用于呼吸道合胞病毒引起的婴幼儿严重下呼吸道感染的治疗。利巴韦林的药品说明书没有提到利巴韦林可以治疗流感或者预防流感。

之所以把利巴韦林的适应证规定得这么窄，一方面是它治疗其他疾病的机理并不明确，另一方面是该药存在严重不良反应。利巴韦林主要的不良反应是溶血性贫血，使用该药前及用药 2 周后，患者应该检查血红蛋白。利巴韦林还能够导致胎儿畸形，所以孕妇和打算怀孕的人禁止使用。孕妇和打算怀孕的人不仅不能口服利巴韦林，对于雾化的利巴韦林也要避免接触，做好防护措施。利巴韦林在体内的代谢非常缓慢，停药 4 周后尚不能完全清除。有专家建议妇女怀孕前和怀孕后 6 个月都不要接触利巴韦林。

利巴韦林对于流感无效，它对于普通感冒有效吗？

2013 年《中国儿童普通感冒规范诊治专家共识》中也明确指出："不需要给普通感冒的患儿使用利巴韦林、金刚烷胺（或含有这些成分的复方感冒药），这些药并不能缩短感冒病程，还容易增加副作用风险。"所以家长们要特别注意了，孩子无论得了普通感冒还是流感，吃利巴韦林都不管用。

对于流感病毒，推荐使用神经氨酸酶抑制剂和血凝素抑制剂。神经氨酸酶抑制剂的作用机理是阻止病毒由被感染细胞释放和入侵邻近细胞，减少病毒在体内的复制，对甲、乙型流感均具活性。家长可以在医生的指导下，选择奥司他韦（图 2-7）、扎那米韦、帕拉米韦进行治疗。其中奥司他韦有胶囊和颗粒两种剂型，扎那米韦是吸入粉雾剂，帕拉米韦采用静脉滴注的方式给药。血凝素抑制剂代表药为阿比多尔，可用于成人甲、乙型流感的治疗。

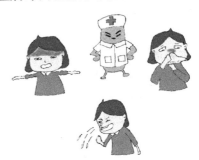

图 2-7　奥司他韦

不过该药临床应用数据有限，需要密切观察疗效和不良反应。

在流感的轻症阶段，也可以运用中医理论进行辨证论治。风热犯肺可采用连花清瘟胶囊、清开灵颗粒等中成药，热毒袭肺可采用小儿肺热咳喘颗粒、小儿咳喘灵颗粒等药物。

接种流感疫苗是预防流感最有效的手段，可以显著降低接种者罹患流感和发生严重并发症的风险。推荐 60 岁以上老年人、6 月龄至 5 岁儿童、孕妇、6 月龄以下儿童家庭成员和看护人员、慢性病患者和医务人员等人群每年接种流感疫苗。

【用药小贴士】利巴韦林不能治疗流感，孕妇禁用该药。

2.16 真有让人千杯不醉的"解酒药"吗

"乐哥哥，夜里难以入睡，用什么可以麻醉，我的头好晕，有一点空白……"

"说人话！"

"昨晚喝大了好难受，快给我推荐一款解酒药吧！"

"解酒药是个什么鬼，我怎么没听说过？"

"就是广告上经常播放的可以保肝护肝、解酒解乏、让人第二天舒服一点的产品啊！"

"宝哥，你又被广告忽悠了，想要知道有没有解酒药，我们首先需要了解一下酒精进入人体之后的代谢过程。一般来说，酒精（乙醇）进入人体之后有三条代谢途径，分别是肝脏代谢、皮肤代谢和呼吸代谢途径，其中最主要的代谢途径是肝脏代谢途径。肝脏主要通过两种酶（乙醇脱氢酶和乙醛脱氢酶）来代谢酒精。乙醇脱氢酶将乙醇代谢成乙醛，然后乙醛脱氢酶开始工作，将乙醛转化成乙酸，后者最终分解成二氧化碳和水。"

"乙醇我知道，乙醛是什么呢？"

"乙醛对肝脏有很大损害作用，容易引起肝细胞变性、坏死，最终导致肝硬化。"

"太可怕了，看来喝酒伤肝这话真是很有道理啊！除了肝脏代谢外，你说还有皮肤代谢，是不是喝酒脸红就是皮肤在代谢酒精呢？"

"脸红不是在代谢，是乙醛让体内毛细血管扩张导致的，有些人喝酒之后会立刻面红耳赤，迟迟不能消退，其实是体内缺乏乙醛脱氢酶的表现，通俗来说就是肝脏解酒能力比较差。"

"哈哈，我们领导常说最能喝的有三种人：扎小辫的、红脸蛋的、揣药片的。我一直以为喝酒脸红的人天生酒量大呢！"

"喝酒脸红的人不但不能喝，喝了酒对身体的损害反而更严重呢！"

"每次喝酒之后我总感觉口渴，这是什么缘故呢？"

"酒精进入体内，刺激肾脏排尿，导致体内水分流失；酒精让人血管扩张，导致体内水分蒸发加快。这些都会让人觉得口渴。"

"那有没有药物能让酒精在体内代谢得快一些呢？"

"目前还没有药物可以加快这两种酶的产生速度，也没有药物能够降低体内乙醛的浓度，所以也就不存在真正的解酒药了。"

"我看有些喝得烂醉的人，会送到医院去打吊针，他们打针用的什么药？不是解酒药吗？"

"那是为了缓解这些人的醉酒状态，通过静脉输入葡萄糖或者生理盐水。这样可以加快体液的代谢，也能预防呕吐、大量出汗造成的脱水（图 2-8）。医生还会在严重醉酒者所输的液体中加入纳洛酮，这个药物可以解除呼吸抑制，发挥催醒的作用，但这些都不是解酒药，只能算一些酒后的辅助用药吧！"

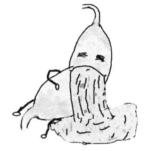

图 2-8　喝酒伤身

"既然酒精对肝脏的损害这么大，我提前吃些保肝的药是不是好一些？"

"保肝药物的效果还有待临床验证。"

"市面上有很多宣称能够解酒的药物，它们是什么成分呢？"

"很多所谓的解酒药，主要含一些维生素、氨基酸之类的成分。还有一些含有葛根、枸杞等中药成分的解酒药，主要用来缓解轻微醉酒后身体不适的症状，对于进入血液循环的酒精并没有促进代谢和排泄的功效。这些产品用量过大还会加重肝脏负担，让本来就很疲惫的肝脏继续辛苦工作，得不偿失啊！"

"既然吃药不管用，那我喝酒的时候多喝点浓茶应该有效果吧？喝茶可以利尿，多上几次厕所不就把酒精排出体外了？"

"喝茶的确会加速排尿，但是喝酒之后只有约 2% 的酒精会随着尿液、汗液排出体外，剩余的 90% 以上的酒精还是在肝脏代谢。虽然排尿量增加了，但大部分的酒精并没有排出去。短时间内大量饮水会增加肾脏的负担，茶叶中的鞣质还会增加胃肠道的负担，所以我不建议通过喝浓茶来解酒。"

"这也不行，那也没用，那我该怎么办啊？"

"最好的办法当然是不喝酒了！喝酒伤肝还伤胃，对身体一点好处都没有。"

"哎！人在江湖，身不由己啊！我们这些做销售的哪有几个不喝酒呢？客户跟我干杯，我总不能端一杯枸杞茶吧！"

"那就退而求其次，学一点保护身体的小技巧。比如喝酒前喝点酸奶，它能在胃中形成保护膜，减弱酒精对胃部的刺激；吃点番茄或者香蕉之类的水果，一方面补充体内的维生素，另一方面补充体内的矿物质，防止饮酒之后出汗过多和小便过多导致的体内电解质紊乱，水果当中的多元酚成分，还能提高体内酶的活性，加速酒精代谢。当然，这些也只能缓解喝酒造成的身体不适，无法降低体内的酒精浓度，酒精对肝脏造成的损害还是存在的。"

"我看电视剧里的特工吃了小药丸，立刻变得千杯不醉，还以为真有解酒药呢！原来都是虚构的。真是'何以解忧，唯有杜康。何以解酒，啥也没有'。"

"厉害厉害，都学会出口成章了，看来喝酒唯一的好处就是让人诗兴大发了。不过你的才华很难让你成为第二个李白，以后还是少喝点吧！那些劝你喝酒的不是真朋友，看你喝多心里难受的，才是真朋友啊！"

【用药小贴士】喝酒伤身，喝多少都有害。

2.17　揭秘医院"网红制剂"

"乐哥哥，你有没有同学、朋友、师兄、师弟在协和医院上班？帮我个忙吧！"

"怎么了小婷，你有亲戚要去那边看病吗？武汉协和、北京协和、福建协和，你说的是哪家协和？"

"不是看病，最近网上卖的超火的那个乳液说是协和生产的，很难买到，我想托那边的熟人帮忙买一些。"

"你说的是北京协和医院产的'硅E乳'吧？冬季北方地区很

多人皮肤冻裂干燥，可以用它来滋养皮肤。不过市面上还有很多相似产品啊！干吗非买医院产的呢？"

"医院生产的肯定更好嘛！我在网上看到一份名单，里面收录了好多医院生产的'网红药'，据说效果很神奇，我都想买来试一试，要不你好人做到底……"

"看来你对医院生产的药物制剂（简称制剂）有些误解，今天我就来给你科普一下这方面的知识吧！

医院制剂的正式名称叫作医疗机构制剂，是指医疗机构根据本单位临床需要经批准而配制、自用的固定处方制剂。医院生产制剂有着非常悠久的历史，古时候的太医院就能生产药物制剂。"

"那是必须的啊！那时候没有药厂，自己动手才能丰衣足食嘛！"

"到了近代，我国制药工业落后，无法满足公众的需求，很多医院就建立了制剂室，为临床治疗提供药品。医院生产的药品种类多，弥补了市场供应的不足，满足了临床需求。在 20 世纪 80 年代，医院制剂的发展达到高峰，每家省级医院都生产百种以上的制剂，大部分是外用制剂。"

"医院生产制剂利国利民，真是业界良心啊！"

"在特定的历史条件下，医院生产制剂为我国医药卫生事业的发展做出了贡献，但是医院生产制剂也有它的短板，受生产者技术水平和设备的影响，包装简单，产品质量不稳定，还存在安全隐患。比如 1998 年深圳一家医院配制的消毒药水出现质量问题，导致 100 多名产妇感染；2019 年江西某医院的'三伏贴'也导致 90 多名儿童出现不同程度的皮肤瘙痒、灼痛感等不良反应症状。"

"看来医院制剂也不是绝对安全啊！"

"为了保证医院制剂的质量，国家在 1989 年颁布了《中国医院制剂规范》，对药物剂型和种类进行了规范，之后的一系列法律、法规对医院制剂做了明确规定，通过实施医疗机构制剂许可证制度，取缔了大量不合格的制剂室，规范了医院制剂的审批和生产。2000 年，国家药品监督管理局颁布了《医疗机构制剂配制质量管理规范》，对生产房屋、设备、人员都作出明确要求，由于升级硬件需要投入巨资，不少医院的院内制剂无法达到国家标准，从此就消失了。"

"现在医院生产制剂需要什么条件呢？"

"至少要符合三个条件：第一，必须配备经过资格认定的药学技术人员；第二，要有医疗机构制剂许可证；第三，必须生产临床需要而市场上没有供应的品种。符合这几条，经过药品监督管理部门批准后才能生产。"

"为什么市场上有的品种医院就不能生产了？"

"医院制剂产量小，用量小，制剂成本比较高，使用市面已有的产品能够避免资源的浪费。"

"为什么医院生产的制剂大多数在市面上都见不到呢？"

"这有两个原因：一个是医院生产的某些制剂市场需求量小，有效期短，工序复杂，企业不愿意生产；还有一个原因是医院制剂按照国家规定只能在医院内部销售，不得面向市场销售或者变相销售，必须有本院医生的处方才能购买，所以我们就很难在市面上见到了。"

"这真是物以稀为贵啊！越是得不到，大家越想要。"

"很多消费者都受这种消费心理的影响。医院制剂本身就让人觉得比较神秘，另外它没有中间销售环节，价格受国家管控，不能随意涨价，因此给人一种物美价廉的感觉，再加上有知名医院这个光环来做'担保'，很多人就认为医院制剂更好，甚至不少人不远万里专程去医院购买。"

"你说医院制剂不能对外销售，那为什么网上有不少人在销售医院制剂？"

"有些医院会成立专门的化妆品公司，或者委托公司生产一些口碑较好的护肤品，这种产品不属于医院制剂，属于化妆品，是可以对外销售的。

如果网上真有医院制剂销售，也不会是医院自己对外销售的，应该是一些人在医院拿着处方购买后再转手卖出去，售价比医院里贵了好几倍，这也导致很多医院对院内制剂采取限购措施。有些不法商家发现了其中的商机，专门生产假冒医院制剂产品，基于这些风险，我不建议大家在网上购买医药制剂。"

"医院制剂的配方是不是对外保密呢？我总觉得这种神秘配方肯定会有神奇的效果！"

"你这是情怀所致，就像很多人喜欢买手工制作的东西，而不愿意买工厂生产的东西一样。有些医院制剂，尤其是中药制剂，是根据一些医院老中医的经验方、协定处方制成的，有质量控制标准，但只能局限在医院使用。这种情况不是配方保密造成的，而是因病施治的结果。实际上，有些上市药品也来源于医院制剂，像丹参滴丸和三九胃泰这些药最早都来自医院制剂。"

"听你这么一说，我觉得医院制剂没那么神秘了。"

"是啊，医院制剂也是制剂，它既有历史的渊源，也有现实的需求，不应该被过分神化。"

【用药小贴士】医院制剂并不神秘，大家不要跟风抢购，应该按需选择，合理用药。

2.18 "上火"是个民间说法

大多数人对"上火"这个词并不陌生，无论是口舌生疮，还是牙龈肿痛，又或者是大便干结等身体不适都可以用这个病因来解释。尽管这个词似乎与中医关系密切，但"上火"并不是一个真正意义上的中医术语，中医学中也没有任何疾病以"上火"来命名，它属于民间约定俗成的说法。

中医认为"热自外受，火自内生"，五脏失调、七情过激即可生火，将火分为"实火"与"虚火"两大类。

"实火"多因热邪内侵或者喜食辛辣所致，脏腑功能失调也可能导致实火，表现为面红目赤、口苦燥渴、牙龈出血、舌红苔黄。实火作用于不同脏腑，又可以分为心火、肺火、肝火、胃火等。

虚火多因饮食不节、劳倦过度、久病不愈、情志内伤所致，又可以分为气虚、血虚、阴虚、阳虚四种，表现各不相同。

中医治疗各类"火"引发的病症，讲究辨证论治，例如"心火旺"可用导赤丹，"肺火旺"可用羚羊清肺丸，"肝火旺"可用龙胆泻肝丸，"胃火旺"可用牛黄清胃丸，并不是只用一个牛黄解毒片就能解决所有上火问题。

中药当中有一类药物称为"清热药"，它们具有清热、泻火、凉血、解毒之功效。我对歌曲《凉凉》进行了改编，创作出中药版的《凉凉》，博诸君一笑，你能看出其中包含了哪些药名吗？

凉凉（中药版）

入夜渐微凉

痢疾还生毒疮

你在寻觅处方

消除所有症状

清热药，自难相忘

药药真清凉

但久服损阴阳

化燥湿祛虚热

还泻火明目清肝入血藏

药性寒凉

玄地凉血解毒养阴润肠

苦参尤擅祛风止痒

栀子解毒消肿止痛强

凉血利湿还退黄

紫花地丁红藤一枝花黄

芍药芦根清肺芬芳

白花蛇草千里难了

连翘清心

白薇退热凉血兼备

还有几分，白茅的根

（歌词包含玄参、生地、苦参、栀子、紫花地丁、红藤、一枝黄花、芍药、芦根、白花蛇草、千里光、连翘、白薇、白茅根十四味清热药）

2.19　牛黄解毒片不能随意服用

牛黄解毒片是一种老百姓非常熟悉的传统中药复方制剂，主要用于清热解毒，适用于火热内盛、咽喉肿痛、牙龈肿痛、口舌生疮、目赤肿痛等症状。

因为物美价廉、疗效可靠，牛黄解毒片成为很多家庭的常备药品。日常生活中，很多人只要遇到疑似上火的情况，便会立刻想到这个"神药"。一些患有便秘、痤疮、咽喉炎或者牙周疾病的患者，为了缓解症状，更是把这个药当成必需品，长期大量服用，最终导致皮疹、呼吸困难、牙龈出血、丘疹等问题，更严重者出现肝功能损害甚至药物中毒。

引发这些问题的原因，与患者的体质差异、长期大量服用药品及中西药配伍不当等因素均有一定的关系。牛黄解毒片的生产厂家各不相同，产品质量也略有不同，不过它的主要成分都是相似的。牛黄解毒片一般由牛黄、雄黄、桔梗、甘草、大黄、冰片、石膏、

黄芩 8 味药材组成（图 2-9）。牛黄有清热解毒、化痰定惊的功效；石膏有解热的功效；大黄有清热泻火、凉血解毒、逐瘀通经的功效；黄芩具有清热燥湿的功效；桔梗可宣肺、利咽、祛痰；冰片常用于目赤肿痛、喉痹口疮的治疗；甘草可用于痈疽疮疡、咽喉肿痛等的治疗；雄黄用于痈肿疔疮、惊痫等症的治疗。这 8 味药材当中，雄黄的毒性比较强。

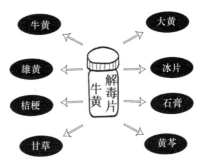

图 2-9　牛黄解毒片

雄黄是四硫化四砷的俗称，加热到一定程度，可以变成三氧化二砷，也就是我们很熟悉的砒霜，引起慢性砷中毒。部分砷盐会对我们的神经系统、造血系统、泌尿系统等造成损害，中毒者有毛发脱落、皮肤变黑等表现，严重者出现肝、肾功能衰竭。一旦发现有砷中毒迹象，使用者需要立刻停药，并使用二巯基丙醇治疗。

除了雄黄之外，牛黄解毒片中含有的大黄、冰片、石膏、黄芩等成分药性寒凉，大量服用会伤害脾胃。一些人长期服用该药，停药后出现咽喉肿痛加剧、大便秘结等问题，则可能产生了药物依赖。

在病因明确的情况下，普通人可用牛黄解毒片短期缓解症状。

中医上讲究"中病即止"的原则，意思是一旦药物起效了就要停止使用药物。牛黄解毒片服用时间一般不应超过3天，切忌过量或长期服用，服药3天后症状无改善或加重者，应立即停药并到医院就诊。孕妇和新生儿禁用牛黄解毒片。

在服用牛黄解毒片期间，需忌烟酒及辛辣、油腻食物。这个药是处方药，应在医师或药师指导下使用。一些强心苷类、氨基糖苷类、异烟肼等药物与牛黄解毒片存在配伍禁忌，不能同时服用。

由此可见，即使牛黄解毒片这样看似安全的中成药，如果服用不当，也会造成严重后果。合理用药，对于中药、西药都是适用的。

【用药小贴士】牛黄解毒片可以短期使用，不能长期过量服用。

2.20　正确区分藿香正气液和藿香正气水

"宝哥，好久不见，你今天穿得够清凉啊！"

"最近天气这么热，要不是取快递，我才懒得出门呢！以前老说全球变暖，没想到这么快咱们就感受到了。"

"天气预报上说再过两天还会更热，看来今年的空调厂家要赚大钱了。"

"何止是空调厂家，我路过小区门口的药店，看见海报上写着'藿香正气液到货，欲购从速'，估计今年药店也要大赚一笔。"

"我也刚从那边过来，我怎么记得它写的是藿香正气水啊！"

"藿香正气液和藿香正气水难道不是一种药物吗？"

"当然不一样，这两个药搞错了不但药不对症，还可能惹出酒驾这类麻烦事呢？"

"酒驾？这吃药跟酒驾怎么能扯上关系呢？"

"我来给你说说这里面的门道吧！藿香正气液和藿香正气水，都源自宋代经典古籍《太平惠民和剂局方》中的藿香正气散，它包含苍术、厚朴（姜制）、茯苓、生半夏、广藿香油、陈皮、白芷、大腹皮、甘草浸膏、紫苏叶油10种成分，《中国药典》收载了这两种药。

霍香正气类药物是中成药当中剂型比较多的组方，除了这两个外，还有藿香正气软胶囊、藿香正气滴丸、藿香正气丸、藿香正气合剂、加味藿香正气软胶囊等好几种呢！

藿香正气液和藿香正气水的名字很像，但是制备工艺并不相同。它俩最大的区别是藿香正气水中含有乙醇，藿香正气液不含乙醇。藿香正气液味辛，略微有点甜，而藿香正气水味辛、苦。"

"看来我以前喝的都是藿香正气水了，那个苦味简直就是我前半生的真实写照。为什么两个药一个含乙醇一个不含乙醇呢？"

"这主要由制备工艺决定，这些药物当中的有效成分，有些溶于水，有些溶于乙醇，所以分别用两种溶剂提取。藿香正气水生产的最后一道工序是调节乙醇含量，其成药中含有乙醇。而藿香正气口服液虽然在制备中也用到了乙醇，不过最后将乙醇回收了，所以成药当中没有乙醇。"

"幸亏你提醒我了，要不然我喝完藿香正气水再开车，遇到交警叔叔抽检，一定会被当成'酒驾'司机抓走。"

"是啊！很多人不知道一些药品当中含有酒精，吃完药之后又去开车，结果阴差阳错成了'酒驾'司机，所以大家喝液体制剂和各种饮料的时候千万记得看一下配料表，看看里面有没有乙醇。"

"我记住了，酒水酒水，名字带水的里面有酒。我记得头孢类、甲硝唑之类的药物吃完之后不能喝酒，喝了藿香正气水之后，是不是也不能吃这些药了？"

"藿香正气水的规格一般是每只 10 mL，它的乙醇含量为 40%～50%，每次喝一支相当于喝了 5 mL 的乙醇，这个量不算多，不用过分担心。如果恰好要服用头孢类药物，建议间隔一两个小时之后再服用。藿香正气水药性比较猛，儿童、年老体弱者服用时需要注意。藿香正气液药性比较温和，适合这些特殊人群服用。"

"像我这样优秀的男人一定也是特殊人群了，待会儿我也买点藿香正气液，不但安全还能预防中暑。"

"那你帮我买一点，这个药能止吐。"

"咦？你为啥要吐呢？"

"大概是被'自恋狂'恶心到了。虽然民间认为这两个药能解暑，但严格来说，藿香正气水和藿香正气口服液都没有预防、治疗中暑的作用。它们的功效是解表化湿，理气和中，主要用于外感风寒、内伤湿滞引起的感冒的治疗，另外对于伴随头痛、呕吐等症状的肠胃型感冒也有效。通俗地说，就是吃冷饮吃坏肚子，不小心受凉感冒了可以使用这两个药。"

"我要是防暑的话，有什么药物推荐呢？"

"想要预防中暑，还是要多喝水、注意补充盐分和矿物质，多在阴凉处活动，如果要选择药物祛暑的话，可以试试'十滴水'。"

"怎么听起来像个饮料的名字？"

"'十滴水'是正宗的中成药，它可是很有名的祛暑剂。十滴水处方来源于《集成良方三百种》，最早的配方包括扁豆、丁香、厚朴、香薷、花椒、云茯苓、藿梗、辣椒、猪苓、苍术、干姜、泽泻、白芷、陈皮、腹皮、干烧酒，将所有药物配制好之后，服药时每次服 10 滴，所以命名为'十滴水'。"

"听得我都饿了！我这就去药店买点'十滴水'！不过每次还要数着滴 10 滴，有点麻烦啊！"

"现代工艺制备的'十滴水'，早不需要再服用 10 滴了，每次用药 2～5 mL 就可以了，注意它的成分也是含有酒精的，所以……"

"我知道，吃药不开车，开车不吃药！"

【用药小贴士】藿香正气液不含酒精，藿香正气水里含有酒精。

第 3 章　抗生素与维生素

3.1　抗生素可不是消炎药

在日常生活中，我们经常会遇到这样的情景。

嗓子疼扁桃体发炎，买点消炎药吧！来一盒"头孢"。

不小心割破了手，抹点消炎药防止感染吧！来一盒红霉素软膏。

医生给我开点消炎药吧！阿莫西林和氨苄西林哪个好一些？

我们熟悉的阿莫西林、红霉素都属于抗生素。在很多人看来，消炎药就等于抗生素。那么事实是这样吗？

并不是。消炎药和抗菌药是两个完全不同的概念。

在解释这两个概念之前，我们先来了解一下炎症。炎症是机体遭受有害刺激后产生一系列复杂反应的病理过程。机体最明显的表现就是红、肿、热、痛。引发炎症的原因很多，比如细菌感染、病毒感染，另外强酸、强碱、射线等外界刺激也会引发炎症。

对这些炎症，抗生素都管用吗？

抗生素是生物在其生命活动过程中所产生的能在低微浓度下有选择性地抑制或影响其他生物功能的化学物质的总称。通俗地说，它就是具有抑制或者杀灭细菌作用的物质，一般把抗生素和人工合成抗菌药（磺胺类、咪唑类等）统称为抗菌药物，其中具有杀灭病原菌作用的就是杀菌剂，仅能抑制病原菌的生长繁殖，而无杀灭作用的叫作抑菌剂。

抗生素主要通过三种方法消灭细菌：破坏细菌细胞壁和细胞膜，抑制细菌蛋白质的合成，阻碍细菌核酸的合成。

由此可见抗生素仅适用于由细菌和部分其他微生物引起的炎症，其他原因引起的炎症还需要对因治疗。

可能有人会问，我也搞不清是什么原因引起的，先吃点抗生素预防一下感染总没错吧？这也是不对的。

临床上对抗生素用于感染预防的要求是非常严格的。比如严重烧伤后，在植皮前可用抗生素消除创面的溶血性链球菌感染，或者在一些重大手术前后使用它。不太严重的皮外伤，用碘伏消毒就可以预防感染，较深的伤口则需要去医院处理，并注射破伤风疫苗。

长期以来，大家总认为疾病是由炎症引起的，消炎就能治病，而抗生素可以消炎，再加上过去对抗生素销售的管控并不严格，很容易买到阿莫西林、头孢氨苄这样的抗生素产品，很多家庭都有抗生素滥用的情况，也导致很多人将抗生素和消炎药画等号。

盲目地使用抗生素治疗非细菌感染引起的炎症，不但不能预防感染，还可能造成细菌的耐药，甚至出现超级细菌。当身体真正由于细菌感染出现炎症的时候，再使用抗生素治疗，就无法起到治疗效果了。

当然，也不能因为抗生素可能出现耐药性就因噎废食，不敢使用它了。细菌感染不及时治疗，可能发展为败血症甚至脓毒血症，有可能会危及生命。如果符合用药标准，应该在医生指导下合理使用抗生素。

使用抗菌药物的时候，一般首选窄谱抗菌药物，但对于重症感染的患者，优先使用广谱、强效的抗菌药治疗，在使用 48 小时之后，当病情得到有效控制，再根据检测结果使用抗菌谱较窄的抗生素，避免细菌产生耐药性。

药店里那么多药，到底哪些药属于抗生素呢？其实我们可以从药品的名字中一探究竟，最有名的是 β 内酰胺类抗生素，因为其药物结构中都有 β 内酰胺而得名，它包括青霉素类和头孢菌素类。

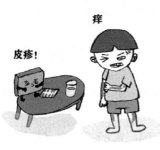

图 3-1 氨苄西林

青霉素类抗生素，名字中一般都有"西林"两个字。比如常见的口服青霉素类抗生素有阿莫西林、氨苄西林（图 3-1）等。

头孢菌素类名字中一般有"头孢"两个字，比如头孢克洛、头孢丙烯、头孢拉定、头孢氨苄等。

它们的作用原理类似，都是通过

抑制细菌的细胞壁黏肽合成酶，阻碍细菌细胞壁合成，使细菌细胞壁缺损以达到杀菌效果的。在这一类药物中，最早发现的青霉素被誉为人类药物史上三大经典药物之一，在人类历史上曾经挽救了大量生命。

细菌是一种非常狡猾的微生物，在这类抗生素的使用过程中，一些细菌发生突变，体内产生了β内酰胺酶，能够破坏药物的结构，使药物失去活性，这些细菌便产生了耐药性。当具有耐药性的细菌队伍逐渐强大起来，慢慢变成了身体内的优势菌后，我们原先使用的β内酰胺类抗生素就没有作用了，这种情况该怎么办呢？

不要担心，β内酰胺类抗生素并不是孤军奋战，它还有很多好帮手呢！我再给你介绍其他一些抗生素。

大环内酯类抗生素名字中一般带"霉素"两个字，比如红霉素、罗红霉素、阿奇霉素、克拉霉素等。

氨基糖苷类抗生素，名字中一般有"霉素"或者"星"字，比如链霉素、庆大霉素、卡那霉素、妥布霉素、阿米卡星、依替米星等。需要注意的是，这类药物具有较强的耳毒性和肾毒性，会导致儿童不可逆的耳聋和肾功能衰竭，6岁以下儿童禁用，6岁以上儿童慎用。这些药物也可以通过胎盘进入体内导致胎儿先天性耳聋，所以孕妇要禁用，哺乳期妇女也应该避免使用。

四环素类抗生素名字中一般有"环素"两个字，比如四环素、多西环素、米诺环素等。四环素类抗生素能和体内的钙离子络合，儿童使用四环素类抗生素后牙齿里的钙与药物结合，牙齿就会变得凹凸不平，成为"四环素牙"，不但影响美观，还影响牙齿的坚固度，所以8岁以下儿童禁用此类药物，孕妇禁用此类药物。

喹诺酮类抗菌药名字中一般有"沙星"两个字，比如诺氟沙星、氧氟沙星（图3-2）、环丙沙星等，很多人腹泻的时候喜欢服用这类药。这类药物可使软骨关节受损，出现关节肿

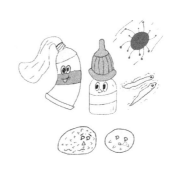

图 3-2　氧氟沙星

胀、疼痛，影响儿童骨骼生长，所以妊娠及哺乳期妇女、18 岁以下青少年、儿童避免使用此类药物。运动员及老年人也要慎用。

硝基咪唑类抗菌药名字当中一般都有"硝唑"两字，比如甲硝唑、替硝唑、奥硝唑等，这类药也是很多人牙痛时的首选，当然这种选择也是有些问题的，后面的章节我们会专门介绍。

除了这些常见的抗生素外，还有一些杀菌效果比较猛的抗生素。比如首个糖肽类抗菌药物万古霉素，具有三重杀菌机制，堪称抗生素里的"灭霸"，曾经十几年没有出现耐药菌，可惜 1988 年出现了首例万古霉素耐药菌，于是科学家们又开始研究新的抗生素了。

人类和细菌就这样你来我往，为了生存而不断斗争着。

抗生素不是消炎药。医学上并没有消炎药这一专有名词。那真正意义上发挥抗炎作用的药是什么呢？

在临床上，有两类药物被称为抗炎药。它们能够抑制炎症因子，使炎症缓解。

第一类抗炎药是非甾体类抗炎药，它们的主要功能是解热镇痛，同时也能发挥抗炎的效果。比如我们很熟悉的阿司匹林、布洛芬、塞来昔布等。这些药物可以用来治疗发热、缓解疼痛，也用于类风湿性关节炎等病症的治疗。这类药物的主要不良反应是容易导致出血，对胃肠道有刺激性。

另外一类抗炎药是甾体激素类抗炎药，我们习惯上称它们为糖皮质激素，比如氢化可的松、地塞米松（图 3-3）、泼尼松等。在它们的名字中，我们会发现有"松""龙"这样的字眼。这类药物是临床上使用最为广泛而且有效的抗炎药和免疫抑制剂，具有抗炎、抗病毒、抗过敏、抗休克、退热等作用。大家都知道激素类药物的不良反应很多，长期使用会导致代谢紊乱，引起肥胖、高血压、高血糖、骨质疏松、免疫力低下，甚至会抑制儿童生长发育。

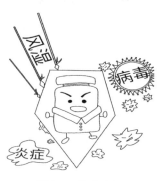

图 3-3　地塞米松

这两大类药物才是根正苗红的抗炎

药，它们都有自己的适用范围，不能滥用。尤其是激素类抗炎药，只是抑制炎症，并不能从病因上解决问题，患者用药缓解症状后，千万不要以为疾病已经被治愈，还需要找出引发炎症的原因以消除炎症。

这下你知道抗生素和消炎药的区别了吗？

【用药小贴士】抗生素不是消炎药，使用时要遵医嘱。

3.2　抗生素并非越新越好

根据研发时间不同，同一类抗生素可分为多代药物。例如头孢类药物已经从第一代发展到第五代（表 3-1），药物的抗菌作用逐渐增强，不良反应逐渐减弱。

表 3-1　头孢类抗生素常见代表药

上市顺序	部分代表药
第一代头孢菌素	头孢唑啉、头孢羟氨苄、头孢拉定
第二代头孢菌素	头孢克洛、头孢呋辛、头孢丙烯、头孢尼西、头孢美唑
第三代头孢菌素	头孢克肟、头孢曲松、头孢他啶、头孢哌酮
第四代头孢菌素	头孢吡肟、头孢匹罗
第五代头孢菌素	头孢洛林酯、头孢吡普

有人认为抗生素越新，价格越贵，效果越好，开药的时候也希望医生能为自己开最新的抗生素，其实这种想法是错误的。医师在开具抗菌药物时，需要综合考虑感染的致病菌、病情的轻重、各类抗菌药的特点、耐药性等因素，选用的抗生素不一定是最新的。例如肝功能不正常的患者要避免使用氯霉素、利福平、红霉素酯化物等对肝功能有损害的抗生素，可以选择主要通过肾脏代谢的抗生素，它不会对肝脏造成负担，例如 β 内酰胺类抗生素。

对头孢类抗生素过敏者禁用头孢类药物，如头孢克肟（图 3-4）。

多数抗生素均应该针对特定病原体、特定感染部位或者特定人群使用。如果一开始就使用最新的抗生素，一旦出现耐药菌，就会面临无药可用的风险。我们不能简单地用价格判断哪一类抗生素最

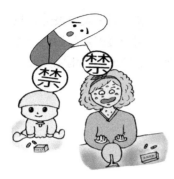

好，也不能说新抗生素就比旧抗生素好，最适合患者病情的抗生素才是最好的抗生素。

【用药小贴士】最新的抗生素应留到最适合的时候使用，不要滥用抗生素。

图 3-4　头孢克肟

3.3　正确使用阿奇霉素

"乐哥哥，我们幼儿园里有个孩子最近一直在咳嗽，检查之后说是支原体感染，什么是支原体啊？"

"支原体感染是一种儿童常见病。支原体是一种没有细胞壁的微生物，因为形成分支形状，所以被称为支原体。它个头比细菌小，但比病毒大，主要引起泌尿系统和呼吸系统疾病。支原体主要通过飞沫传播，具有一定的传染性。儿童患病后具有一定的潜伏期，之后表现为疲乏、食欲不振和咳嗽。咳嗽初期为干咳，然后转为顽固性剧烈咳嗽，夜间咳嗽明显。严重的话，可能诱发支原体肺炎，甚至引起其他器官病变。儿童患病期间要多休息，积极治疗，吃一些营养丰富且容易消化的食物。"

"孩子家人在给他吃阿奇霉素，不知道管不管用，我记得平时细菌感染都吃头孢之类的药物啊！"

"这个药还是对症的，支原体不是细菌，也不是病毒，平时常见的头孢类抗生素，主要用于各类球菌和杆菌的感染，对支原体无效。能发挥抗支原体作用的药物是大环内酯类药物（红霉素、阿奇霉素等）和喹诺酮类（左氧氟沙星、莫西沙星等）药物。如果支原体感染引起了继发性细菌感染，才可以针对性地进行抗菌药物治疗。"

"喹诺酮类和大环内酯类哪种更适合儿童使用呢？"

"治疗成人的支原体感染，推荐使用喹诺酮类药物。这类药物对于软骨发育有影响，儿童正处于生长发育的关键时期，所以不推荐被支原体感染的儿童使用这类药物，大环内酯类药物就成为儿童首选药。大环内酯类药物中的红霉素对胃肠道有刺激性，孩子服用可能会恶心、呕吐，影响疗效，所以通常选用阿奇霉素（图 3-5）。

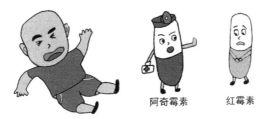

阿奇霉素　　　红霉素

图 3-5　儿童更适合使用阿奇霉素

阿奇霉素（图 3-6）对肺炎支原体的作用很强，对革兰氏阴性菌的抗菌活性大于红霉素，副作用比较小，过敏发生率也比较低，是目前主流的儿童支原体感染用药。阿奇霉素还可以治疗中耳炎和非多重耐药淋球菌所致的单纯性生殖器感染。"

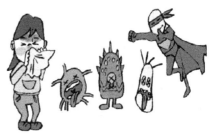

图 3-6　阿奇霉素

"这个阿奇霉素该怎么吃呢？"

"阿奇霉素的用法比较特别，有两种服药方法：一种叫'吃三停四'；一种叫'吃五停四'。"

"怎么感觉跟打麻将一样又吃牌又停牌的？为什么要吃吃停停呢？"

"因为这个药物在体内代谢的时间很长，吃完药几天后，体内残留的药物依然可以持续发挥作用，所以停上几天，既能让体内残留的药物发挥药效，又能避免药物在体内积累过多产生不良反应。"

"这两种服药方法具体是什么意思啊？"

"'吃三停四'（表 3-2）的意思是第一个疗程连吃 3 天，然后停药 4 天，没有彻底治愈的话再进行第二个疗程的治疗。该方法服药量如表 3-2 所示。

表3-2　阿奇霉素"吃三停四"服药方式

服药人群	服药量	天数
成人	0.5 g/d	第1天
	0.5 g/d	第2天
	0.5 g/d	第3天
	停药	第4~7天
儿童	10 mg/kg 体重，1 日最大用量不超过 0.5 g	第1天
	10 mg/kg 体重，1 日最大用量不超过 0.5 g	第2天
	10 mg/kg 体重，1 日最大用量不超过 0.5 g	第3天
	停药	第4~7天

　　"'吃五停四'的意思是第1个疗程连吃5天，然后停4天，如果没有治愈再进行第2个疗程的治疗。该方法的用药量如表3-3所示。"

表3-3　阿奇霉素"吃五停四"服药方式

服药人群	服药量	天数
成人	0.5 g/d	第1天
	0.25 g/d	第2天
	0.25 g/d	第3天
	0.25 g/d	第4天
	0.25 g/d	第5天
	停药	第6~9天
儿童	10 mg/kg 体重，1 日最大用量不超过 0.5 g	第1天
	5 mg/kg 体重，1 日最大用量不超过 0.25 g	第2天
	5 mg/kg 体重，1 日最大用量不超过 0.25 g	第3天

续表

服药人群	服药量	天数
	5 mg/kg 体重，1 日最大用量不超过 0.25 g	第 4 天
儿童	5 mg/kg 体重，1 日最大用量不超过 0.25 g	第 5 天
	停药	第 6～9 天

"我发现了一个规律，不管是'吃三停四'还是'吃五停四'，两种服药方法服用的总药量是相同的。"

"真聪明，所以这两种方法疗效也差不多。第一种服药方法比较好记，一般医生都会推荐这一种。"

"那这个药物应该饭前吃还是饭后吃呢？"

"这个要看具体的剂型和药品说明书要求了，通常儿童使用的阿奇霉素干混悬剂和片剂可以与食物同服，如果是胶囊，则需要在餐前 1 小时或者餐后 2 小时服用。阿奇霉素在使用的时候要注意配伍禁忌，比如它与降脂药辛伐他汀合用，容易引起肝坏死，与平喘药氨茶碱合用可能导致氨茶碱中毒。哺乳期女性在服药期间及停药后的 7 天应该暂停哺乳，避免对婴儿产生影响。"

"阿奇霉素还真是一种特立独行的药呢！一般药物都只有一种使用方法，它居然有两种。"

"何止两种啊！它用于其他疾病的时候还有别的用法，比如治疗中耳炎的时候又是另外一套用法，这里面门道多着呢！药物世界就是这么神奇。"

【用药小贴士】阿奇霉素吃 3 天要停 4 天或者吃 5 天停 4 天，之后根据病情开始第二个疗程。

3.4　什么是抗生素的"首剂加倍"

在介绍阿奇霉素服药方法的时候，有一种叫"吃五停四"的用药方案，大家可能注意到，第一天的服药量是之后 4 天中的每一天的服药量的 2 倍，这种情况我们称为"首剂加倍"。

"首剂加倍"表示第一次吃药的时候，用药量加倍，之后每次吃药再恢复正常剂量。为什么第一次药量要加倍？不怕药物过量吗？

药物吃下去之后，在体内需要达到一定的浓度才能发挥药效，这个浓度就叫血药浓度；要想持续发挥药效，就需要将体内血药浓度控制在一个稳定的浓度范围，这个浓度被称为稳态血药浓度。有些药物从第一次吃药到形成稳态血药浓度所需的时间较长，口服之后反复给药 3～4 次，才能达到稳定的起效浓度。

如果我们在首次吃药的时候将剂量增加 1 倍，之后再使用维持剂量，就能让药物更快地发挥效果。比如炎症发生的时候，我们希望抗菌药在细菌繁殖初期就把它们消灭，不给细菌繁殖留下太多时间。这就需要让药物浓度快速达到杀菌浓度。此时采用"首剂加倍"的方式，可以使药物快速起效，还能抑制细菌耐药性的发生。目前采用"首剂加倍"方式的药物主要是一些抗菌药、微生态制剂和抗疟药。

当然并非所有药物都需要如此，临床上大多数药物采取正常给药方式，都能获得满意的药物浓度与疗效，随意加大剂量反而容易加重不良反应，甚至出现药物中毒，特别是一些中成药，超过一定剂量就会出现毒性，因此中成药也不适合采用"首剂加倍"的方式。

对于儿童、老年人，以及肝、肾功能不正常的人群，药物在他们体内代谢比较缓慢，达到稳态血药浓度所需要的时间也更长，随意加量服药又可能导致药物中毒，一旦遇到"首剂加倍"的情况，务必提前咨询药师或者医师。

【用药小贴士】首剂加倍能够让某些药物在体内更快达到稳定的浓度，更好地发挥药效。

3.5　这些抗生素是如何被发现的

抗生素是现代医学的标志性成果，挽救了无数人的生命。

【青霉素】

英国科学家弗莱明一直从事细菌相关的研究工作。1928 年的夏天，他外出度假，将葡萄球菌培养基放在实验室架子上，当他度完假返回实验室，发现一个培养基上污染了某种真菌，而它周围的葡萄球菌被杀灭了。之后他在干净的培养基上接种这种真菌，并将它的代谢物命名为青霉素，但因为纯度太低，没有达到药用要求，所以无法大范围应用。1938 年，牛津大学的钱恩和弗洛里继续对青霉素进行研究，并将研究成果发表在《柳叶刀》杂志上。弗莱明看到这篇文章，与两人联系，然后一起研究青霉素，最终将它开发成药物，三人也因此获得诺贝尔生理学或医学奖。

【头孢菌素】

"二战"结束后，意大利多个城市暴发了伤寒，但是在卡利亚里的一个地区，那里虽然卫生条件很差，人们却很少生病。卡利亚里大学的医学教授布罗楚发现这里的居民经常在一条河里游泳，并且生吃河里的鱼，他怀疑河中存在一种抗菌物质。他利用琼脂培养基培养河水，得到了一种头孢霉菌，他发现该菌可以有效抵抗伤寒杆菌。布罗楚将纯化后的制剂送往弗洛里的实验室，弗洛里组织牛津大学的科学家联合开展研究，最终发现了头孢类化合物并鉴定了它的结构。1964 年第一个头孢类药物头孢噻吩由礼来公司上市推广。

【链霉素】

1938 年，罗格斯大学微生物学教授瓦克斯曼在默沙东制药公司支持下，研究能否从土壤微生物中分离抗菌物质。瓦克斯曼研究小组首先发现了放线菌素，后来又陆续发现了 20 多种新型抗生素，其中最著名的是链霉素（图 3-7），这是当时唯一能够治疗肺结核的药物。1952 年，瓦克斯曼因发现链霉素而荣获诺贝尔生理学或医学奖。

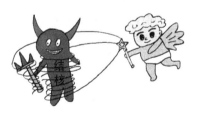

图 3-7　链霉素

【红霉素】

1949 年，菲律宾科学家阿吉拉尔给礼来公司邮寄了一份土壤样品，礼来公司研究团队在样品中发现并分离出红霉素。该药物于 1952 年上市。红霉素属于大环内酯类抗生素，结构非常复杂。经过不懈努力，诺贝尔奖获得者伍德沃德带领他的团队完成了该药的人工合成。

3.6 一个都不能少——维生素的作用

维生素是维持人体生命活动所必需的一类物质。它通常不能在人体合成，只能由外界食物提供。按照溶解性不同，维生素可分为脂溶性维生素和水溶性维生素。脂溶性维生素主要包括维生素 A、维生素 D、维生素 E、维生素 K，水溶性维生素包括 B 族维生素、维生素 C 等。下面我为大家简单介绍一下常见维生素的生理功能。

维生素 A 又被称为视黄醇，动物性食物来源的维生素 A 有维生素 A_1、维生素 A_2 两种，植物来源的 β 胡萝卜素及其他胡萝卜素可在人体内合成维生素 A，其中 β 胡萝卜素的转换效率最高。维生素 A 能够合成视觉细胞中的感光物质，可以维持上皮组织结构的完整，促进上皮组织的生长和分化，可以治疗功能失调性子宫出血。

维生素 B 是 B 族维生素的总称，其中的维生素 B_2 又被称为核黄素。它们可以调节新陈代谢，维护皮肤健康，增进免疫系统和神经系统的功能，促进细胞生长和分裂，预防贫血发生。

维生素 C 大家非常熟悉，可以防治坏血病，可治疗克山病，还可治疗各种贫血，具有抗氧化的功效。它也广泛应用于食品、化妆品领域。

维生素 D 能促进小肠对钙的吸收，其代谢活性物质可促进肾小管对钙和磷的重吸收，提高人体血浆里钙和磷的浓度，可用于防治老年性骨质疏松症、佝偻病及骨软化症，还可用于老年骨折、甲状旁腺功能减退症的辅助治疗。

维生素 E 对动物的生殖和发育有明显的影响，又被称为生育酚。它可以增强男子精子活力及女性卵巢机能，可用于心脑血管疾病、先兆流产、习惯性流产、不育症的辅助治疗。

【用药小贴士】"维 C"（维生素 C 简称）和铁搭档，"维 D"（维生素 D 简称）和钙搭档，身体更健康。

3.7　缺乏维生素的身体表现

人体对维生素的需求量很小，但是一旦缺乏容易引发各种疾病（表 3-4）。

表 3-4　维生素缺乏容易引发的病症

药品名称	维生素缺乏容易引发的病症
维生素 A	夜盲症、角膜干燥、皮肤干燥
维生素 B_1	神经炎、脚气病、食欲不振
维生素 B_2	口腔溃疡、皮炎、口角炎
维生素 B_3	糙皮病
维生素 B_{12}	巨幼细胞性贫血
维生素 C	坏血病
维生素 D	儿童佝偻病、成人骨质疏松
维生素 E	不育、肌肉萎缩

【用药小贴士】维生素缺乏容易引发各种疾病。

3.8　正确补充各类维生素

维生素是人和动物为维持正常的生理功能而必须从食物中获得的一类微量有机物质，它在人体生长、代谢、发育过程中发挥重要作用。维生素缺乏可能导致多种疾病，那么我们该如何补充维生素呢？

在我们日常生活中，有很多富含维生素的食物，通过合理膳食即可满足人体所需。食物供应不足时，人们容易缺乏维生素；身体疾病、药物原因导致维生素吸收不足时，人们容易缺乏维生素；一些特殊人群（如孕妇、哺乳期妇女、儿童等）也可能会缺乏维生素，这时人们需要通过各类维生素制剂来补充维生素。

根据《中国居民膳食指南》（2016 年版），我们为大家列举一些维生素含量高的食物，供大家日常补充维生素时参考。

富含维生素 A 的食物：一部分来源于动物性食物，例如羊肝、牛肝、鸡肝、蛋黄；一部分来源于富含胡萝卜素的蔬菜水果，例如枸杞子、豆瓣菜、西兰花、沙棘等。

富含维生素 B_1 的食物：谷类、豆类及干果类、动物内脏、瘦肉、禽蛋中含量较高，例如葵花籽仁、花生仁、芝麻籽（黑）、猪肝、羊肝、黑豆、挂面、毛豆等。

富含维生素 B_2 的食物：大红菇、香杏丁蘑、羊肚蘑、猪肝、羊肾等。

富含维生素 C 的食物：主要是新鲜蔬菜与水果，例如刺梨、酸枣、沙棘、苜蓿、萝卜芽、芥蓝、番石榴、豌豆苗、猕猴桃等。

富含维生素 D 的食物：深海鱼类、香菇、牛奶、蛋黄等，阳光可以帮助人体合成维生素 D。

【用药小贴士】药补不如食补。

3.9　了解维生素的剂量单位

很多朋友在购买维生素时，会发现它的剂量单位有好几种。有些标注的是 mg，有些是 μg，使用最多的是 IU，这些单位都是什么意思呢？为什么维生素和其他药物的剂量单位不太一样呢？下面我就来给大家介绍一下这些符号的含义。

先解释一下这些符号的含义：mg 与 μg 都是质量单位，mg 代表毫克，μg 代表微克。IU（International Unit）是国际单位的缩写，它是国际通用的表示维生素、抗生素等物质的剂量单位，可以直接读作国际单位。

为什么维生素用量不直接用毫克来表示呢？

因为在各种维生素化学成分未弄清楚之前，科学家无法用化学或物理方法直接测定维生素的量，所以只能通过生物实验检验它活性的高低，即所谓"效价"，用它进行定量。科学家把具有一定生物效能的最小效价定为一个单位，即 IU。

每种维生素的国际单位可以换算成相应的质量单位。1 IU 的维生素 A 等于 0.344 μg 维生素 A 乙酸酯；1 IU 维生素 C 等于 50 μg

抗坏血酸；1 IU 维生素 D 等于 0.025 μg 的维生素 D；1 IU 维生素 E
等于 1 mg 的 DL-α- 生育酚乙酸酯。但是不同维生素之间是不能换
算的。

3.10　维生素并非"多多益善"

"小琴，你在看什么书呢？"

"我在看《史记·淮阴侯列传》，这里面有个'多多益善'的典
故，你知道它表示什么意思吗？"

"当然知道了，刘邦称帝后，封韩信为楚王。有一次，他召韩
信进宫闲聊，他要韩信评论一下朝中各位将领的才能，结果这些人
完全没被韩信放在眼里。刘邦问韩信自己最多能带多少兵呢？韩信
说大概十万。刘邦又问韩信能带多少兵呢？韩信说多多益善，意思
是越多越好！"

"韩信这个人实在太嚣张，难怪最后被刘邦干掉了！他还当自
己是维生素呢？越多越好啊！"

"看来我不但要给你普及一下历史知识，还要给你普及一下药
学知识。首先韩信不是被刘邦干掉的，是被刘邦的妻子吕后杀害
的。另外，维生素也不是多多益善的药物啊！"

"维生素那么重要，你居然说它不好！"

"维生素当然很重要，缺乏它会导致各种疾病，但是如果过量，
也会导致各种问题，我给你说说维生素的作用和过量服用维生素的
危害吧！维生素一旦过量，身体很'生气'，后果很严重，过量服
用维生素可能引发表 3-5 所列的病症。"

表 3-5　过量服用维生素可能引发的病症

药品名称	过量服用维生素可能引发的病症
维生素 A	骨脆性增加、骨关节疼痛、恶心、呕吐、肝脾肿大、黄疸
维生素 B_1	头晕眼花、腹泻、心律失常，孕妇过量服用会造成产后出血
维生素 B_2	肾小管堵塞，出现排尿障碍
维生素 B_3	皮肤潮红、发热、心慌、呕吐

续表

药品名称	过量服用维生素可能引发的病症
维生素 B_6	孕妇服用大量维生素 B_6 可致新生儿产生维生素 B_6 依赖综合征
维生素 B_{12}	出现哮喘、荨麻疹、湿疹等过敏反应，也可发生心前区疼痛
维生素 C	出现恶心、呕吐、腹泻，还会酸化尿液，导致肾结石，突然减少用量还易诱发坏血病
维生素 D	出现头痛、厌食、恶心、多尿、高热甚至昏迷，还会出现高钙血症和肾功能衰竭
维生素 E	高血压和糖尿病患者过量使用可能引起血栓

"太可怕了，我一直以为维生素是安全的，每天都要吃不少复合维生素片呢！"

"我们的饮食足够补充日常所需的维生素了，除非是某些特殊人群，有挑食的习惯或者某些疾病，一般不建议额外补充维生素。记住，维生素并非多多益善，而是过犹不及。"

【用药小贴士】维生素缺了不行，吃太多也对身体有害。

3.11 能用复合维生素代替水果吗

从"蒜你狠"到"豆你玩"再到"姜你军"，每隔几年，我们就会听到某些农产品涨价的消息，风水轮流转，这几年轮到水果了。

水果涨价的消息严重刺激了大家脆弱的心。过去论斤买的日常消费品，现在变成了论个买的"奢侈品"。网上有人甚至将"车厘子自由"视为"土豪"标配了。水果不像其他农副产品，可选可不选，这可是每日必备，集香甜可口、美容养颜于一身的"宝贝"啊！

大伙离不开各种水果的原因，除了好吃以外，还有一个很重要的原因，它可以补充人们日常所需的膳食纤维和各种维生素。维生素那可是维持人体正常生理机能的小分子化合物啊！这东西少一点都会影响生活质量，比如缺乏维生素 A，可能导致人晚上看不清东西，万一遇到"黑山老妖"怎么办？缺乏维生素 C，可能导致牙龈出血，万一遇到"吸血鬼"怎么办？

既然水果舍不得买，维生素又不能缺，那我们干脆去药店里买一些复合维生素代替吧！这些药品价格便宜量又足，能补充每日所需的维生素 A、维生素 B、维生素 C、维生素 D、维生素 E、维生素 F、维生素 G。哎呀，这简直太机智了！

先等一下，真的可以用复合维生素片代替水果吗（图 3-8）？

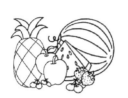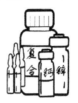

图 3-8　水果与复合维生素片

答案是不能。原因主要有四点。敲一下黑板，这里是重点，考试要考的。

第一，食用水果不仅可以补充维生素，还可以补充其他化学物质，比如皂苷、多酚、类胡萝卜素等，这些物质对健康多有益处，具有抗氧化、调节免疫功能、降低胆固醇等作用。复合维生素当中并没有这些物质，所以功效无法与水果媲美。

第二，水果当中除了有丰富的营养物质外，还有比较多的膳食纤维素。纤维素相对密度小，体积大，在胃中短时间内不容易被消化，让人产生饱腹感，可减少热量的摄取，有助于减肥。另外，水果纤维还可以刺激肠道的蠕动，具有润肠通便、预防便秘的功效。水果家族中富含纤维素的成员包括山楂、苹果等，这些功效都是复合维生素不能比的。

第三，一般情况下，我们在吃水果的时候需要咀嚼。这当然不是一句废话，要不怎么会有"囫囵吞枣"这个成语。在咀嚼的过程中，我们口腔的肌肉、牙齿、牙床都得到了锻炼，一部分牙缝中的污垢也被清除，口腔功能得以改善。复合维生素片直接吞服，不需要咀嚼，口腔就得不到锻炼机会了。

第四，水果中所含的是天然维生素，它并非单独发挥作用，而是与其他维生素联合发挥作用，每一种水果的组成比例各不相同。而复合维生素里面的各类维生素属于化学合成，各成分之间的比例固定，很难满足不同人群的需求，长期吃还会出现维生素过量。前面我们说过维生素缺乏对人体有危害，过量也同样对身体不好啊！

看起来似乎复合维生素这也不好那也不好，完全不能替代水果，那么它还有存在的必要吗？

当然有了。

尽管我们大多数人每日维生素需求量并不大，可以从日常膳食中得到充分补充。但对于一些特殊人群，比如儿童、孕产妇、偏食者、挑食者、吸收功能存在障碍的人，还是需要适当补充复合维生素的。不同的人群有不同的维生素需求，这要看你属于哪类人群了！

那么问题又来了，既然复合维生素不能完全替代水果，现在水果又这么贵，到底怎么做才能做到营养均衡，"好吃不贵"呢？

答案很简单：多吃蔬菜。

【用药小贴士】蔬菜、水果中的维生素不是复合维生素片可以代替的。

3.12 维生素 AD 是鱼肝油，不是鱼油

"蓉儿，你怎么一脸不开心啊！谁又惹你生气了！"

"哎！买东西被坑了。朋友圈有个海外代购在推销深海鱼油，说可以预防心脑血管疾病。我给老爸买了两瓶，花了好几百呢！结果刚才到药店一看，鱼肝油居然才卖十几块钱！"

"你先别着急，我刚听你说代购的是鱼油，你去药店看的是鱼肝油，这两个不是一种东西啊！"

"难道鱼油不是鱼肝油的简称吗？"

"当然不是了，蜗牛不是牛，熊猫不是猫，鱼肝油也不是鱼油，我来给你科普一下相关知识吧！鱼肝油是从鲨鱼或者鳕鱼等鱼类的肝脏中提炼出来的脂肪。"

"你这么一说我就联想到鹅肝了！欧洲人把它和鱼子酱、松露誉为三大珍馐。去年我去法国旅游，在塞纳河边有一家米其林餐厅，那里面的鹅肝啊，那个味道……哎呀，你别走啊！我错了我错了，您继续说！"

　　"鱼肝油一般是黄色的，所含成分主要是维生素 A 和维生素 D。维生素 A 可以治疗夜盲症，维生素 D 可以治疗佝偻病，还可以促进钙的吸收。"

　　"搞了半天鱼肝油就是复合维生素啊！"

　　"还不完全一样。鱼肝油与复合维生素比较大的区别是二者所含的维生素种类和含量不同，需要根据个人实际需求来选择。复合维生素含有多种维生素，还包括一些矿物质。市面上销售的鱼肝油既有带药品批号的鱼肝油，也有带保健品批号的鱼肝油。带药品批号的鱼肝油里维生素 A 和维生素 D 的比例是固定的，一般含 1500 IU维生素 A 和 500 IU 维生素 D。成年人通过日常膳食一般可以补充足量的维生素 A，缺乏维生素 D 的现象比较普遍。如果身体不缺乏某个成分的话，随意吃容易导致药物过量，也是有害健康的，所以我建议单独补充维生素 A 或者维生素 D。有些人长期给孩子吃鱼肝油，这其实是错误的。婴幼儿每日维生素 D 的需求量是 400～800 IU，过多可能导致慢性中毒，出现四肢疼痛、食欲不振、颅内高压等后果。"

　　"哦，那我买的深海鱼油是什么成分呢？"

　　"鱼油是一种从多脂鱼类中提取的油脂，深海鱼油就是从深海中的鱼类体内提取出来的不饱和脂肪酸成分（如 ω3 脂肪酸）。ω3 脂肪酸主要含 EPA（二十碳五烯酸）和 DHA（二十二碳六烯酸）。因为寒冷地区的深海鱼体内这些成分含量比较高，所以选择它们提取鱼油。"

　　"DHA 这种东西我好像在哪里听说过，想起来了！听说好多奶粉里面添加了 DHA，据说宝宝吃了会更健康。"

　　"DHA 俗称'脑黄金'，是神经系统细胞生长所需的一种重要成分，在大脑皮层和视网膜中所含比例很大，对婴儿的智力和视力影响也很大，建议婴幼儿每日摄入 100 mg，孕妇和哺乳期女性每天摄入不少于 200 mg。一般来说，如果是母乳喂养的婴幼儿，不需要额外补充 DHA，而母乳不足或者没有母乳喂养的孩子，可以使用含 DHA 的配方奶粉补充 DHA，幼儿可以通过每周吃一两次鱼的食补方式来补充 DHA，孕妇也首选食物补充 DHA，每天食谱中增加 50～100 g 鱼类就可以补充足量的 DHA 了。如果食物无法补充

DHA，可以在医生的指导下选择鱼油等补充剂。"

"那像人家这种 20 多岁的小姐姐，还需要补充 DHA 吗？"

"有钱任性的话呢，补一点也行。"

"鱼油里面还有个 EPA 是干吗的？"

"EPA 俗称'血管清道夫'，它可以降低体内三酰甘油的水平。"

"这么说的话，鱼油能预防心脑血管疾病了？"

"鱼油有预防心脑血管疾病的作用，这一观点最早源于瑞典皇家科学院 20 世纪 70 年代的一份报告。科学家发现爱斯基摩人心脑血管疾病发病率比周边国家要低，他们经常食用深海鱼类，科学家认为爱斯基摩人心脑血管疾病发病率低可能与食用深海鱼油有关。但是近两年国外的一些研究表明鱼油并不能有效预防心脑血管疾病，所以对鱼油预防心脑血管疾病的功效还是有争议的。另外鱼油是保健品，不是药品，它的功效宣传受法律约束，一些商家宣传它具有很多神乎其神的治病功效，这属于夸大宣传。

服用鱼油还有三个需要注意的问题：第一是不同的深海鱼油中的 DHA 和 EPA 含量各不相同，需要区分；第二是这些年环境污染比较严重，一些深海鱼体内重金属超标，所以深海鱼油当中的重金属含量值得关注；第三是深海鱼油属于容易氧化的产品，空气、光照等都可能导致其氧化分解，不适合长期存放。"

"估计这么贵的东西我买回去老爸也舍不得吃，再说效果还不是很肯定，算了，还是买别的吧！你有什么好建议吗？"

"与其买鱼油，不如买点海鱼吃。一定要记住啊！心脑血管疾病的正确预防方式应该是合理膳食，均衡营养，适量运动，戒烟戒酒，而不是吃这些保健品。对于已经出现心脑血管疾病的患者，鱼油也是不能替代他汀类药物的。"

【用药小贴士】鱼油和鱼肝油不是一种东西，鱼肝油是维生素 AD 复合制剂，鱼油含多种不饱和脂肪酸成分。

3.13　维生素 C 能治疗感冒吗

在我们日常生活中，经常会听到各种各样的生活谣言，比如

"千滚水"会造成亚硝酸盐中毒，孕妇不能接种流感疫苗，饥饿可以饿死肿瘤、延缓衰老等，其实你仔细思考一下就会觉得其中有诈，比如"千滚水"这个说法，平时大家吃火锅、熬中药都要把水反复煮沸，也没有听说这水有毒不能用，怎么单独烧一壶开水就变得有毒了呢？

不过有些谣言听起来似乎有些道理，还披着一层科学的外衣，很有迷惑性。服用维生素 C 可以预防、治疗感冒，就属于流传很广的伪科学。在民间传说中，维生素 C 不但能够养颜、美白、抗氧化，还可以提高人体免疫力、预防流感、治疗感冒、抵抗各式各样的病毒。记得当年"非典"肆虐的时候，很多药店的维生素 C 卖到脱销，它真有这么神奇吗？

在讲维生素 C（又名抗坏血酸）的功效之前，我们先给大家介绍一下它的发现过程吧！

维生素 C 的发现是一段传奇的故事。几百年前，那时候坏血病被视为不治之症，患者死亡率很高。坏血病主要发生在船员、海军官兵、海盗等长期在海上生活的人群当中。患者患病初期的表现为四肢无力、烦躁不安、皮肤红肿，之后脸部肿胀、牙龈出血、牙齿脱落，最后出现严重腹泻、呼吸困难，最终患者因器官衰竭而死。

这种病最早由希波克拉底描述，尽管有人尝试通过多吃水果、蔬菜等方法来预防坏血病的发生，但因为当时没有长期保存蔬菜、水果的技术，该方法并没有得到大范围的推广应用。18 世纪中叶，苏格兰海军军医林德发现此病与饮食有关，通过试验证明柠檬对坏血病有预防作用。他还提取了橘子汁作为治疗坏血病的药物，但因为自制的橘子汁在运输过程中被氧化失去药效，所以治疗效果甚微，也没有被大家重视。探险家库克在环球探险中，禁止船员用铜锅煮食物，并及时补充新鲜食品，结果没有一名船员患上坏血病，被小范围效仿。19 世纪末，负责英国海军医疗工作的布兰推广了林德的方法，要求海军船员必须吃新鲜的橘子和柠檬，英国海军终于摆脱了坏血病的困扰。之后研究人员不断尝试提取新鲜水果相关成分，但始终无法找到治疗坏血病的有效成分，只能将这种抗坏血病因子命名为"水溶性因子 C"。

直到 20 世纪 30 年代，匈牙利科学家圣捷尔吉和英国科学家霍

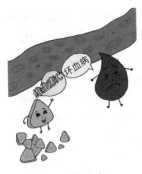

图 3-9 维生素 C

沃思分别研究了维生素 C（图 3-9）。圣捷尔吉因为发现了维生素 C 和延胡索酸的催化作用而获得 1937 年的诺贝尔生理学或医学奖，霍沃思也因为确定了维生素 C 的结构和合成方法而获得了同年的诺贝尔化学奖。

世界上第一个作为药品上市的维生素 C 由默克公司推出。今天维生素 C 已经广泛应用于药品和食品领域，全世界每年需求量超过 11 万吨。

在维生素的使用历史中，我们并没有看到它的抗病毒效果。

维生素 C 不能预防流感。流感是由流感病毒引起，流感病毒又分为甲型流感病毒、乙型流感病毒、丙型流感病毒三种类型，维生素 C 对其中的任何一种都无法产生预防和治疗作用。

那么，维生素 C 对普通感冒有预防或者治疗作用吗？很可惜，目前没有任何临床试验证明它对普通感冒有效。

最早提出大剂量服用维生素 C 可以治疗感冒的是莱纳斯·鲍林，这可是一位两次获得诺贝尔奖的“牛人”，他在 1970 年提出每天服用 3 g 或更多的维生素 C 可以防治感冒，真是把维生素 C 当饭吃啊！

不过这位莱纳斯·鲍林是位化学家不是医学家，之后不断有科学家通过严谨的研究证实大剂量维生素 C 并没有预防和治疗感冒的作用。美国食品药品监督管理局、美国医学会等权威部门均不建议通过补充维生素 C 预防和治疗感冒。可惜辟谣没有谣言跑得快，对维生素 C 的盲目崇拜已经从美国蔓延到了全世界。

看来隔行如隔山的道理真是国际通用啊！

有人可能会问，上次我感冒时明明就吃了维生素 C，过了没几天病就好了，这难道不是维生素的功劳吗？

其实普通感冒多由鼻病毒等原因引起，普通感冒属于自限性疾病。多休息，多饮水，过几天也就痊愈了，所以才有了那句老话“感冒了吃药七天好，不吃药一周好”。

有人可能会问：“上次我感冒了，医生明明给我开了‘维 C’

（维生素 C）片啊！他是不是个庸医？"

"这个'锅'医生可不背！"

"你回去仔细看看那个药全名是不是叫'维 C 银翘片'。它其实是一个治疗感冒的复方制剂，里面的成分除了含有维生素 C，还包含山银花、连翘、牛蒡子、芦根、甘草、马来酸氯苯那敏、对乙酰氨基酚等多种成分。这里面的中药具有清热解毒的功效，西药具有退热抗过敏的成分，发挥作用的并不是维生素 C。"

"有人又说了，你刚才不是说了感冒不用吃药吗？怎么还要吃药呢？"

"这个'有人'是谁？把他给我赶出去。"

感冒药的主要作用是为了缓解感冒时的并发症状，因为感冒通常伴有鼻塞、流鼻涕、打喷嚏、发热等身体不适，吃些感冒药会让这些症状得以缓解，让身体舒服一些。比如维 C 银翘片里的马来酸氯苯那敏可以抗过敏、缓解鼻塞；对乙酰氨基酚可以解热镇痛；金银花能够清热解毒；牛蒡子可以疏散风热，医生通过中西药合用的方式来治疗风热感冒。维生素 C 在其中的作用可有可无，而且维 C 银翘片现在也很少用来治疗感冒了。

那么维生素 C 真正的功效有哪些呢？

目前比较明确的是它参与体内的多种生化反应，可以促进胶原蛋白的形成，具有一定的抗氧化效果，临床上用于坏血病的预防和治疗，还有一定的解毒作用。例如铁中毒时服用维生素 C 可促进去铁胺对铁的螯合，加速铁的排出。虽然维生素 C 对多种疾病有很重要的临床价值，但是过量摄入对人体也有不少损害，可能诱发尿路结石和肾结石等疾病。

肾结石那简直比古代"十大酷刑"还要让人痛苦啊！

所以，维生素 C 虽好，也不能贪吃哦！

【用药小贴士】维生素 C 不能治感冒，也没有抗病毒的效果。

第 4 章 儿童合理用药

4.1 儿童的年龄标准到底是多少

儿童并没有一个特别统一的年龄标准。通常情况下，我们把出生 1 个月以内的孩子，称为新生儿；把 1 个月到 1 周岁的孩子，称为婴儿，这也是小儿发育最快速的时期；1 岁到 3 岁，被称为幼儿期；医学上一般认为儿童是指 14 周岁以内的孩子，所以 14 岁以下的孩子去医院看病一般挂儿科的号；我国法律规定 18 岁以前均为未成年人，所以儿童也可指 18 岁以下的任何人。我国大多数儿童医院或者儿科都可以接诊 18 岁以下的患者，在美国，这个标准更宽，甚至能到 21 岁，所以当你看到一个大学生去看儿科，千万不要觉得奇怪。

4.2 儿童用药有哪些特点

很多家庭都只生一个孩子，一个孩子常常是爷爷、奶奶、姥姥、姥爷、爸爸、妈妈六个大人轮番照顾，从小就养尊处优，一旦宝宝出现头疼、脑热、拉肚子的情况，大人们就慌了神，一会儿用这个药，一会儿换那个药。如果家里没有儿童用药，就找个大人吃的药，按照大人药量的一半给孩子服用，在他们看来，儿童就是缩小版的大人，只要减量服用就行了。

其实儿童并非大人的缩小版，他们的身体器官比较稚嫩，发育不够成熟，药物的吸收、代谢、排泄等过程与成人有明显的差别，用药的时候需要特别注意。如果儿童用药使用成人的剂量，就可能出现中毒现象。一些药物在大人身上只有轻微副作用，用在儿童身上可能产生特别严重的后果，有研究者统计过儿童药物不良反应的发生率，高达 12.9%，这个数据是大于成人的。像阿司匹林这样的药物，成人使用副作用比较少，儿童使用可能产生胃肠道严重副作用，甚至损伤胃肠道黏膜。

更为严重的是一些成人使用的药物，给儿童使用还可能出现严重后遗症。比如氨基糖苷类药物（链霉素、庆大霉素等）会损伤儿童的听力和肾脏，可能导致耳聋和肾脏损伤。很多人都看过春晚《千手观音》那个节目，大家被表演者精彩的舞姿所震撼，因为他们是聋哑人。其实这些舞者大多数不是先天性聋哑人，21 个演员当中有 18 人是因为幼年时期发热使用了氨基糖苷类药物所致。

四环素类药物会和儿童的骨骼结合，引起牙釉质发育不良和牙齿变色，也就是俗称的"四环素牙"；磺胺类药物和氯霉素还会导致新生儿溶血或灰婴综合征；大人常用的氟哌酸（诺氟沙星）属于喹诺酮类药物，更不能给儿童使用，它可能引起骨关节组织损伤，抑制骨骼生长，所以 18 岁以下的未成年人禁用喹诺酮类药物。

刚才提到服用氯霉素可能导致灰婴综合征，这是什么病呢？

灰婴综合征（图 4-1）是指一些新生儿、早产儿的肝、肾功能发育不完全，体内缺乏某种酶，对氯霉素等药物的解毒能力降低，排泄功能较差，患儿服用这类药物后，药物在体内蓄积导致中毒，最终出现呼吸抑制，皮肤呈现青紫色的情况，患儿就像一个灰色的婴儿，所以叫灰婴综合征。该

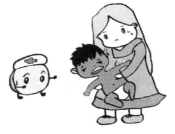

图 4-1　灰婴综合征

病的死亡率很高，儿童使用这些药品的时候要特别警惕，就算把用量剂量减少，对于儿童也不一定是安全的。

有些父母觉得药片太大，孩子吞咽困难，就把药品掰开给儿童服用，这样很容易破坏药物表面的包衣层，使药物提前被降解，药物无法充分发挥药效，还可能刺激儿童的胃肠道。3 岁以下婴幼儿吞咽片剂、胶囊等固体剂型存在一定困难，如果吞咽不慎，药片进入气管还会危及生命。对于儿童用药，最好选用液体剂型，比如糖浆剂、泡腾片等儿童易于接受的剂型。

一些父母去药店购买儿童专用的剂型时，会发现可供挑选的

品种很少，这是当前药品市场亟待解决的一个问题。据统计，我国市场上流通的3000多种药品中，儿童专用的剂型只有100多种。在全国4529家药品生产企业中，专门生产儿童用药的企业只有几十家。这和儿童药研发费用高、周期长、临床实验难度大、预期收益低等因素都有关系，国家加大了儿童用药研发政策支持力度，很多药企开始进入这个领域，未来适合儿童使用的专用药物会越来越多。

给儿童使用任何药品，都应该了解药品当中的有效成分，避免用药时出现重复用药的情况。对于曾经引起孩子过敏的药物，父母要记住里面的主要成分，避免孩子再次服用相同成分的药。不要用糖水、果汁等饮料喂药，以免降低药效。还有一点也要注意，一定要把药物放到儿童拿不到的地方，避免孩子误服。

家长们请谨记：儿童不是成人的"缩小版"，而是成人的"脆弱版"。

【用药小贴士】儿童不是成人的缩小版，儿童用药，严遵医嘱。

4.3 儿童用药的剂量换算

对于一些没有儿童剂型的药物，如果需要使用，该怎么掌握用药剂量呢？有些药品上写着"儿童酌减"，这句话到底是什么含义呢？酌减到底是减多少呢？

比较常见的计算方法是根据儿童的体重、体表面积或者年龄，把成人用量换算成儿童用量。当然前提是没有儿童专用剂型，药物也不属于儿童禁用的类型。下面为大家介绍两种常见计算方法：

（1）根据体重计算儿童用药量

有些药物标明每千克体重的给药量，可以按照体重计算儿童剂量，计算公式如下：

儿童剂量＝儿童体重（千克）×每千克体重每次的药物用量

在不方便测量体重，药品说明书又没有说明每千克体重每次的药物用量时，可以根据表4-1推测儿童体重。

表 4-1　不同年龄儿童体重计算方法

年龄	估算体重 /kg
1～6 个月	月龄数 ×0.6＋3
7～12 个月	月龄 ×0.5＋3
1 周岁以上	年龄 ×2＋7

例如 11 个月大的儿童，体重约为 $11 \times 0.5 + 3 = 8.5$（kg），推测出大致体重后，再按照这个公式计算剂量：

$$儿童剂量＝成人剂量 \times （儿童体重 /50）$$

这里的 50 是成人平均体重的含义。

（2）根据小儿体表面积计算儿童用药量

这种方法是科学性较强的一种方法，也适合成人给药剂量的计算。首先需要算出用药者的体表面积，计算公式如表 4-2 所示。

表 4-2　体表面积计算方法

体重	体表面积 /m²
30 kg（含）以下	（体重 ×0.035）＋0.1
例如：30 kg 儿童的体表面积＝30×0.035+0.1=1.15（m²）	
30 kg 以上	（体重－30）×0.02＋1.05
例如：40 kg 儿童的体表面积＝（40－30）×0.02+1.05=1.25（m²）	

算出体表面积后，再按照下列公式给药。

儿童用药剂量＝［成人剂量 × 小儿体表面积（m²）］/1.7（m²）

其中 $1.7\ m^2$ 为成人的平均体表面积。

要是觉得这些公式太复杂，可以下载一些用药 APP 直接来计算，避免人为计算产生的误差。最保险的方式是在儿童用药的时候，咨询医生和药师，选择合适的药品和用量。

【用药小贴士】儿童服药量可以根据年龄、体重、体表面积等多个因素进行计算。

4.4　儿童接种的第一类疫苗有哪些

每个孩子出生之后都要打疫苗，注射疫苗的过程被称为接种。

你知道疫苗的准确定义吗?

疫苗是指用病原微生物及其代谢产物,经人工减毒、灭活或者用基因工程等方法制成的,用于预防疾病的主动免疫制剂。比较常见的疫苗有减毒活疫苗、灭活疫苗等。

减毒活疫苗是指利用有免疫原性的减毒或无毒病原生物制成的一种疫苗。灭活疫苗是指用物理或化学方法杀死病原生物所制备的一种用于预防接种的生物制品。

疫苗在全球的广泛使用,使很多传染病得到了控制,避免了无数儿童残疾和死亡,人类的平均寿命大幅度提高。疫苗的价值不仅在于预防了某种疾病,更对家庭和社会产生长远、积极的影响。世界各国政府都将预防接种列为最优先的公共预防服务项目。我国将疫苗分为第一类疫苗和第二类疫苗。其中第一类疫苗有 14 种,由政府免费提供。第一类疫苗如表 4-3 所示,前 11 种为儿童免疫规划疫苗,后 3 种为重点人群接种疫苗。

表 4-3　一类疫苗类型

序号	疫苗种类	预防传染病种类
1	卡介苗	结核病
2	脊髓灰质炎疫苗	脊髓灰质炎
3	乙肝疫苗	乙型病毒性肝炎
4	百白破疫苗	百日咳、白喉、破伤风
5	白破疫苗（6 岁以上）	白喉、破伤风
6	麻风疫苗	麻风
7	麻腮风疫苗	麻疹、风疹、流行性腮腺炎
8	A 群流脑疫苗	流行性脑脊髓膜炎
9	A 群＋C 群流脑疫苗	流行性脑脊髓膜炎
10	乙脑疫苗	流行性乙型脑炎
11	甲肝疫苗	甲型病毒性肝炎
12	出血热疫苗	流行性出血热
13	炭疽疫苗	炭疽
14	钩体疫苗	钩端螺旋体病

第二类疫苗为自费疫苗，需要自己掏钱购买使用，包括水痘疫苗、轮状病毒疫苗、流感病毒裂解疫苗等。

【用药小贴士】第一类疫苗有 14 种，由政府免费提供；第二类疫苗为自费疫苗，建议根据儿童实际情况接种第二类疫苗。

4.5　为什么一定要给儿童打疫苗

接种疫苗最重要的作用是预防各类传染病。

外来的细菌、病毒进入人体后，人体的免疫系统会产生抗体，当这种病原微生物再次侵犯人体时，抗体就会发挥作用将它清除。疫苗的接种过程就是模拟病毒感染的过程，它诱导人体产生免疫反应，产生抗体，不过疫苗并不会让人生病，它的致病性已经消失了。

疫苗只能针对某种特定的疾病，不会让人体对其他疾病产生抵抗力，所以我们需要接种不同疫苗预防多种疾病。预防接种后，并不能马上起效，还需要经过一段时间，机体才能产生免疫力，这段时间被称为诱导期。通常来说，首次接种的诱导期比较长，需要 3 周左右才能产生免疫力。如果要预防传染病，建议在传染病流行前 1 个月左右进行预防，这样等疾病开始流行时，人体已经产生了抵抗力。

在疫苗家族当中，有一个大名鼎鼎的成员——流感疫苗，它虽然属于第二类疫苗，但是世界卫生组织推荐易感人群每年接种流感疫苗，这是预防流感的有效防护措施。一般接种流感疫苗 2~4 周即可出现抗体，抗体可以保护身体 6~8 个月。应避免空腹接种流感疫苗，接种完毕，应观察 30 分钟后再离开。

还有一个和流感疫苗名字很像的疫苗，叫作 b 型流感嗜血杆菌疫苗，它也属于第二类疫苗，但它和流感疫苗可不是同一种疫苗。b 型流感嗜血杆菌疫苗预防流感嗜血杆菌引起的脑膜炎、肺炎、败血症、脊髓炎等疾病。b 型流感嗜血杆菌疫苗一般接种对象为 2 个月~5 岁的儿童，因为这种病毒主要通过空气飞沫传播，这个年龄段的孩子身体抵抗力差，很容易被感染。

疫苗是人类最伟大的发明之一，但是依然有人因为各种原因抵制疫苗。1998年，一个名叫安德鲁的医生在英国权威医学刊物《柳叶刀》上发表了一篇文章，提出接种麻腮风联合减毒活疫苗可能引发自闭症。该文章发表后，不少人开始拒绝接种疫苗。几年后，世界卫生组织委托独立研究人员研究并证实了该疫苗和自闭症之间并无因果联系，《柳叶刀》杂志也以作者弄虚作假为由撤销了这篇论文并道歉，但是后果已经出现，美国部分居民拒绝给自己的孩子接种疫苗，也引发了25年来最严重的麻疹传染事件。

我国近年发生的疫苗安全事件也让很多家长忧心忡忡，部分人也产生了不给孩子打疫苗的想法。发生在美国的前车之鉴提醒我们千万不要因噎废食，忘记疫苗对疾病预防的重要作用，接种疫苗依然是性价比最高、安全性最好的公共卫生防控手段之一。

【用药小贴士】疫苗对儿童的保护作用远远大于可能出现的风险。

4.6　什么情况下不宜接种疫苗

接种疫苗也存在一些禁忌，当身体有以下状况时不宜接种：

（1）发热、处于某种急性传染病的发病期或者恢复期、处于某种慢性疾病的急性发作期，均应推迟疫苗接种。发热可能是传染病发病的前兆，接种后病情可能加重，也会影响疫苗接种效果，所以不建议接种，一般要等体温稳定后再接种。

（2）免疫功能不全，例如白血病、恶性肿瘤等，不建议接种。

（3）患有神经系统疾病，如癫痫、脑病等疾病，需要谨慎接种。

（4）部分重要脏器发生病变或者对某些疫苗过敏的人，不建议接种。

（5）密切接触传染病患者后不宜立刻接种，经过传染病最长潜伏期后，没有发病，才可以接种。

（6）过敏体质的人，需要谨慎接种。因为疫苗主要是以微生物、血液等为原料制成的，过敏体质的人接种后容易发生过敏反应，所以过敏体质的人接种各类疫苗均需要谨慎。

接种疫苗后，应尽量避免剧烈运动，保持接种部位的清洁，当天不宜清洗接种部位。接种期间不要食用刺激性的食物，但也不需要过多的饮食禁忌，鱼肉、鹅肉、鸡蛋、牛奶都可以正常食用。

【用药小贴士】发热、处于某种急性传染病的发病期或者恢复期等情况不建议接种疫苗。

4.7 儿童发生缺铁性贫血怎么办

"乐哥哥，你知道贫血该吃什么药吗？"

"怎么了小琴，你贫血了？"

"不是我，前几天幼儿园体检，我们班好几个孩子都发现了贫血，最让我想不到的就是小胖，身上肉乎乎，脸上红扑扑，吃饭比谁都多，怎么就贫血了？"

"贫血可不是看饭量，也不是看脸色。我给你科普一下贫血知识吧！我们总是说贫血，你知道什么是贫血吗？"

"身体里的血液比其他人少一些？"

"那治疗贫血直接靠输血就行了，还吃什么药啊！贫血不是身体里的血液比别人少，它是指人体外周血红细胞数量减少，低于正常范围下限，不能运输足够的氧至组织而产生的一种临床症状。"

"贫血是一种很常见的疾病，世界卫生组织估算全世界至少有16亿人贫血，儿童贫血更为严重，据世界卫生组织统计，全世界5岁以下儿童的贫血患病率高达47%。可根据血红蛋白（Hb）值判断人是否贫血。不同年龄段的孩子贫血标准不同，参照表4-4大致可以判断你家宝贝是否贫血。"

表 4-4 不同年龄段儿童及成年人的贫血标准

年龄	贫血标准（Hb 值）	年龄	贫血标准（Hb 值）
新生儿	<145 g/L	6～14 岁	<120 g/L
1～4 个月	<90 g/L	成年男性	<120 g/L
4～6 个月	<100 g/L	成年女性	<110 g/L
6 个月～6 岁	<110 g/L		

"为什么儿童贫血比较常见呢？"

"导致贫血的因素多种多样：有缺铁引起的贫血；有失血引起

的贫血；有叶酸缺乏引起的巨幼细胞性贫血；还有骨髓造血功能出现问题的再生障碍性贫血。大多数儿童贫血是缺铁性贫血。缺铁性贫血主要是指人体对铁元素的摄入量不足，影响血红蛋白合成的一种贫血。缺铁性贫血与孩子早产、母亲孕期缺铁、给儿童添加辅食太晚或者辅食中含铁量比较少等原因有关。"

"乐哥哥，如果已经贫血了，应该吃点什么药呢？"

"先别急着吃药，贫血分很多种类型，先要分清是哪一种。对于占儿童贫血一大半的缺铁性贫血，如果属于轻度贫血，通过食物补充就可以了，在孩子 6 个月的时候开始添加含铁量比较高的辅食，稍大一些的孩子日常多摄入含铁食物，另外要多吃一些富含维生素 C 的食物，维生素 C 可以促进铁的吸收。"

"维生素 C 怎么促进铁的吸收？"

"中学化学书里提到铁有几种价态？"

"两种啊！2 价铁和 3 价铁。"

"回答正确，奖励一朵'上墙小红花'。铁分为两个价态，人体只能吸收 2 价铁，而 2 价铁容易被氧化为 3 价铁，维生素 C 具有很强还原性，可以保护 2 价铁不被氧化，促进铁的吸收，还能增加血红蛋白携氧量，可以更好地补铁。当然，如果属于比较严重的缺铁性贫血，光靠食物不行，就需要口服铁剂进行治疗了！

"目前常用的口服铁剂包括硫酸亚铁、葡萄糖酸亚铁、乳酸亚铁、柠檬酸亚铁、富马酸亚铁等，它们都属于二价铁。硫酸亚铁、富马酸亚铁容易刺激胃肠道，服用的时候可能出现恶心、大便颜色变黑、腹泻等副作用，乳酸亚铁比富马酸亚铁不良反应少，儿童和孕妇更适合使用。服用铁剂改善贫血状况后，不能立刻停止补铁，还应该继续服用铁剂 6～8 周，让体内储存足量的铁。补充铁剂的时候有一些需要注意的地方：

"第一，铁剂服用时间宜在两餐之间，因为它对胃肠道有刺激作用，饭前服用会增加不良反应发生率。

"第二，铁剂不易放置过久，否则里面的 2 价铁会被氧化成 3 价铁，会影响补铁疗效。

"第三，服用铁剂的同时应该服用一些维生素 C，可以促进铁的吸收。

"第四，不宜用茶水、牛奶服用铁剂。因为茶水中的鞣质会干扰铁剂的吸收，牛奶中的钙盐与铁盐存在吸收竞争，两者之间最好间隔一小时以上服用。同样的道理，钙剂也不宜与铁剂同时服用。

"第五，不是所有的贫血都需要补铁。前面说过贫血的原因很多，只有缺铁性贫血才需要补铁，如果是巨幼细胞性贫血，则需要补充维生素 B_{12} 或者叶酸。"

"老一辈人常说用铁锅炒菜可以补铁，这个方法怎么样？"

"铁锅等炊具里面的铁是单质铁，属于原子状态，很稳定，一般不会进入食物中，偶尔进入食物中也很难被人体吸收，就算把铁锅吃了也没有太明显的效果。"

"听人说红枣可以补血，我家里还有一些和田红枣，是不是可以拿给孩子们吃，让他们补补血呢？"

"红枣补铁的说法流传很广，可惜也是错误的。红枣当中的铁含量非常少，并不是补铁、补血的优良食品，真正含铁量很高的食物有黑木耳、蘑菇、鸭血、海带、瘦肉、蛋类等。"

"那多喝点红糖水可以补铁吗？我给孩子们多准备一些红糖水。"

"虽然红糖水和血的颜色很相似，但是它并不能补血。红糖的主要成分是蔗糖，里面并没有铁元素。吃红枣、喝红糖水可以补充另外一个东西。"

"补什么呢？"

"补肉，这两个家伙升糖指数很高，热量也很丰富！你可别再给你们班小朋友喝糖水了，要不然都成小胖子了！"

【**用药小贴士**】儿童补血首先推荐食补，儿童应多吃富含铁的食物。维生素 C 有利于铁的吸收。

4.8　儿童如何补充钙和锌

"乐哥哥，孩子缺钙、缺锌，应该吃点什么？"

"先说说钙吧，不同年龄的孩子每天对于钙的需求量并不相同（表 4-5）。

表4-5　不同年龄段儿童每日所需钙量

年龄	所需钙量	年龄	所需钙量
0～6个月	300 mg	1～3岁	600 mg
7～12个月	400 mg	4～14岁	800 mg

"日常母乳和饮食基本能够满足儿童每日所需，通常不需要额外补充。只有一些早产儿、挑食或偏食的儿童、患有慢性疾病的孩子、使用激素治疗某些疾病的孩子需要额外补钙。"

"是不是孩子枕秃就表示缺钙呢？"

"缺钙可能引起枕秃，但不是所有的枕秃都是由于缺钙引起的，需要医生诊断才能确定。补钙首选食物补钙，奶制品和豆制品是钙的主要来源，比如豆腐干、奶酪、牛奶、酸奶、豆类、坚果、鱼虾含有较多的钙，牛奶中的钙最容易被吸收。乳糖不耐受者可以选择酸奶、奶酪等发酵型奶制品，注意不要空腹饮奶，选择低乳糖奶（碳水化合物含量低）。虾皮里钙含量也比较高，但是含有较多的钠盐，过多食用对儿童肾脏不利。

"如果饮食不能补充足够钙的时候，需要额外补充钙剂。需要注意钙剂不要与牛奶同时服用，二者混合后，钙剂有可能导致牛奶中的大分子胶体发生变性，形成絮状沉淀，影响牛奶的性状。"

"是不是钙含量越多的制剂补钙效果越好呢？"

"这可不一定哦！碳酸钙里的钙含量高，不过儿童长期服用可能引起便秘；葡萄糖酸钙口感好，但里面的钙含量低，糖尿病患者也不能使用。要根据宝宝的需求来选择合适的钙剂。补钙也不能过量，否则容易出现厌食、便秘、消化不良等副作用。不要给孩子盲目补钙，应该在药师的指导下进行。

"讲完了钙，我再给你说说锌。很多家长认为孩子不吃饭就是缺锌，其实这跟枕秃与钙的关系一样，缺锌会影响孩子的生长和食欲，但孩子不吃饭并不一定都是缺锌引起的，还可能由于运动量过少、积食、饭菜不可口等多种原因所致。

"如果发现孩子身高增长速度变慢且低于正常水平，同时存在食物中锌来源不足和胃肠道功能障碍，这个孩子就有可能缺锌，但还需要医生结合症状、儿童身体状况综合判断。

"1～7 岁的孩子每日摄入锌的量为 4～5.5 mg，含锌比较多的食物有肉类、牛奶、坚果、豆类等，孩子正常饮食即可，一般不会缺乏锌，不需要每天补充锌，过多的锌同样会影响其他物质的吸收。"

"乐哥哥，这次我学到了很多有用的知识，下次开家长会我要给家长们好好科普一下相关知识，别总是买营养品给孩子吃，最关键还是要让孩子好好吃饭，从饮食中摄取所需的营养。"

【用药小贴士】儿童补充钙剂，不要过量服用，也不要与牛奶同时服用。

4.9　儿童如何正确使用退热药

在日常生活中，孩子总有头疼脑热的时候。当孩子体温超过 38.5℃ 的时候，退热药就该上场了。市场上的退热产品琳琅满目，对乙酰氨基酚和布洛芬（图 4-2）是名副其实的明星产品。它们是世界卫生组织推荐的退热药，对乙酰氨基酚是首选退热药，它们系出名门，使用历史悠久，有较高的安全性，价格也比较亲民。

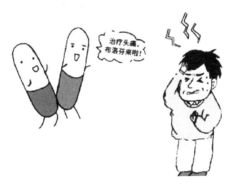

图 4-2　布洛芬

那么，这两个药品是同一类药物吗？谁的效果更好一些呢？它们之间有什么区别呢？

我将从家庭成分（药物类型）、工作能力（药效）、不良嗜好（不良反应）、邻里关系（与其他药物的相互反应）四个角度来比较这两个药物的不同之处。

首先，布洛芬与对乙酰氨基酚的化学结构虽然有差异，但它们都属于非甾体抗炎药。这是一个很庞大的家族，它们的亲戚包括阿司匹林（图4-3）、吲哚美辛等大家熟悉的药物，它们都是通过抑制前列腺素的合成起到退热效果的。这类药物除了可以退热外，还有减轻疼痛的作用，这一点从对乙酰氨基酚的绰号"扑热息痛"上就可以看出来，它们除了有退热这个主要工作外，还干着缓解头痛、牙痛等兼职工作。当然，它们的功效还是有一些差别的，布洛芬的退热效果更强，对于困扰很多女性的痛经问题，布洛芬也有很不错的疗效。另外，布洛芬还具有抗炎的效果，可以用来治疗类风湿性关节炎，而对乙酰氨基酚就没有这个作用了。

对乙酰氨基酚与布洛芬的使用情况如表4-6所示。

表4-6 对乙酰氨基酚与布洛芬的使用

名称	适用人群	给药次数	持续时间
对乙酰氨基酚	3个月以上的儿童和成人	间隔4~6小时，24小时不得超过4次	6小时
布洛芬	6个月以上的儿童和成人	缓释制剂每日1~2次，外用制剂和口服制剂每日3~4次	持续5~10小时

既然布洛芬工作能力更强，用途更广泛，是不是这个药更好呢？答案是否定的。

布洛芬最常见的不良反应是胃肠道功能紊乱，比如消化不良；对乙酰氨基酚的不良反应是在少数情况下出现皮疹，它不易引起胃部不适或者出血，对于消化道溃疡也比较安全。总体来说，这两类药物在正常使用的情况下，安全性都是很高的。但是如果超出了每日的最大使用剂量，这两个药物都会造成很严重的后果。

含有对乙酰氨基酚成分的感冒药，名字当中经常会带一个"酚"字，比如氨酚黄那敏、氨酚咖敏、氨酚烷胺、酚麻美敏等，成人每日服用对乙酰氨基酚的最大剂量是2 g，一次服药不应该超过500 mg，两次用药间隔不低于6小时，婴幼儿和青少年（根据体重）用量更少。盲目服用多种复方感冒药，可能出现对乙酰氨基酚服用过量，导致肝损伤，甚至引发肝脏功能衰竭而死亡。

每日过量服用布洛芬，同样会出现肝、肾损伤和骨髓抑制的问题，增加心脏病和卒中发生的风险，所以这两种药物超过剂量服用，都是不安全的。

有些人遇到高热不退时，会选择交替使用对乙酰氨基酚和布洛芬来退热，这种方法并不值得推荐。使用药品种类越多，出现用药错误的风险也会增大，两种药交替使用没有明确的临床用药指南作为依据，使用多少剂量，间隔多久使用都没有明确规定，只会增加用药风险。另外也有研究表明，交替使用两种药物并不能改善患者的舒适度。

在邻里关系方面，布洛芬和对乙酰氨基酚也有区别。对乙酰氨基酚的吸收受到华法林、卡马西平和多潘立酮等药物的影响，布洛芬会降低抗高血压药（如图 4-3 中的卡托普利）和利尿药的疗效，因此服用这些药物的时候，患者要咨询医生或者药师。

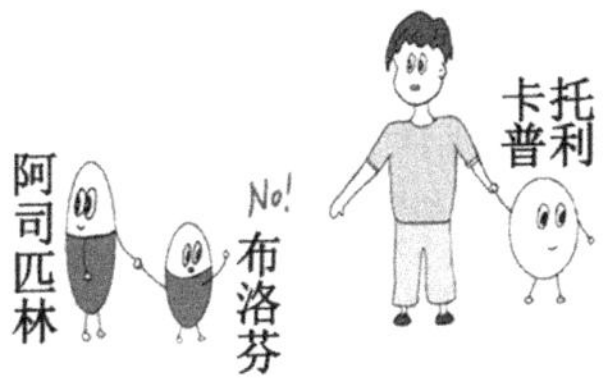

图 4-3　布洛芬、阿司匹林与卡托普利

通过比较，大家应该明白对乙酰氨基酚和布洛芬的区别了吧！两个药物各有优势，到底选择哪个药，需要根据患者的实际情况进行判断。

【用药小贴士】对乙酰氨基酚和布洛芬是比较安全的退热药。

4.10　儿童使用这些退热药要小心

儿童是很容易发热的人群，因为儿童体温调控中枢发育不完善，很容易发热到 38℃以上。儿童发热时，家长心急如焚，恨不得立刻把温度给降下来，各种各样的退热药就成了家长的"救命稻草"。但是，市面上的退热药并非全都适合儿童服用（表 4-7）。

表 4-7　几款儿童禁用、慎用的退热药

药品名称	风险提示
尼美舒利	12 岁以下儿童及妊娠期妇女禁用

续表

药品名称	风险提示
安乃近	18岁以下青少年、儿童禁用
氨基比林	婴幼儿禁用
非那西丁	对该药过敏的患者、孕妇、哺乳期妇女禁用，儿童和老人慎用
阿司匹林	儿童慎用
柴胡注射液	儿童禁用
双黄连注射液	4周岁以下的儿童、孕妇禁用

（1）尼美舒利，该药属于非甾体类抗炎药，可用于慢性关节炎疼痛、手术和急性创伤后疼痛、原发性痛经的对症治疗。该药在全球发生多起肝损害不良反应事件，作为退热药，逐渐被禁止使用。目前我国禁止12岁以下儿童及妊娠期妇女使用该药，成人在至少使用一种其他抗炎药治疗失败的情况下，才可以使用本药。

（2）安乃近，这个药价格便宜效果好，曾被广泛用于儿童退热。不过它的不良反应也很多，可能引发粒细胞减少、肾功能损伤等严重问题，其中粒细胞缺乏的发生率约为1%，风险很大，很多国家已经禁止儿童使用此药了。2020年，国家药品监督管理局发布公告，停止安乃近注射液、安乃近氯丙嗪注射液、小儿安乃近灌肠液、安乃近滴剂、安乃近滴鼻液、滴鼻用安乃近溶液片、小儿解热栓在我国的生产、销售和使用，注销其药品注册证书（药品批准文号）。已上市销售的安乃近注射液等品种由生产企业负责召回，召回产品由企业所在地药品监督管理部门监督销毁。对于安乃近片等片剂，则要求在说明书中增加警示语"18岁以下青少年、儿童禁用本品"。

（3）氨基比林，该药作为单方退热制剂1982年就被国家卫生部门淘汰了，但是仍在一些复方制剂中使用。氨基比林短期反复使用容易导致外周血液中白细胞减少，同时容易诱发溶血性贫血，所以婴幼儿禁用含有该成分的药物。

（4）非那西丁，这个药毒性较大，长期或过量使用可发生溶血性贫血、肾乳头坏死、高铁血红蛋白血症、肾盂转移性细胞癌，目前基本上被对乙酰氨基酚替代，仅作为某些复方制剂（如复方阿司匹林）的成分。对该药过敏的患者、孕妇、哺乳期妇女禁用此药，儿童和老人慎用此药。

（5）阿司匹林，这个大名鼎鼎的药物属于非甾体类解热镇痛药，早期被用于退热和镇痛（图4-4），现在主要用于心血管疾病的预防。儿童使用阿司匹林可能引起瑞氏综合征，患儿可出现过度疲劳、异常兴奋、频繁呕吐、体温升高和肝功能异常等症状，病情严重可导致死亡。世界卫生组织提示由急性呼吸道感染引起发热的儿童不能使用阿司匹林，以免引起瑞氏综合征。市面上有不少复方感冒制剂含有阿司匹林，例如金羚感冒片、菊蓝抗流感颗粒等，儿童使用需要谨慎。

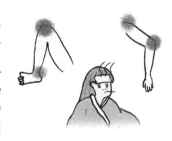

图4-4　药物的解热镇痛作用

（6）柴胡注射液，它是世界上首个中药注射剂品种，作为退热药已经在国内使用了 70 多年。因为不良反应过大，可能引起过敏性反应、全身性反应等问题，2018 年国家药品监督管理局修订了该药品的说明书，明确标注了"儿童禁用"。

（7）双黄连注射液，这个药物曾经是儿科"明星药"，被广泛用于病毒、细菌引起的上呼吸道感染、急性支气管炎等疾病的治疗，近年来该药导致的不良反应也很多。目前该药药品说明书中标明 4 周岁以下的儿童、孕妇禁用。

有些家长在儿童发热时，除了喂药外，还会给孩子使用退热贴。退热贴除了在我国广泛使用外，日本、韩国、新加坡也有不少使用者，不过国外一般称它为"冷却凝胶"，它最主要的成分是凝胶。这个退热贴的退热原理是什么呢？

退热贴的作用原理是通过凝胶层的水分或者其他一些易挥发成分吸收人体的热量以达到退热的作用。退热贴从本质上来说属于物理降温，不过效果一般，也不能替代退热药。有些退热贴里面还含有药物成分，可能诱发皮肤过敏，儿童使用时也需要注意。

目前，世界卫生组织推荐的儿童退热药只有对乙酰氨基酚和布洛芬两种。引起儿童发热的病因很多，如果退热药服用超过三天，病情还没有好转，一定要尽早去医院诊断，及时治疗。

【用药小贴士】儿童不宜使用阿司匹林退热。

4.11 儿童扁桃体发炎的合理用药

"乐哥哥，我的小孙子最近几天一直说自己嗓子痛，不愿意吃饭，连平时最爱吃的零食都吃不下去了！你看这胖嘟嘟的小圆脸都变成瓜子脸了。我觉得是扁桃体炎，你帮我推荐一下用什么药吧！"

"王大妈，吃药之前一定要确定病因，嗓子疼的原因比较多，就算是扁桃体发炎，也可能由多个原因导致啊！"

"扁桃体炎不都是用消炎药吗？"

"那可不一定，我给你好好说说扁桃体炎的治疗吧！扁桃体炎是一种常见病，一旦出现会对生活造成很多不便。

"人体的扁桃体包括腭扁桃体、舌扁桃体和咽扁桃体。经常发炎的是腭扁桃体，它是一对位于呼吸道和消化道交汇处的扁圆形器官，也是最大的扁桃体。如果张大嘴巴，在喉咙两侧可以看见两个椭圆形小物体，就是它了。"

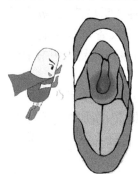

图 4-5 扁桃体炎

"扁桃体为什么会发炎啊？"

"扁桃体炎（图 4-5）可能是病毒引起的，也可能是细菌引起的。在治疗过程中，也需要根据不同的病原采用不同的治疗方法。

"如果是细菌感染，这时候可以选择抗生素和磺胺类药物治疗。细菌感染最常见的是溶血性链球菌感染，首选青霉素类抗生素治疗，对于青霉素过敏的患者，可以使用红霉素或者头孢菌素类药物，如头孢氨苄、头孢克洛、头孢呋辛酯等，根据实际情况选择口服或者静脉给药。

"若扁桃体发炎伴有脓肿等并发症，需要根据实际情况加用喹诺酮类药物，防止脓肿扩大。倘若是病毒感染，最好根据症状用药，同时注意休息。扁桃体发炎会导致吞咽困难，部分儿童可能出现脱水的情况，这一点往往被忽略，儿童扁桃体发炎，除了常规的药物治疗外，也要适当补液。如果发炎引发高热，体温超过了38.5℃，可以选择一些非甾体类药物对症治疗，既能退热，又具备一定的镇痛作用，比如布洛芬或者对乙酰氨基酚。"

"我听人说把扁桃体割掉就不会发炎了，能带孩子去做这个手术吗？"

"有医生建议对于扁桃体炎反复发作的患者给予手术治疗，切除扁桃体，一劳永逸。我觉得扁桃体对于儿童来说是一种比较重要的免疫器官，10 岁以下儿童身体发育尚未完全，切除可能会降低免疫功能，建议保守治疗。只有急性扁桃体炎反复发作，1 年内发作7 次，2 年内每年发作 5 次才考虑切除。如果扁桃体过度肥大，影响呼吸和吞咽，也可以考虑切除。如果炎症引起周边器官疾病，如中耳炎、鼻窦炎等，要在病情稳定后切除。总之一句话，当它带来的问题超过了它的免疫作用，就该考虑把它抛弃了。

"除了药物治疗和手术治疗外，还应该在生活中养成良好的生活习惯，这对于扁桃体炎的预防和康复非常有利。"

"那我在家需要做哪些事呢？"

"首先孩子患病期间应该让他多喝温水，温水能够缓解咽喉不适症状，而太冷或者太热的水都会刺激扁桃体，不要喝果汁，果汁里面的糖分反而会加重炎症反应。"

"哎呀！这几天我看小孙子不好好喝水，害怕他渴着了，就让他一直喝果汁，看起来还好心办坏事了！"

"凉的白开水才是最适合孩子的饮料。除了多喝水，还要加强锻炼，注意休息，保持室内通风，这有利于增强自身抵抗力。另外，用温盐水漱口，多吃易消化的食物，患病期间多吃些蔬菜，少吃辛辣刺激的食品，这些可以促进扁桃体炎的康复，减少炎症的发作。"

"听你这么一说，我总算放心了，我这就带小孙子去医院检查一下，让医生看看到底是什么原因让他嗓子疼。"

【用药小贴士】引起儿童扁桃体发炎的原因很多，不要随便使用抗生素。

4.12 儿童湿疹如何用药

儿童湿疹是一种很常见的皮肤炎症性反应，由多种原因引起。一般认为儿童湿疹与遗传和过敏等因素有关，湿疹急性期皮肤有液体渗出倾向，慢性期通常出现皮肤肥厚、瘙痒。

儿童湿疹的典型症状为面部、额头等部位出现红斑、丘疹、水疱，伴有瘙痒感。如果儿童的腋窝、臀部等处出现类似湿疹的症状，要考虑接触性皮炎、脂溢性皮炎的可能性。5 岁以下的儿童皮肤功能发育不够完善，更容易出现湿疹。

多数湿疹与饮食无关，不需要忌口，但是孩子对某些食物明确过敏，还是要避免食用的。随着年龄的增长，很多孩子的湿疹症状可以完全缓解。为了避免湿疹的发生，首先要避免外界刺激，热水、抓挠都容易诱发湿疹，其次是少接触化学成分用品，如洗洁精、洗衣粉等，另外还要讲究个人卫生，勤换衣服，保持室内空气流通。

光听名字，湿疹好像跟湿气、潮气有关，是不是儿童一旦发病，就要保持皮肤干燥？其实湿疹患儿反而更需要注意保湿，这有助于患儿恢复健康。儿童得湿疹时，可以使用保湿剂，也可以使用加湿器，避免屋内过于干燥。不要长时间不洗澡，洗澡时间也不宜过长，每次洗澡时间控制在 10 分钟左右即可。

治疗湿疹的药物分为外用药和口服药。外用药主要是一些含激素的软膏和炉甘石洗液；口服药主要是一些抗过敏药，例如氯雷他定、西替利嗪、依巴斯汀等。

有些家长担心孩子使用激素会影响发育，不敢给孩子使用，这种担心也是多余的。糖皮质激素药膏是治疗儿童湿疹的首选药物，激素的副作用一般是长期大量使用时才会发生，多由口服或者注射给药引起，外用药膏中激素含量很低，使用时间也不长，只要按照医生的嘱咐正常使用，还是很安全的。

适合儿童使用的激素药膏比较多，常见的有地奈德乳膏、氢化可的松乳膏等，美国按照效能将激素药膏分为七级（表 4-8）。

表 4-8　激素类药膏的分级及代表药

分级	效能	代表药物
一级	最弱效	1% 氢化可的松乳膏、0.1% 地塞米松
二级	弱效	0.05% 地奈德乳膏、0.05% 二丙酸阿氯米松乳膏和软膏
三级	弱强效	0.1% 氢化可的松软膏、0.025% 氟轻松乳膏、0.1% 戊酸倍他米松乳膏
四级	中强效	0.1% 糠酸莫米松乳膏、0.025% 氟轻松软膏、0.1% 曲安奈德乳膏
五级	强效	0.05% 二丙酸倍他米松乳膏、0.1% 戊酸倍他米松软膏
六级	高强效	0.1% 糠酸莫米松软膏、0.05% 氟轻松乳膏和软膏
七级	超强效	0.05% 二丙酸倍他米松增强剂软膏、0.05% 氯倍他索软膏和乳膏

在使用激素类药膏的时候，先选择弱效药膏，一天最多涂抹 1～2 次，全身涂抹时不要超过体表面积的三分之一。儿童不建议使用含氟的软膏，因为这可能会在皮肤上形成色素沉着，留下痕迹。在这些药膏当中，有些是软膏，有些是乳膏，你知道它们的区别吗？

软膏是药物和合适的基质均匀混合制成的具有一定稠度的半固体外用制剂。乳膏是药物分散于乳状液中形成的均匀的半固体外用制剂。二者最大的区别是所用的基质材料不同。一般来说，软膏作用时间持久一些，乳膏使用舒适感好一些。到底选择哪一种，需要根据患者自身情况来决定。

如果湿疹处出现了细菌感染的情况，可以用红霉素软膏、莫匹罗星（图 4-6）软膏治疗。如果同时使用两种药膏，间隔时间应该在半个小时以上。

使用各类药膏时，怎样才能掌握合适的剂量呢？

教你一个涂抹药膏的小窍门，将外用软膏涂抹在食指第一个指关节上的量大约为 0.5 g。严重湿疹一周的用药量不超过 20 g，轻度湿疹一个月用药量不超过 15 g，

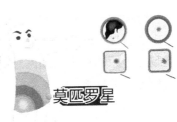

图 4-6　莫匹罗星

算下来每天不要超过一个指关节量。

市面上有一些宣称从植物中提取的纯天然药膏，让很多家长误认为更加安全有效。其实一味追求纯天然是不明智的，号称纯天然的药膏，里面也不可避免地会加入一些化学原料，绝对天然是做不到的。有些不法厂家还会在所谓"纯天然"的药膏里面加入激素成分，家长在不知情的情况下大量使用，反而对孩子危害更大。

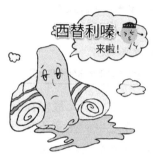

图 4-7　西替利嗪

如果孩子发生全身大面积湿疹，情况比较严重，除了涂抹药膏外，还可以给孩子口服抗过敏药，代表药包括氯雷他定、西替利嗪（图 4-7）、依巴斯汀、咪唑斯汀，这些药物也常用于过敏性鼻炎的治疗。这类药物会引起嗜睡，建议在睡前服用，如果感觉效果不好，不要自行加大服药剂量，应该在医生的指导下更换治疗方案。

湿疹的病因很复杂，与多种因素有关，目前没有任何根治湿疹的方法，宣称可以根治湿疹的商家和产品，都是"大忽悠"。湿疹并不可怕，只要按照医生的建议，遵守用药规则，避免外部刺激，保证合理饮食，孩子的湿疹很快就会好起来。

【用药小贴士】儿童湿疹需要注意保湿，可以适度洗澡。

4.13　儿童"拉肚子"要吃抗生素吗

腹泻俗称"拉肚子"，根据世界卫生组织的定义，当一天中排泄次数超过 3 次或者明显超过平日排便习惯次数，就称为腹泻。引起腹泻的原因很多，细菌感染、病毒感染、吸收不良或者肠易激综合征都会导致腹泻。

由病毒、细菌和寄生虫等引起的腹泻被称为感染性腹泻。病毒导致的腹泻一般为水样便。细菌导致的多为黏液脓血便。轮状病毒是导致 5 岁以下儿童腹泻的主要原因，而诺瓦克病毒是导致成人腹泻的常见原因。空肠弯曲菌是导致细菌性腹泻的主要原因，它通过生肉或者被污染的案板引起。沙门氏菌、大肠杆菌也可引起腹泻，寄生虫一般不引起腹泻。

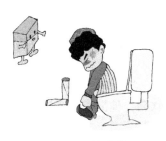

图 4-8　补液盐

除了感染性腹泻外，很多慢性疾病也会出现腹泻，如乳糖酶缺乏导致的乳糖不耐受；胰腺炎导致的胰酶分泌不足。

药物也可能引起腹泻。长期服用抗生素往往出现腹泻，它被称为抗生素相关性腹泻。

儿童腹泻容易导致脱水，所以轻、中度的腹泻者应该口服补液盐（图 4-8），也可以使用蒙脱石散缓解症状。如果病情严重，出现严重脱水、持续发热、粪便中出现脓液或者血丝，应该及时就医。大多数儿童急性腹泻通过口服补液盐，均是可以自愈的，不需要抗生素治疗。成人腹泻使用的氟哌酸、泻立停（颠茄磺苄啶片）、地芬诺酯儿童禁用。

市面上口服补液盐共有三种：口服补液盐Ⅰ、口服补液盐Ⅱ和口服补液盐Ⅲ（表 4-9）。

表 4-9　口服补液盐的成分及用法

类型	主要成分	使用方法
口服补液盐Ⅰ	每大包含葡萄糖 11 g、氯化钠 1.75 g；每小包含氯化钾 0.75 g、碳酸氢钠 1.25 g	使用时将一袋（大、小各一包）补液盐Ⅰ溶于 500 mL 温水中，一般每日服用 3000 mL，直至腹泻停止，不建议儿童使用
口服补液盐Ⅱ	氯化钠 1.75 g、氯化钾 0.75 g、枸橼酸钠 1.45 g、无水葡萄糖 10 g	成人服用：将 1 袋补液盐Ⅱ溶于 500 mL 温水中；儿童服用：将 1 袋补液盐Ⅱ溶于 750 mL 水中，一般每日服用 3000 mL，直至腹泻停止
口服补液盐Ⅲ	氯化钠 0.65 g、氯化钾 0.375 g、枸橼酸钠 0.725 g、无水葡萄糖 3.375 g	临用前将一袋补液盐Ⅲ溶于 250 mL 温开水中，口服，成人、儿童通用

【用药小贴士】儿童急性腹泻时不要乱吃抗菌药，重点是口服补液盐，防止脱水。

4.14 像零食的药,可不能让儿童多吃

"乐哥哥,前几天我朋友出国,给我侄子带了一瓶特别好吃的软糖,他简直'爱不释口'啊!我又'海淘'了五瓶,等到货送你一瓶。"

"谢谢小婷,啥牌子的软糖这么好吃?"

"小熊软糖,好吃又好看,还富含多种维生素,和它一比,我们平时吃的那些维生素药简直是毒药。"

"你说的那个产品我知道,口感不错,但是你可千万别让孩子把它当零食吃啊!"

"小熊熊那么可爱,为什么不能当零食呢?"

"因为它属于复合维生素制剂,任何维生素吃多了对儿童身体都是有害的!有一年加拿大卫生部要求生产厂家召回一种风靡市场的儿童维生素软糖,原因就是里面的维生素 D 超标。儿童的各类器官还没有发育成熟,肝、肾的代谢和排泄功能还不健全,过量服用维生素更容易诱发各类疾病。

"比如维生素 A,人只要正常饮食,基本不会缺乏维生素 A,对于维生素 A 缺乏高发地区,儿童每日建议补充 1500 IU 维生素 A,早产儿、出生体重过低的儿童,也属于维生素 A 缺乏的危险人群,可以适量补充维生素 A。但是一次服用维生素 A 超过 30 万 IU,就可能发生急性中毒。如果每日服用维生素 A 量超过了 1500 IU/kg 体重的量,也可在几日后产生中毒症状,表现为食欲减退、颅内压过高、发热、多汗、皮疹等。

"再如维生素 C,儿童每日建议补充 100 mg,如果正常饮食的话,基本可以满足身体所需。

"通过多晒太阳就可以补充维生素 D,不是隔着玻璃晒哦!是直接在户外晒太阳。外出活动不足的儿童可以每日补充 400～800 IU 的维生素 D,维生素 D 每日摄入的上限约为 2500 IU。很多宝宝每天喝的奶粉当中已经加入了维生素 D,只需要补充不足的那部分就可以了。

"前面提到加拿大那款产品维生素 D 超标了 4 倍，很容易导致儿童服用过量，出现头痛、呕吐、嗜睡等症状。"

"我知道了，这些软糖做得很像糖果，如果儿童一次吃得太多就麻烦了！"

"是啊！除了小熊软糖外，还有一些药物做得也很像零食，要警惕成人和儿童过量服用。我再给你介绍几个吧！

"首先说说大山楂丸。这个药吃起来味道酸酸甜甜，有点像果丹皮，主要用于消化不良的治疗。不过它酸性较强，长期过量服用会导致胃酸分泌过多，诱发胃部疾病。大山楂丸里的山楂具有活血的功效，孕妇大量服用还会引起子宫收缩。有些人把大山楂丸当成减肥品长期服用，其实它并没有减肥的功效，反而因为它富含蜂蜜和蔗糖更容易引起肥胖。

"还有健胃消食片。这个药也用于治疗消化不良，酸酸甜甜口感不错，但是过量服用会造成胃肠道功能紊乱。某品牌喉宝也是口感不错的药物，用于咽喉肿痛、声音嘶哑的治疗，它里面含有金银花、罗汉果、薄荷等中药材，过量服用同样不利于健康。"

"我记得小时候还吃过一种宝塔糖，是打蛔虫的药，小时候糖果很少，我经常装肚子疼央求父母买这个药吃。"

"你说的宝塔糖是一种用从植物蛔蒿里提取的成分做成的驱虫药，后来随着国内卫生水平的提高，再加上有新驱虫药问世，这个药慢慢被淘汰了。"

"现在好像很少听说给孩子吃驱虫药了！"

"是的，过去卫生条件不好，儿童很容易感染虫卵，现在公共卫生环境大幅改善，个人养成良好的卫生习惯，类似蛔虫病这样的疾病已非常罕见，很少有儿童再吃驱虫药了。市面上的驱虫药主要是甲苯咪唑、阿苯达唑、盐酸左旋咪唑这三类，服用过量会引起儿童肝、肾功能损伤，一定要在医生指导下服用。"

"我还记得小朋友要吃糖丸，用来预防小儿麻痹症。那个糖丸应该不会当成零食乱吃吧！"

"这个属于国家计划免疫类药品，以前买不到，现在更是见不到了。我国已经停用糖丸，改用效果更好的灭活脊髓灰质炎病毒疫苗。"

"哎，小时候的回忆真是越来越少了，也不知道是好事还是坏事！"

"人类文明在不断进步，科学技术也在不断进步，以后还会有更多的药物做得好吃又好看。只要正确服用这些药物，它们终将成为一代人的美好回忆。"

【用药小贴士】口感好的药品一定要放在儿童不易拿到的地方保存。

第5章 女性合理用药

5.1 困扰女性的黑眼圈该用点啥药

"乐哥哥，上次我给你推荐的《哪吒之魔童降世》去看了没？"

"看了，蓉儿推荐的必须去看，电影剧情不落俗套，电影特效精彩细腻，电影节奏不拖沓，哪吒的烟熏妆更是完全颠覆了我的认知！"

"说到烟熏妆啊，我就忍不住要'吐槽'两句了，你说哪吒小小年纪，又不玩游戏，又不熬夜'追剧'，怎么顶着两个大大的黑眼圈啊！"

"这当然是艺术夸张了！不过黑眼圈可不都是熬夜的缘故，一些孩子天生就有黑眼圈，另外一些疾病也可能导致黑眼圈！"

"看不出来，你对黑眼圈还有研究啊！最近这个黑眼圈困扰我很久了，你就告诉我有什么药物能治黑眼圈吧！"

"在回答你这个问题之前，你需要先了解一下导致黑眼圈的原因有哪些？一般来说，黑眼圈是由以下五种原因造成的（表5-1）。

表5-1 导致黑眼圈的因素

序号	类型	原因
1	天生黑眼圈	眼部皮肤颜色比周围深或眼部血管密集
2	劳累黑眼圈	不规律的作息使眼部血管血液流动速度减慢，血液含氧量降低，血液淤滞
3	刺激黑眼圈	日晒、使用劣质化妆品、抽烟等外界刺激造成眼部色素沉积
4	疾病黑眼圈	过敏性鼻炎、肝脏疾病、慢性呼吸道感染等导致血液回流受阻，微循环不良
5	外伤黑眼圈	被人殴打、碰伤、摔伤

"这么复杂！一个简单的黑眼圈居然可能由这么多原因导致。"

"是啊！所以针对不同的原因，我们需要采用不同的方法治疗黑眼圈。

"第一种天生黑眼圈，可以通过遮盖的方式来处理，也可以通过一些医学美容方法处理，比如通过激光美容减少眼部毛细血管网密度来减轻黑眼圈，当然这需要专业医生来操作。

"关于第二种劳累黑眼圈，我们首先需要调整生活习惯，毕竟良好的生活习惯能够改善血液循环，会让人看上去精神一些，同时采用物理方法来改善血液循环，比如将冰冻的毛巾敷在眼睛周围可使血管收缩，加速血液循环，消除眼部浮肿。一些眼霜具有滋润保湿的效果，可以改善血液循环，长期使用也有一定的效果，使用时配合一些轻柔的眼部按摩，效果更好。"

"我知道了，看来'熬最深的夜，敷最贵的面膜'，还是有点道理啊！"

"完全没有道理，再贵的面膜也救不了被熬夜毁掉的皮肤啊！我再给你说说怎么处理第三种刺激黑眼圈。这需要减少外界环境对皮肤的刺激，进行户外活动，提前涂抹防晒霜，不用来路不明的化妆品。

"关于第四种疾病黑眼圈，我建议针对病因进行药物治疗。如果是过敏性鼻炎，首选激素类喷鼻剂；肝脏疾病看看是不是病毒感染造成的，如果是的话，使用一些抗病毒药治疗。

"中医认为黑眼圈是肾气虚损、精气不足、目失所养所致，可以试着调理一下，主要以补益肝肾、解郁明目为主。不管哪种疾病，只要治愈了，黑眼圈自然就消失了。

"至于第五种情况，师妹行走江湖，最重要的就是安全第一啊！"

"听你这么一说，我似乎懂了，又似乎什么都不懂。你就给我直接说吧！要预防黑眼圈，最需要做什么？"

"那我就用一句话告诉你：早睡早起眼圈好！"

【用药小贴士】造成黑眼圈的原因很多，需要对症治疗。

5.2 市面上那些减肥药靠谱吗

减肥是一个热门话题，有人天天喊口号："生命不息，减肥不止！要么瘦，要么死！活到老，减到老！"有人还改编成了歌曲："死了都要瘦，不达目的不痛快……"

我想很多人都对自己的身材不满意（图 5-1）。有些朋友为了省事，开始服用减肥药。我经常收到网友的私信，询问有没有靠谱的减肥药？

下面我就来谈谈减肥药，听完之后，你再决定，这减肥药该不该吃。先说一下危害，乱吃减肥药会造成什么样的后果？长期服用减肥药会出现肠胃功能退化，服用过多减肥药会导致服用者无法自主排泄，引发心脏衰竭、神经性厌食症，严重时可致人死亡。

市面上宣称能够减肥的产品数不胜数，号称"减肥药"的也非常多。厂家宣传自己的产品能够快速减肥，无须运动，不用节食，减的都是脂肪，排的都是油脂。

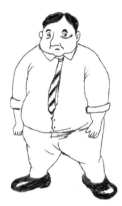

图 5-1 不满意的身材

这背后的真相是什么呢？让我们看看几个号称"减肥神药"的产品。

减肥茶，服用之后你会发现上厕所频率增加，体重减轻，商家告诉你这是排毒。在很多减肥茶中，我们可以看到番泻叶和决明子这两种中药，番泻叶本身就有通便的作用，可以用来治疗便秘，决明子也可引起腹泻，使用这类产品后减去的质量主要是体内的水分。

左旋肉碱，不少商家宣称左旋肉碱可以燃烧脂肪，将脂肪运输到线粒体中快速消耗。其实人体自身就可以合成足量的左旋肉碱，除非某些疾病导致身体缺乏左旋肉碱，正常情况下无须额外补充，体内左旋肉碱含量过多，身体也无法利用，没有临床试验证明它有减肥作用。

辣椒素，有人认为它通过发汗、燃烧脂肪起减肥作用。虽然该产品能使皮肤发红、发热，起到加快局部代谢的作用，但是这种发汗效果无法持久，达不到减肥功效，也没有科学根据证明它能有效减肥，长期使用辣椒素还会对胃肠道造成伤害。

更让人担忧的是网上还充斥着各种成分不明的减肥产品。很多产品中都加入了各种违禁成分，很难被发现。比如有的产品中加入利尿药螺内酯，有的加入早被国家禁止使用的西布曲明。近年来因为滥用这些产品造成人身伤害的新闻多有报道。

在一些减肥产品上,我们还会看到"小蓝帽"。这个标志说明它是国家批准的保健食品。保健食品可用于调节机体功能,降低疾病发生的风险,不以预防、治疗疾病为目的。因此,它不是药,不能宣传药效。还有一些减肥产品,连这个小蓝帽都没有,只能说它们可能属于普通食品,有些甚至是"三无"产品。

那真正经过国家药品监督管理局批准生产销售的减肥药有几种?我这里有三个选项:没有、1种、18种。你猜哪个正确?

正确答案是只有1种。

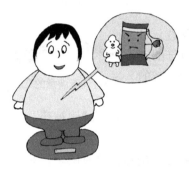

图 5-2 奥利司他

这个唯一被批准的减肥药,其通用名叫奥利司他(图 5-2),它的包装一般都有 OTC 标志,意思是这个药属于非处方药,消费者不需要处方直接可以在药店购买。奥利司他作用于胃肠道,通过抑制胃肠道的脂肪酶,阻止三酰甘油水解为游离脂肪酸和单酰甘油,减少肠腔黏膜对膳食中脂肪(三酰甘油)的吸收,促使脂肪排出体外。通俗来说,就是通过抑制脂肪在体内被吸收,减少热量摄入来控制体重。

奥利司他在国内有"120 mg/ 粒"和"60 mg/ 粒"两种剂量规格,二者都属于非处方药。在美国,只有"60 mg/ 粒"规格被批准作为非处方药出售,而"120 mg/ 粒"规格则是处方药,必须凭借医师处方才能购买。

有人可能会说:"既然这个药容易购买,那我就买这个国家批准的减肥药吧!"其实,它也并非灵丹妙药,它有自己的用药标准。

它的适应人群是肥胖或体重超重患者,如何判断自己属于该类人群呢?我们通常用体重指数(body mass index,BMI)来衡量,可以通过体重(kg)除以身高(m)的平方来计算。

$$BMI = 体重(kg) \div [身高(m)]^2$$

如果一个人的身高为 176 cm，体重为 86 kg，那么他的 BMI 为 27.8，对照表 5-2，可知此人属于偏胖人群。

表 5-2　体重指数对应的身体情况

BMI	结果		BMI	结果
<18.5	体重偏低		24～27.9	偏胖
18.5～23.9	健康体重	>24超重	28～29.9	肥胖
			>30	重度肥胖

当体重指数（BMI）大于 24 时才可以服用奥利司他。

奥利司他也有不少不良反应，比如有人服用后会出现头痛，一些脂溶性维生素（比如维生素 A、维生素 D）的吸收也会受到影响，还有一个比较尴尬的情况，它可能导致服用者不受控制地排出油性渗出物，污染衣物。最重要的一点，孕妇和哺乳期妇女禁用奥利司他。对于所有的减肥产品，我都不建议未成年人、老年人和孕妇使用。

其实减肥是一件说难很难，说简单也很简单的事情，归根到底还是摄取热量和消耗热量谁多谁少的问题。

最安全、最有效的减肥方法只有一个，就是"管住嘴，迈开腿"。

【用药小贴士】国内唯一获批的非处方减肥药是奥利司他。

5.3　谈谈国外市场上的减肥药

有些减肥药在国外已经获批，或者曾经获得批准又因为各种原因退市，我来为大家介绍一下。

（1）氯卡色林：该药通过抑制食欲、增加饱腹感发挥减肥作用，同时该药可加速脂肪酸的氧化和分解，促进脂肪代谢。该药物适用于超重和肥胖人群，使用者至少有一项和体重因素相关的疾病（例如高血脂、高血压等）才可以使用。孕妇和哺乳期妇女禁用该药物。该药物也不能与抗抑郁药合用。

（2）利拉鲁肽：这种药最初用于糖尿病的治疗，在使用过程中，有人发现它可以抑制食欲，增加饱腹感，改善体重，所以美国食品药品监督管理局批准它用于减肥。该药可能引起胃肠道不良反应，加重胰岛负担，还有引起抑郁的可能性。

（3）芬特明 - 托吡酯复方制剂：芬特明通过加强多巴胺的神经传递产生抑制食欲的作用，托吡酯的作用机制还不清楚。两者合用可以通过多种途径抑制食欲，增强饱腹感。该药可能产生高血压、心动过速等问题，不能用于有心血管疾病或者血压比较高的人群。托吡酯还有致畸的作用，所以孕妇及哺乳期妇女禁用。甲状腺功能亢进、青光眼患者也不能使用，该药只推荐短期（12周）用药，停药后存在体重反弹的风险。

（4）安非他酮 - 纳曲酮复方制剂：该复方制剂通过抑制食欲达到减肥的效果。未控制高血压、厌食症或者食欲亢进、酒精或药物戒断治疗中使用单胺氧化酶抑制剂的患者禁用本制剂。这类药物可能增加精神类疾病的风险。

以上是目前国外市场销售的减肥药品种。还有一些曾经销售的减肥药，因为副作用较大退出市场，我也为大家介绍一下。

（1）安非他命：最初研究者发现这个药物能让人整日兴奋并且不感到疲倦，于是它在战场上被士兵广泛使用，是不是有点像"超级战士养成记"？可是很快它的副作用也被发现了，该药物存在严重的依赖性和戒断反应，因此被限制使用。后来发现此药可以抑制食欲，又作为减肥药销售，之后又因为严重的不良反应被禁用。

（2）芬氟拉明 - 芬特明复方制剂：芬氟拉明是在安非他命的结构修饰的基础上合成的药物，通过抑制食欲产生减肥效果，单独使用时减肥效果一般。当它与另外一种减肥效果一般的药物芬特明合用，出现了一加一大于二的情况，名噪一时。后来芬氟拉明因为引发心血管疾病而于1997年退市，芬特明则保留下来并沿用至今。

（3）盐酸苯丙醇胺：它曾经是复方感冒药中的成分，后来也用于减肥。该药可能导致出血性脑卒中、心肌梗死、高血压危象等问题，该药于2000年退市。

（4）西布曲明：该药通过抑制去甲肾上腺素、5-羟色胺和多巴胺的再摄取而增强饱食感，通过抑制食欲达到减肥的效果。由于西布曲明增加心血管疾病风险，该药于2010年退市。

（5）利莫那班：通过抑制食欲产生减肥效果，同时改善肥胖导致的糖尿病抵抗，由于它可能增加服用者的攻击性和自杀倾向，2008 年退出市场。

在一些网络销售的减肥产品当中，不法商家往往添加这些已经被禁用的减肥药品。大家千万不要减肥心切，去购买那些来路不明，存在很大安全隐患的减肥产品啊！

【用药小贴士】非法减肥产品中往往添加禁用成分，对身体有很大的危害，不要购买来路不明的减肥产品。

5.4　盘点那些美白祛斑的药物

"乐哥哥，你看我脸上这些'蝴蝶'！咋办呢？"

"什么'蝴蝶'？我只看到一张大脸，你当自己是祝英台呢？"

"讨厌，我说的是蝴蝶斑啊！最近天天出差风吹日晒，皮肤明显变黑了，你有没有什么可以美白祛斑的药物呢？"

"你已经是第 996 个问我同样问题的人了，如果是第 1000 个问我的用户，可以免费教你一套'还我漂漂拳'。"

"哎呀！你到底知不知道啊？算了，我还是去买点最近市场上超火的美白丸试试吧！（图 5-3）"

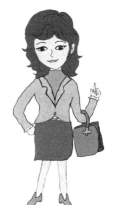

图 5-3　去买美白丸

"站住！为了防止你病急乱投医，我还是给你科普一下这方面的知识吧！有没有什么药物可以让人变白呢？答案是肯定的，而且还不止一种呢！"

"有救了！有救了！"

"我先问你个问题，你知道人为什么会变黑吗？"

"太阳晒的呗！"

"回答不完整，这都是皮肤里黑色素的缘故。"

"黑色素真讨厌，没有它就好了！"

"那可不行，黑色素是一种氨基酸衍生物，每个人都有。它由一种特殊的细胞即黑色素细胞生成并且储存在其中，它具有吸收紫外线、保护基底细胞等作用。正是由于黑色素的存在，皮肤才有了颜色。白种人细胞中黑色素含量少所以皮肤白，但是他们对紫外线敏感，长时间暴露在阳光下容易晒伤，皮肤衰老快，皮肤癌的发病率也高于亚洲人。"

"看来黑色素还有点用，那我选择留它一条活路吧！"

"当紫外线照射到皮肤上，肌肤就进入'自我防御'状态，激活酪氨酸酶的活性，产生黑色素，以保护我们的皮肤细胞。黑色素通过细胞代谢层层移动，到了肌肤表皮层就会形成雀斑、晒斑。"

"如果已经晒黑了，有没有办法缓解呢？"

"变白的方式无外乎就两条途径，跟我一起读一遍：阻止黑色素生成，加快黑色素代谢。能够产生这两种效果的药物比较多，它们需要在一定浓度下发挥作用，我给你介绍其中几位代表吧！第一位烟酸，烟酸又名维生素 B_3，或者叫维生素 PP。"

"PP？是不是'漂漂'的缩写啊？暗示它让人越用越漂亮。"

"不是，是 Prevent Pellagra（抗癞皮病）的缩写。烟酸是少数在食物中相对稳定的维生素，即使经过烹调及储存也不会大量流失并影响其效力。它是人体必需维生素之一，如果缺乏可导致癞皮病，表现为皮炎、舌炎等症状。长期以来，人们一直在探索它在抗衰老方面的功效，有实验证明在一定浓度下，它具有一定的美白效果，所以很多化妆品中都加入了这个成分，不过部分人群的皮肤对这个成分不耐受，会出现发红过敏等现象。"

"化妆品太贵，我自己买点维生素 PP 原料，每天往脸上抹一抹，又便宜又实用多好啊！"

"你这个想法在理论上是可行的，但是因为涉及药物稳定性和浓度的问题，我还是建议你别这么做了！"

"那我直接买来吃是不是起效更快啊？"

"千万别买来一瓶维生素 PP 原料药猛吃啊！药物抹在脸上和吃下去作用机理不同，烟酸口服可治疗癞皮病，但没有美白这一效果，而且长期超量使用很容易导致药物中毒。"

"除了烟酸，还有别的药物可以美白祛斑吗？"

"第二个隆重登场的就是大名鼎鼎的维生素 C。它是一种强烈的还原剂，具有抗氧化作用，能将皮肤色素多巴醌还原成多巴，达到变白的效果。不过众所周知维生素 C 怕光、怕热，一旦暴露在空气就很容易被降解，所以直接添加维生素 C 的化妆品美白效果并不好。维生素 C 还有一个远房亲戚叫维生素 E，也具有抗氧化作用，它也怕光、怕热，一些化妆品里也会添加这个成分。

"第三个出场的是氨甲环酸（传明酸），也是你刚才提起的'美白丸'的主要成分，它还有个名字叫凝血酸。这个药最初是用来止血的，常用于外科手术。一些月经量过多的女性使用后，发现皮肤变白，黄褐斑减弱，于是研究者开始将它应用于美白用品中。氨甲环酸的作用机理据推测是阻断黑色素小体从黑色素细胞转移到周围细胞，口服具有一定的祛斑效果，外用效果尚不明确。它主要的作用是防止出血，整体安全性较高，但随意大量服用依然有产生血栓的风险，尤其一些本身就有血栓或血栓发生风险高的人群，更不推荐使用。

"第四个出场的'美白达人'叫谷胱甘肽，是由谷氨酸、半胱氨酸、甘氨酸组成的含有巯基的三肽。它存在于身体细胞当中，具有清除自由基抗氧化的作用，其中的半胱氨酸能够降低酪氨酸酶的活性，也可以帮助身体合成谷胱甘肽，一些化妆品中也添加了这个成分。谷胱甘肽的口服制剂目前主要用于慢性肝脏疾病的辅助治疗，过量服用会引起轻度口腔黏膜白斑、溃疡和皮疹等副作用。

"第五个叫对苯二酚，大家更熟悉它的另外一个名字氢醌。它也是一种抗氧化剂，通过抑制酪氨酸酶活性，调控黑色素细胞代谢过程而发挥美白作用。它的主要不良反应是对皮肤有刺激性，长期使用会引起外源性褐黄病。2017 年世界卫生组织下属的国际癌症研究机构公布的致癌物清单将对苯二酚列入 3 类致癌物清单中，欧盟 2002 年禁止化妆品添加对苯二酚，我国 2007 年也将其列入护肤品禁用物质。有些国家还没有禁用，所以某些国外美白护肤品中依然含有此种物质。

"最后一个是熊果苷，它通过抑制酪氨酸酶活性达到美白效果，不过浓度高的时候有刺激性，皮肤敏感的人慎用。

"说了这么一大堆美白产品，它们的共同特点是需要在稳定条件下长期作用于皮肤，才能达到美白效果。"

"有没有能够快速美白的药物？我看朋友圈里有些微商说她们的化妆品一周就可以让人白过来。"

"一些来路不明的美白化妆品，号称能够快速美白，可能含有铅、汞等有毒成分，或者添加了激素，对人体损伤很大，使用初期可能有效，长期使用会对皮肤造成不可逆的伤害。"

"我看一些化妆品里常有水杨酸成分，它也是美白成分吗？"

"水杨酸并不是一种美白成分，不同浓度的水杨酸产生的效果也不同。3%的水杨酸可以消毒杀菌；10%的水杨酸可以软化角质层；20%的水杨酸有腐蚀作用。水杨酸可以渗透到毛孔深处，去除老化角质，加快角质黑色素代谢，不过使用不当容易损伤皮肤屏障。一般用于化妆品的水杨酸浓度不宜高于6%。现在市面上有一种水杨酸换肤的技术，通过软化皮肤角质层让皮肤变得细腻光滑，这需要在专业医疗机构由专业人员操作。"

"乐哥哥！你真是妇女之友啊！连美白的知识都知道，那你给我说说哪款化妆品好吧！是不是越贵的效果越好？"

"化妆品并不是越贵越好，而是适合自己的最好。皮肤的颜色是天生的，从严格意义上讲，美白不是增白，而是让你的皮肤恢复到原先的白。你能达到最白的程度，大概是你手臂内侧皮肤的颜色。古人云"天下熙熙，皆为利来；天下攘攘，皆为利往"，不要被化妆品广告蒙蔽了你的双眼，美白的真相只有一个，就是保湿加防晒。"

"说起保湿，我想起家里还有几根黄瓜呢！今晚就回家拍个黄瓜片敷脸上。这样能保湿了吧！"

"黄瓜的主要成分是水，用它敷脸就跟洗脸差不多，可以让脸变湿，却无法保湿。你还不如把它吃掉，对皮肤的帮助更大一些呢！"

"乐哥哥，为什么你知道这么多美白的知识，皮肤还是这么黑呢？"

"我一个大男人要那么白干嘛？你不知道我的偶像是包拯吗？"

【用药小贴士】美白之路千万条，安全用药第一条。不要随意在网上购买成分不明的美白产品，其中可能含有禁用的激素成分。

5.5　"姨妈痛"的药物治疗

不少"小仙女"们每个月总有那么几天，因为"大姨妈"的来访浑身不舒服。如果再遇到"姨妈痛"，任你是再坚强的"女汉子"，也要败下阵来，这也严重影响了女性正常的生活和工作。

"姨妈痛"在临床上有个专业的名词，叫作痛经。痛经了该怎么办？男朋友是不是让你喝热水，揉肚子？网友是不是让你按穴位？作为妇女之友的乐哥哥，当然不会这么简单粗暴，下面我将为大家介绍如何科学缓解痛经之苦。

痛经是指女性月经前后或月经期的下腹部疼痛，可能伴有腰酸或者其他身体不适，严重者会出现恶心、呕吐、出冷汗等症状，它是很常见的妇科疾病，根据病因不同，痛经可以分为原发性痛经和继发性痛经。

原发性痛经是指身体无器质性病变的痛经，常表现为痉挛性下腹部疼痛，大多数女性痛经属于此类。继发性痛经是指盆腔内器质性病变引起的痛经，如子宫内膜异位症等。

不同类型的痛经治疗方法各异，原发性痛经主要通过心理治疗缓解症状，平时保持良好的生活习惯，消除紧张、焦虑的情绪可以缓解轻度不适。如果疼痛较为严重，可以采用药物治疗。

常用的药物为非甾体类抗炎药，如布洛芬、酮洛芬、萘普生、双氯芬酸等，它们具有镇痛的作用。如果使用该类药物无效，可在医生的指导下使用避孕药，通过抑制排卵缓解痛经。严重疼痛时可以使用阿托品等解痉药对症治疗。中医治疗痛经以调理气血为主，常使用行气活血的药物，如元胡止痛片、益母草胶囊等。

继发性痛经需要查明病因后对症治疗，一般预后良好。

听完我的介绍，"小仙女"们是不是有了战胜痛经的信心呢？记得平时多锻炼身体，少吃辛辣食物，经期注意保暖，保持卫生，饮食均衡。这些好习惯都能有效缓解"姨妈痛"，让你重新回到元气满满的状态!

【用药小贴士】痛经可以通过心理疏导缓解,必要时可用止痛药。

5.6 正确使用避孕药

在人类历史上,很多药物的出现都改变了人类社会的格局。小小的避孕药就是其中的一例,有人甚至认为原子弹、互联网对社会的影响都不如它强。

避孕药的使用误区有很多,有人说紧急避孕药一年最多吃 4 次,吃多了对身体不好;有人认为避孕药可能影响女性的生育功能。

避孕药到底该如何使用?是否存在以上这些问题呢?下面我就来给大家讲讲口服避孕药的相关知识。

口服避孕药通常分为三类:短效避孕药、长效避孕药和紧急避孕药。

短效避孕药作为国内女性常用的避孕药,具有剂量小、代谢快的特点,它一般包含一种雌激素和一种孕激素,其避孕的原理是通过模拟人体卵巢分泌的雌激素和孕激素来抑制排卵,避免卵子与精子的结合以达到避孕的目的。

很多人对避孕药有误解,认为长期服用可能导致乳腺癌或者肥胖。其实它并不会引起这些情况,它还可以降低卵巢癌、子宫内膜癌的发生率,同时它也被广泛用于调整月经周期。

目前主流的短效避孕药是 20 世纪 80 年代推出的第三代产品,不良反应发生率很低,研究也没有发现药物和体重变化有因果关系,有些人吃药之后发生水、钠潴留,钠离子留在细胞外,引起浮肿,身体好似长胖了,其实并非积累了脂肪,停药之后很快就会恢复正常体重。

我国常见的短效避孕药为每盒 21 片,从月经周期的第一天起,每天服用 1 片,连续服用 21 天之后停药 7 天,然后接着服用下一盒。这类药物大多数为非处方药,可以在药店直接购买。市场上比较常见的短效避孕药有下面几种:达英 35、妈富隆、优思明、优思悦。它们所包含的雌激素都是炔雌醇，而孕激素各不相同。

达英 35 是环丙孕酮与炔雌醇的组合，它不但避孕，还能治疗雄激素过高导致的疾病，比如青春痘、多毛等，现在的主要适应证也是多囊卵巢综合征及中、重度痤疮。

妈富隆在国内知名度很高，是去氧孕烯与炔雌醇的组合。它价格便宜，上市时间久，被广泛使用。

优思明和优思悦都是屈螺酮与炔雌醇的组合，优思明的雌激素含量略高于优思悦。屈螺酮是最接近人体内源性孕酮的孕激素，很少引起水、钠潴留。优思明的使用方法为从月经周期第一天开始，每天服用 1 片，连续服用 21 天，停药 7 天。连续服优思悦 28天，中间不需要停药。

短期避孕药最常见的问题就是漏服，无论哪种品牌漏服后立刻补上是最佳的补救措施，中间停顿越久，越容易影响避孕效果。如果漏服超过 12 小时，避孕效果会降低，补服方法如下：

如果在服药的第一周就发生了漏服情况，接下来的一周为保险起见，最好使用安全套避孕。只在服药第二周发生漏服，及时补服即可。

如果第一周、第二周连续出现漏服，除了补服之外，接下来一周为保险起见，最好使用安全套避孕。

如果是第三周发生漏服，有两种方法：一种是补服之后继续用药，一个用药周期结束后紧接着进入下一个用药周期，期间无须停药；另一种方法是结束本周期用药，停药 7 天后，开始下一周期。

在短期避孕药使用过程中，其不良反应发生率较低，但由于个体差异的问题，有些人会出现恶心、呕吐等现象。该类药物会提高血栓发生的风险，所以已经发病的心血管疾病患者不要服用，长期吸烟的女性也不建议服用，因为吸烟也会提高血栓风险。

第二类避孕药是长效避孕药，目前应用较少。它的优点是不需要每日服用，但停药后可能有一定的蓄积，不良反应也较多，所以在一般情况下，没有生育过的妇女最好不要服用长效避孕药。如果服药后想生孩子，应当停药 3 个月至半年左右。长效避孕药常见的代表药有复方炔雌醚等。

第三类避孕药是紧急避孕药。它是在无防护措施进行性生活或避孕失败后一段时间内，为了防止妊娠而采用的避孕方法，不能代替常规避孕，不宜频繁使用，该类药物主要包括两种：

第一种紧急避孕药的主要成分是左炔诺孕酮，为非处方药。它的避孕机制是抑制排卵和阻止孕卵着床，同时使宫颈黏液稠度增加，精子运动阻力增大，起到避孕的效果。使用方案有两种：一种是性生活后 12 小时内口服该药 0.75 mg，间隔 12 小时后再服用该药 0.75 mg；另外一种是性生活后 12 小时内服用该药 1.5 mg。

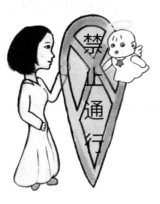

图 5-4 米非司酮

通常建议在 72 小时之内服用这类药物，服用越晚，避孕效果越差，如果超过 72 小时，基本就无效了。

第二种紧急避孕药的成分为米非司酮（图 5-4），它是处方药，需要在医生的指导下使用，剂量不同，效果不同，小剂量可用于避孕，大剂量可用于终止妊娠。

紧急避孕药的避孕成功率约为 85%，它的避孕效果低于短效避孕药。服用期间可能发生恶心、呕吐和月经周期改变等不良反应。如果服药之后出现呕吐，需要补服一粒，以保证用药效果。

特别澄清一点，紧急避孕药虽然不能作为常规避孕手段，但也没有一年只能吃几次的限制。该用的时候，还是要用。

【用药小贴士】不同类型的避孕药都不能保证百分之百不怀孕。

5.7 适龄女性如何接种 HPV 疫苗

HPV 疫苗的中文全称是人乳头状瘤病毒疫苗，这是一种对宫颈癌有预防作用的疫苗。宫颈癌是 30～40 岁女性人群中发病率仅次于乳腺癌的一种恶性肿瘤。

20 世纪，科学家发现宫颈癌大多由人乳头状瘤病毒（HPV）引发。HPV 感染很常见，大约 70% 的妇女都可能感染这种病毒，不过很多感染即使不治疗也会被人体自身免疫系统清除，只有 5%～10% 的妇女处于持续感染状态，长期发展下去会引起宫颈癌。HPV 病毒主要通过性传播，也会通过母婴传播，一些密切接触比如共用浴巾、坐便器等也可能引起传染。

目前已经发现 HPV 有 200 多种不同的基因型，其中 13 个基因型（HPV16、18、31、33、35、39、45、51、52、56、58、59、68）是高危型，被认为和宫颈癌发生有关，而 HPV6、11、42、43、44、81 属于低危型，一般与尖锐湿疣和低级别鳞状上皮内病变有关。

目前市面上的 HPV 疫苗有二价、四价、九价三种，价数越高预防的病毒范围就越广。一般认为二价 HPV 疫苗可以预防 HPV16、18 两种基因型病毒，四价 HPV 疫苗可以预防四种 HPV 基因型病毒，在二价的基础上增加了 HPV6、11 两种基因型病毒，九价 HPV 疫苗可以预防九种 HPV 基因型病毒感染，在四价的基础上，增加了 HPV31、33、45、52、58 五种基因型病毒。二价和四价 HPV 疫苗的抗体保护至少持续 10 年，九价 HPV 疫苗上市时间比较短，保护时长还有待观察。HPV 疫苗一般需要打三针，条件允许的话，女性优先选择九价的 HPV 疫苗。

目前世界卫生组织推荐的 HPV 疫苗最佳接种年龄是 9～13 岁，我国针对三种不同类型的疫苗，分别批准了不同的接种年龄范围。

二价 HPV 疫苗的接种年龄是 9～45 岁，四价 HPV 疫苗的接种年龄也是 9～45 岁，九价 HPV 疫苗的接种年龄是 16～26 岁。从感染 HPV 到发展为宫颈癌，一般需要经历 25～30 年的时间。这个时间非常漫长，而 HPV 疫苗也无法预防所有的高危病毒，所以女性从 21 岁起，无论是否打过 HPV 疫苗，都应该定期去做宫颈癌的筛查。孕妇应该避免接种 HPV 疫苗，如果接种期间意外怀孕，不需要终止妊娠，但要把尚未接种的剂次推迟到分娩后再接种。

【用药小贴士】尽管 HPV 疫苗需要自费购买，乐哥哥依然建议适龄女性接种 HPV 疫苗。

5.8 孕期用药的基本原则

孕期用药需要考虑孕妇和胎儿二者的情况，权衡利弊，既不能随意用药，也不能为了绝对安全不敢用药。随意用药可能会影响胎儿健康，不敢用药造成孕妇疾病发展，也会影响胎儿的健康。

孕妇用药时需要遵循以下原则：

（1）根据病情的需要，选择疗效确定并对胎儿安全的药品。能单独用药就不要联合用药。

（2）掌握合适的用药剂量和用药途径，疗程不宜过长。

（3）在药物选择方面，尽量选择临床使用多年，在胎儿安全性方面有充足临床资料证实的药物，不用或者少用只有动物实验资料没有孕妇临床用药资料的药物。

【用药小贴士】孕妇用药需要根据病情选择疗效确切且对胎儿安全的药品。

5.9 哪些药物孕妇不能用

没有任何药物对胎儿是绝对安全的，但胎儿畸形也不全是药物引起的。药物对孕妇影响最明显的是孕前 3 个月，不同时间的影响和作用不同。受精后前两周，药物的影响通常只有"全"或"无"两种，要么自然流产要么无影响，当然对于致畸性比较高的药物，这段时间也会影响胎儿的健康。受精后 3～10 周是大多数器官分化、发育、成型的阶段，最易受到药物影响，出现严重畸形。受精后 10～14 周，胎儿部分器官未完全形成，部分药物会造成器官畸形。受精后 14 周以后，药物的影响主要表现为身体功能异常。美国食品药品监督管理局颁布药物对胎儿的危险性分类等级（表 5-3），将孕期用药分为 5 个级别（A、B、C、D、X），从 A 到 X 级，致畸作用逐渐递增，孕妇患病时的用药一定要在医生指导下进行。

表 5-3 孕期用药安全等级

等级	安全性研究	代表药物
A 类	对照研究没有发现孕期服用会对人类胎儿有风险,对孕妇安全	维生素 B、维生素 C、叶酸等
B 类	动物研究未发现对动物胎儿有风险,但无人类对照研究,或者动物研究显示有不良反应,但人类对照研究未被证实有不良影响,对孕妇相对安全	青霉素类、头孢菌素类、阿奇霉素、布洛芬等
C 类	动物研究显示对胎儿有不良影响,但人类没有对照研究,或者没有人类和动物研究资料。该类药物需要权衡利弊后慎用	氧氟沙星、氯霉素、巴比妥类、氟康唑、利福平等
D 类	有确切证据表明对人类胎儿有风险,但为了孕妇获益,这些风险是可以接受的。孕妇在万不得已的情况下才能使用,例如孕妇患有危及生命的疾病而安全药物无效时	四环素类、氨基糖苷类、抗肿瘤药、苯妥英钠、卡马西平等
X 类	动物研究和人体研究均证实可引起胎儿异常,或者基于人类经验显示对胎儿有危险,潜在的风险明显大于其治疗益处。孕妇或者可能怀孕的妇女禁用	沙利度胺、利巴韦林、异维 A 酸等

由于 ABCDX 分类系统对于药物的风险评定过于简单,无法有效完整地覆盖妊娠、哺乳等不同时期的药物风险,也无法指出药物对女性和男性生殖系统的潜在风险。近年来,美国食品药品监督管理局制定了新的妊娠和哺乳期妇女的用药规则,要求药品生产厂家在其药品说明书中提供妊娠、哺乳期妇女用药风险及获益的详细信息,药物信息更为齐全,但较为复杂,需要专业的医生评估、判断。我为大家列举部分对胎儿有影响的药物(表 5-4),仅供参考。

表 5-4 某些对胎儿有影响的药物

药物名称	对胎儿的影响
磺胺类药物	出血、贫血
氯霉素	灰婴综合征危险性增加、唇裂、腭裂
四环素	牙齿染黄、釉质发育不全、骨生长迟缓
新霉素	干扰胆红素结合
金刚烷胺	单心室、肺闭锁
奎宁	智力迟钝、耳毒性、先天性青光眼

续表

药物名称	对胎儿的影响
咖啡因	新生儿兴奋、心动过速
苯妥英钠	胎儿苯妥英钠综合征、新生儿出血
普萘洛尔	低血糖、心动过缓、呼吸暂停、产程延长
华法林	眼异常、发育迟缓、癫痫
氨茶碱	心动过速、呕吐、肢端缺陷
右美沙芬	呼吸抑制、戒断症状
苯海拉明	腹泻、呼吸抑制、戒断症状
西咪替丁	性功能异常
炔诺酮	雌性胎儿雄性化

【用药小贴士】同一个药物在胎儿发育的不同阶段对胎儿危害不同，怀孕前 3 个月尽量避免使用所有药物。

5.10 孕妇如何补充叶酸

"小芳最近感觉怎么样？想吃酸的还是想吃辣的？"

"都想吃，但是这个也不敢吃，那个也不能吃，很纠结啊！"

"孕妇没有那么多饮食禁忌，关键是营养均衡。不过服用药物还是要特别谨慎的。"

"说起药，我就知道吃叶酸最保险，从怀孕前吃到现在，也不知道还要吃多久？"

"你算是问对人了，让我来给你科普一下有关叶酸的知识。叶酸最早是在菜叶子里面发现的，所以叫叶酸，但是它不是酸味的，还有点甜甜的味道。叶酸属于 B 族维生素，人体自身无法合成，需要通过外界摄取，你知道孕妇为什么要补充叶酸吗？"

"好像是可以防止胎儿出现畸形吧！"

"对，叶酸对胎儿的健康很重要，如果体内叶酸量不足，就有可能出现胎儿神经管闭合障碍，进而出现神经管畸形，导致脊柱裂或者无脑畸形等后果。除了预防神经管畸形，叶酸还能够有效预防胎儿先天性疾病、唇腭裂等，减轻妊娠反应，预防巨幼红细胞贫血。"

"我们能不能从日常食物中获得叶酸呢？"

"一些绿色的蔬菜（菠菜、青菜、小白菜、油菜等）和水果（橘子、草莓、桃子、葡萄等）、坚果、豆类和蛋类、动物肝脏里都含有叶酸，不过因为它们的利用率比较低，在烹饪过程中还容易损耗，所以孕妇还需要再补充一些人工合成的叶酸。"

"怪不得医生让我每天吃叶酸呢！那为什么要在备孕的时候就吃呢？"

"叶酸吃完之后，被身体吸收还需要一段时间，差不多需要 4 周才能改善体内叶酸缺乏的症状，所以通常医生会建议孕前 3 个月就开始吃叶酸，一直吃到怀孕后 3 个月。除了吃合成的叶酸，也应该多吃一些水果、蔬菜来补充天然叶酸和各种营养物质。"

"每个孕妇服用叶酸的量都一样吗？"

"市面上销售的人工合成叶酸规格各不相同，有 0.4 mg、0.8 mg、1 mg 的，还有更大剂量的，适合不同的人群选择。对备孕者或者孕妇，建议每日服用 0.4～0.8 mg；如果曾经怀过神经管缺陷宝宝的妇女，或者家族中有过神经管畸形宝宝生育史的女性，至少从孕前 1 个月开始，直到妊娠满 3 个月，每日服用 4 mg 叶酸。现在很多医院已经开展叶酸代谢基因检测，在备孕及怀孕期间，通过叶酸代谢基因检测，及早发现不同受检者对叶酸的吸收利用水平，由医生给出叶酸补充计划和补充量，以降低新生儿出生缺陷风险。"

"我们家族里没听说谁有类似的病史，我也没有糖尿病、肥胖症，那我服用 0.4 mg 就可以了，什么时候吃叶酸比较好呢？"

"叶酸的最佳服用时间是每日早餐后半个小时，此时服用叶酸吸收率是比较高的。"

"乐哥哥！我还有个问题，备孕的女性需要补充叶酸，男性在备孕期间是否需要补充叶酸呢？"

"男性目前没有统一的补充标准，不过叶酸可以提高男性的精子浓度和活力，抽烟的男性和叶酸缺乏的男性可以在孕前适量补充一些叶酸。"

"叶酸这么好的话，那我多吃点也没啥关系吧！"

"任何事物都是过犹不及的，叶酸吃多了同样会造成危害，会出现恶心、呕吐、腹胀不适等反应，锌的吸收也会受到影响，还会增加婴儿哮喘、糖尿病、肥胖的风险。"

"看来这个叶酸也不能多吃！我这次去医院检查，医生给我开的叶酸片和以前那家不一样，不同品牌之间差别大吗？我看有些复合维生素里面也包括叶酸，是不是吃那个比单独补充效果更好呢？"

"只要是国药准字号的叶酸片，质量都是有保证的，不同厂家之间可能略有差异，但不影响使用效果，而一些保健品类别的叶酸，质量要求不如药品严格，我个人不建议购买。一些复合维生素里也有叶酸，你购买的时候注意看一下是不是国药准字号，还要看看里面叶酸的含量，不要超过日常建议量就可以了。复合维生素药片通常比较大，吞咽起来可能有点困难。"

"哦，听你这么一说，我对叶酸的使用清楚多了，谢谢乐哥哥！"

"不客气，祝你好'孕'，有什么问题随时咨询我哦！"

【用药小贴士】孕妇补充叶酸，一般每日服用量为 0.4～0.8 mg。

5.11 孕妇如何补充钙和铁

孕妇钙摄入量长期不足，同时伴随维生素 D 缺乏，可能引起胎儿发育迟缓，也会引起孕妇腰腿疼痛。孕妇中晚期每日所需钙量为 1000～1200 mg，除日常饮食摄入的一部分钙外，妊娠 20 周后可补充钙剂，每日补充 600 mg。35 岁以上、多次妊娠、妊娠高血压、妊娠呕吐者可以提前补钙，哺乳期妇女也需要继续补钙。补钙可服用钙剂，同时补充维生素 D，胃酸缺乏者不宜选用碳酸钙，可选用柠檬酸钙、葡萄糖酸钙等，同时多吃富含钙的食物补充钙，各类奶制品、豆制品、坚果类及鱼虾均是钙的良好来源。

孕妇贫血会增加妊娠期高血压的风险，容易导致早产和产后出血，也会影响胎儿的发育，导致新生儿体重较轻，胎儿易发生缺铁性贫血。一般建议贫血妇女应该在贫血改善之后再妊娠，备孕期多吃富含铁的食物，动物性食物中的铁吸收率较高，动物肝脏、动物血、肉类、鱼类都是铁的良好来源。孕妇可从怀孕 12 周开始，每天补充 10～30 mg 铁剂，补铁前先得判断是否需要额外补充铁。

补铁的最佳时间在两餐中间，同时注意多摄入维生素 C，维生素 C 可促进铁的吸收和利用。铁剂和钙剂不要同时服用，间隔 1 小时再服用。

【用药小贴士】孕妇贫血首选食物补充，吃肉是个好习惯。

5.12　孕妇感冒了能不能吃药

部分孕妇由于免疫力较低，很容易感冒。一旦出现感冒症状，往往内心彷徨，左右为难。用药担心药物影响胎儿，不用药又担心感冒病毒影响胎儿。那么孕妇感冒了到底该如何治疗呢？

孕妇感冒是否用药需要根据病情综合考虑。如果症状较轻，只是流鼻涕、打喷嚏，则不用吃药。日常注意休息，多喝开水，保证营养均衡。如果出现高热、畏寒等症状，需要尽快控制体温，持续高热可能导致流产或胎儿畸形。当温度超过 38.5℃时，可以使用退热药，首选对乙酰氨基酚，对孕妇而言，其安全性较高，但不要过量服用。很多复方感冒药中都含有对乙酰氨基酚，重复用药可能导致过量，所以服药前需要仔细了解药品成分。怀孕期间避免使用阿司匹林、双氯芬酸钠等退热药物。

如果感冒过程中出现细菌感染或者病毒性感冒合并细菌感染，需要使用抗菌药治疗，青霉素类、头孢菌素类抗菌药对胎儿影响较小，可以在医生及药师的指导下使用。

女性妊娠期要注意休息，适度锻炼，注意个人卫生，少去人口密集的场所，保证室内通风，保持良好的生活规律，合理膳食，这些好习惯能够增强孕妇体质，提高孕妇对疾病的抵抗能力。

【用药小贴士】应在医生指导下根据孕妇病情轻重选择合适的药物。

5.13　女性更年期综合征的用药

更年期是指女性卵巢功能从衰退到完全消失后的一段时期，更年期的时间长短及机体反应因人而异。更年期通常发生于45岁到55岁之间。世界卫生组织建议用"围绝经期"取代"更年期"。更年期的持续时间短至2～3年，长达8～12年。

更年期综合征是指女性绝经前后，由于激素分泌波动或者激素减少引起的一系列躯体及精神心理症状。临床表现主要有月经紊乱、头痛、心悸、容易激动、失眠、多虑、生殖器官萎缩、乳房下垂、骨质疏松、腰酸背痛等。

根据临床表现不同，该病可以采用不同的治疗方法。症状较轻者可以通过日常调理改善；症状明显者需要进行激素水平检测，确定激素六项水平是否处于正常值范围，根据检测结果，使用雌激素或者雌激素 - 孕激素联合替代疗法。使用时由小剂量开始，临床症状消失即可停药。

中医认为更年期疾病是肾气不足导致的阴阳失调，又以肾阴不足多见，根据病症，可以用疏肝理气、清泻心火的中药对身体进行调理。

【用药小贴士】常用于更年期综合征的中成药包括知柏地黄丸、更年安片、坤宝丸、更年宁等，需在中医指导下合理使用。

第6章 老年人合理用药

6.1 老年人的生理特征与用药方法

在我国，60岁以上的人群通常被称为老年人。当一个国家或地区60岁以上老年人口占总人口数比例超过10%，则这个国家或地区进入老龄化社会。我国1999年就进入老龄化社会，目前我国60岁以上人口数量超过2.5亿。

老年人身体水分减少，血流量减少，组织、器官、系统功能下降（如肾功能下降、心脏功能下降、肝功能下降、肺功能下降、内分泌功能下降、免疫功能下降等），储备能力减弱，适应能力降低，抵抗力下降，感觉功能衰减，体温调节能力减弱，维护内环境稳定的能力减弱。

老年人的组织、器官呈现退行性改变，服药时的个体差异在老年人身上更加明显。与青年人相比，老年人对某些药物的敏感性会增加，例如利尿药、降压药、强心苷类（如地高辛）（图6-1）药物等；老年人对另外一些药物敏感性会降低，比如β受体激动剂或者拮抗剂等，所以老年人服药要从小剂量开始。一般来说，60岁老年人用药的初始剂量是成年人用药剂量的三分之一，70岁老年人用药的初始剂量为成年人用药剂量的四分之一，80岁老年人用药的初始剂量为成年人用药剂量的五分之一。使用时结合患者体质、肝

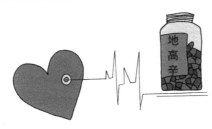

图 6-1　地高辛

功能、肾功能、药物类型等多方面因素综合考虑。

由于胃肠道功能减退，胃排空时间延迟，老年人对很多药物的吸收都会减少。老年人用药后，药物在其体内的吸收、代谢过程与中、青年人相比有明显差异。

老年人血浆中的蛋白质含量降低，与蛋白质结合的药物减少，游离药物浓度增高。同样的给药剂量，中、青年人可能才起效，而老年人就已经过量了。老年人的肝、肾功能下降，药物代谢和排泄也比较慢，容易造成药物蓄积，药物不良反应发生率增高。例如茶碱的神经毒性和心脏毒性在老年人群中更容易发生，所以临床医生使用茶碱时，年龄是茶碱中毒的主要危险因素。

老年人身体机能退化，免疫力低，对于服药的依从性较差，疾病发展较快，因此老年人用药需要更加谨慎。

有些老人看到别人吃某些药效果好，也自行购买服用，结果效果并不理想。其实同样年龄的老年人，药物起效的剂量差异较大，甚至相差数倍之多。出现这种情况的主要原因是老年人身体状况差异比较大，身体器官、组织老化程度不同，所以老年人应尽量做到个体化用药。

【用药小贴士】老年人各项生理功能退化，药物在体内容易蓄积，使用时应该从小剂量开始。

6.2　老年人常患哪些疾病

据统计，90% 的老年人患有各类慢性病，如高血压、糖尿病、骨质疏松等，老年人易患的疾病被称为老年病（表 6-1）。

表 6-1　常见老年病类型

疾病类型	常见疾病
心血管系统疾病	冠心病、高血压、肺动脉高压、高血脂
呼吸系统疾病	咳嗽、哮喘、社区获得性肺炎、慢性阻塞性肺炎
消化系统疾病	胃食管反流、消化性溃疡、消化不良、便秘
内分泌系统疾病	甲状腺功能亢进、糖尿病、骨质疏松、痛风
神经系统疾病	帕金森病、阿尔茨海默病、急性脑卒中、失眠

续表

疾病类型	常见疾病
五官科疾病	白内障、青光眼、干眼综合征、听力减退
关节疾病	类风湿性关节炎、骨关节炎

6.3　老年人用药的基本原则

随着年龄的增长，老年人的疾病发生率也随之提高，长期用药的情况非常普遍，甚至同时服用多种药物。有研究表明，全球约有七分之一的老年人不是死于自然衰老或疾病，而是死于不合理用药（图 6-2）。老年人在用药过程中应该遵循哪些基本原则呢？

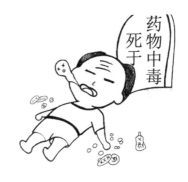

图 6-2　不少老年人
死于不合理用药

首先，要充分认识药物作用的两面性，并非所有的疾病都需要药物治疗。在药物治疗之前，了解疾病发生的原因，如果能够通过生活调理恢复，先不要急着吃药。例如老年人发生便秘，可能与活动量减少、膳食纤维摄入过低有关，可以通过饮食调节、增加运动、养成定时排便的习惯来缓解，如果自行服用泻药，反而容易导致肠道平滑肌萎缩，无法蠕动，加重便秘的情况，还会造成维生素和矿物质的缺乏。

其次，用药种类不宜过多，用药量不宜过大。老年人肝、肾功能退化，用药剂量大或者种类过多容易诱发药物中毒，还易产生耐药性或者成瘾性，所以老年人服药剂量、用药种类宜少不宜多。老年人往往患有多种疾病，就诊于多个科室，不同的医生开具处方可能会出现用药种类过多或者重复用药的情况，老年人应在就医时，告诉医生正在治疗的疾病和已在服用的药物，减少重复用药，降低药物毒副反应。如果不能记住所有药物，可以让家人准备一张所用药物登记表，并提供给医生。在医生开具处方时，仔细询问药品的服用时间、服用剂量、注意事项、不良反应等，当出现身体不适时，要与医生及时沟通，不能自行换药或者坚持使用某些药物。当身体状况好转时，也不能随意停药，需要咨询医生，了解是否需要继续服用某些药物。

最后，在购买药品的时候，要去正规的渠道购买，不要迷信广告或者照搬他人的用药经验，耽误最佳治疗时间。

【用药小贴士】老年人用药要听医生和药师的意见，不要盲从广告。

6.4 老年人用药的注意事项

老年人身体机能退化，免疫力低，服药的依从性较差，疾病发展快，因此老年人用药需谨慎，避免出现用药错误。老年人服药时应该注意以下几点：

（1）不要自行服药。有些老年人觉得自己"久病成医"，遇到身体不舒服的时候，自己去药店随便买药吃，这样很容易掩盖病情，延误治疗。

（2）不要自行停药。有的老年人担心药物不良反应，药物一旦起效就立刻停药，或者服用的药物两三天不起效就立刻换成其他药物，这都是不科学的。药物的药理作用不同，起效时间也不相同，有些药物需要服用3周之后才会在体内产生效果，频繁换药不但无法起到治疗作用，还可能加重病情。例如抗感染类药物一旦使用就需要足疗程、足剂量使用，突然停药可能导致细菌耐药，产生更大危险。

（3）不要盲目进补。很多老年人有服用补药或使用保健品的习惯。保健品没有治病作用，不能代替药物。部分补药药性峻猛，并不适合老年人服用，中医界流传一句话："大黄救人无功，人参杀人无过"。即使是人参这类滋补药，使用不当也会损害健康。

清代名医郑钦安曾说："病之当服，附子、大黄、砒霜皆是至宝；病之不当服，参、芪、鹿茸、枸杞，都是砒霜。"古人早已认识到补药需要在医生的指导下正确使用，才能发挥它应有的作用。

老年人不合理的用药方式，不仅会使患者用药风险增加，也会造成社会医疗资源的浪费。"莫道桑榆晚，为霞尚满天"，愿每个老人都能合理用药，享受健康幸福的晚年生活。

【**用药小贴士**】老年人不要盲目服用补药和保健品，使用不当也会影响健康。

6.5　老年人服用降压药的常见问题

我曾经在某平台"刷"到这么一条视频：一个妹子信誓旦旦地宣称高血压患者不能经常吃降压药，老吃药血管就会变脆，最后容易破裂，而治疗高血压最好的方法就是控制血流速度，让它变慢。

当我看到这条视频时它已经有几万个"赞"、几百条"转发"了。

我立刻就录了一个视频"怼"回去，我表示录这个视频的人大概是"大禹"，这不是"治病"而是"治水"，还控制流速？你当血管是水龙头？随后我又科普了高血压患者应该规律服药的常识。

很遗憾，我这条视频只有不到一百个"赞"。

为什么一个完全不靠谱的视频，传播效果这么好？我的科普视频却只有少数人赞同，难道是我的颜值已经配不上我的才华了吗？

其实这是医药知识科普的一个缩影，很多时候正确专业的观点在网络上得不到有效传播，而不靠谱的谣言反而成了"流量小生"，点击量遥遥领先。科普之路还任重道远，既需要专业人士的讲解，也需要大家"不传谣、不信谣"。

高血压防治是谣言泛滥的重灾区，我在日常科普时常会遇到类似的疑惑，下面这几个问题，你知道正确答案吗？

（1）人老了都会得高血压吗？

高血压的发病机制很复杂，跟多种因素有关，高血压分为原发性高血压和继发性高血压两种。

原发性高血压的发病机理不明确，主要集中在中老年群体。老年人因为自身机体功能退化，血管弹性变差，饮食多油盐等原因，成为高血压的高发人群，但并非所有老人都会患高血压。

继发性高血压是指一些疾病导致的高血压，比如肾病综合征、慢性肾炎等肾脏疾病可以导致肾脏血管过于狭窄，容易造成患者血压急剧波动并引发高血压症状，它的发病群体主要是年轻人，发病迅速，需要针对病因进行对症治疗。

（2）在家里用电子血压计测量血压正常，在医院量血压就有点高，这种情况需要治疗吗？

测量高血压首先要保证工具的可靠性，很多人都购买了便携式血压测量仪，有上臂式、手指式、手腕式等多种类型，我推荐上臂式电子血压计，它的测量准确度更高。有些人在家测量血压正常，一到医院血压就高，这种情况在医学上有个专业的名词叫"白大衣高血压"。世界卫生组织建议，出现这种情况需要根据患者总体的危险性状况和是否存在靶器官损害来决定是否治疗，如果没有身体器官功能问题，可以不治疗，但是必须密切观察，定期检测。《欧洲高血压防治指南》给出的建议是密切随访3～6个月，需要注意调整生活方式。

（3）都说"西药治标，中药治本"，高血压患者吃中药更好吗？

首先需要明确一点，无论中药、西药，对症治疗才是关键，并没有哪个治标哪个治本的区别。中医当中没有高血压这个病名，一般归属于"眩晕""头痛"等病范畴，通常认为它与肝、肾有关，情志失调，饮食失节，肝阳上扰于头目，故见眩晕之证。

常用于高血压治疗的中成药有罗布麻降压片、杜仲降压片、天麻钩藤颗粒等，需要在医生的指导下选用。一些治疗高血压的中成药里面含有西药成分，比如珍菊降压片、降压避风片、复方罗布麻片里面就含有盐酸可乐定和氢氯噻嗪这两种西药成分。如果使用了这类中成药，就不要再使用类似成分的西药了，以防药物过量，增加不良反应。

（4）得了高血压没有任何症状，能不治疗吗？

高血压患者没有出现症状并不表明它对身体没有损害。高血压对血管、心、脑等靶器官的损害一刻也没有停止，置之不理会导致多种并发症，患者需要根据病情发展情况，及时采取生活方式干预的办法或者通过药物控制血压。

（5）降压药长期服用会出现耐药性吗？

很多人都担心长期服药的耐药性问题，抗高血压药是不会产生耐药性的，可以长期服用。

【用药小贴士】高血压治疗一旦开始用药，就要坚持服药。

6.6　老年糖尿病患者治疗的注意事项

很多糖尿病患者在用药、饮食方面都很注意，但是一些有关糖尿病的谣言流传甚广，给糖尿病患者造成不少困扰。

一些人认为胰岛素不能长期使用，有依赖性。这个谣言被中国药学会评为 2018 年的十大用药误区之一。很多 2 型糖尿病患者担心使用胰岛素会产生药物依赖性，该用的时候也不使用，延误了治疗。

药物依赖性指长期使用某种药物突然停药后，使用者有继续用药的欲望，以避免停药引起的不适感。容易产生药物依赖性的药物主要是一些麻醉药物、镇痛药物、抗焦虑药物和催眠类药物。胰岛素是一种人体正常分泌的激素，由胰脏内的胰岛 β 细胞受内源性或外源性物质的刺激而分泌。与那些依赖性的药物不同，胰岛素不存在药物依赖性。对于早期糖尿病患者，使用胰岛素后，自身胰岛细胞得到休养，可以恢复一部分功能，胰岛素的使用剂量就可以逐渐减少，最后甚至能够停用胰岛素，改用口服药控制病情。

当然，任何药物都是有两面性的，长期注射胰岛素也有一些副作用，比如在注射部位出现局部脂肪萎缩或者增生，或者产生抗胰岛素抗体，让胰岛素用量逐渐增大，医生需要根据病情调整用药方案。

一些老年人认为糖尿病的治疗只要按时服药即可，不用定期复查。实际上，随着病程的延长，很多药物的降糖效果会逐渐降低，患者一直吃药，最后还会出现并发症，所以糖尿病患者在治疗期间要定期复查，除了能够了解药效外，还可以评估并发症是否发生，医生也会根据血糖、血脂、肾功能、眼底动脉情况等综合评估，调整治疗方案，建议糖尿病患者一年复查 3～4 次。

一些患者为了省钱或者图省事，在血糖稳定之后就擅自减量甚至停止服药，这种行为可能会出现严重后果。糖尿病一旦确诊就需要终生治疗，即使经药物治疗，血糖浓度值正常，也不能随意减量或者调整用药，停药后，血糖猛然上升，可能出现糖尿病酮症酸中毒，这可是一种很危险的情况。

糖尿病酮症酸中毒是指糖尿病患者代谢系统紊乱，脂肪分解加剧，脂肪酸在肝脏氧化分解产生大量的酮体，当酮体过多，超过肝脏以外组织的氧化能力时，血酮体升高，产生酸性中毒症状，患者表现为头痛嗜睡、烦躁不安、呼吸深快，呼气中有烂苹果味，严重时可危及生命。

一些糖尿病患者还存在随意增加用药剂量的情况。他们觉得药物种类越多效果越好，将多种降糖药放在一起服用。很多降糖药作用机制相同，一起吃不但无法增加疗效，还会增加药物不良反应。一些患者服药期间发现血糖浓度升高，就自作主张提高降糖药用量，如果降糖效果还不好的话，再继续增加药量，这种行为对身体损害很大。调整药物剂量需要医生综合多种情况来决定，不能自己随意调整。

有些糖尿病患者患病之后，只吃酸味的水果或者完全不吃水果。认为只要吃起来甜的食物都是含糖量高的食物，其实食物及水果中糖分的含量，并非是通过口味来确定的。水果中含有机酸和糖，一些尝起来比较酸的水果，里面也含有很高的糖分，因为有机酸含量高，酸味掩盖了甜味，让人误以为含糖量很低，比如山楂的含糖量达到22%，而西瓜的含糖量约为6%。一些酸味的果汁饮料当中也加入了不少白砂糖，需要注意。水果中的糖分有果糖、蔗糖和葡萄糖三种，而甜度从高到低依次为果糖、蔗糖、葡萄糖，因此果糖含量高的水果口感会更甜一些，但是总的糖分不一定是最多的。

糖尿病患者也不需要彻底禁吃水果，《中国2型糖尿病膳食指南》推荐两餐之间选择合适的水果加餐。合适的水果是指那些血糖生成指数比较低的水果，例如番茄、樱桃、柚子、苹果等，每天食用不超过200克。

除了含糖的水果外，还需要注意一些食物对血糖的影响。有些糖尿病患者抱怨自己每天就吃些馒头米饭，血糖还是居高不下，其实大米饭、烙饼、馒头、油条、南瓜这类主食升糖指数都比较高。一些糖尿病患者听说南瓜粥可以降糖，每天都喝一碗，殊不知南瓜的升糖指数是75，也是含糖量比较高的食物，吃多了不但不会降糖，还会升高血糖浓度。

所以，糖尿病患者一定要坚持科学规范的治疗，只要保持良好的生活习惯、乐观的心态，积极治疗，同样能拥有高质量的生活。

【用药小贴士】馒头、米饭这些食物也含有较高的糖分，糖尿病患者食用时不可过量。

6.7　老年人便秘该如何用药

老年人由于活动减少，胃肠道蠕动减慢，容易出现便秘，用药缓解便秘成为一些老年人的第一选择，但很多通便药老年人并不适用。适合老年人使用的通便药为容积性泻药与渗透性泻药，严重便秘者可以短期适量应用刺激性泻药。

容积性泻药主要用于轻度便秘患者，服药期间多喝水，其中欧车前更适合老年人服用。渗透性泻药可用于轻、中度便秘患者，其中聚乙二醇和乳果糖适用于老年人。刺激性泻药可以增强肠道动力，短期使用比沙可啶比较安全，此类药物不能长期服用，否则容易产生依赖性。

老年人出现便秘，应该分析具体病因，不能一味地通过药物来缓解症状，日常戒烟戒酒，少吃辛辣食物，规律生活，定时排便，保持适量的运动，可以有效预防便秘。

【用药小贴士】老人便秘不要随意使用通便药，应该先从改变生活习惯入手。

6.8　阿尔茨海默病是否无药可救

"乐哥哥，我昨天休息干了一件很有意义的事情。"

"啥事啊？扶老太太过马路了？还是去植树造林了？"

"我把今年热播的那部电视剧《都挺好》全部看完了。"

"哎，我还当什么有意义的事呢！"

"电视剧里面那个苏大强都快把我气炸了，不过最后他得了老年痴呆，又让人很心酸。这个病是不是很难治疗啊？"

"这个病的确是一个很棘手的疾病。今天我也做一件有意义的事情吧！给你科普一下这种疾病的药物治疗，其实老年痴呆是个比较笼统的说法，一般是指阿尔茨海默病。"

"我记得英国前首相撒切尔夫人就得了这个病吧？"

"是的，这是一个患病人数非常多的疾病，据统计，全世界有5000万患者，每3秒就有1位患者诞生，女性发病率高于男性，每8位65岁以上的老人中，就有1位患阿尔茨海默病。"

"我怎么感觉这个疾病离我们很遥远呢？"

"阿尔茨海默病是一种起病隐匿的进行性发展的神经系统退行性疾病。这个疾病早期症状不明显，而且患病老年人经常被误认为记性差，怀疑是'老小孩''老糊涂'，忽略了诊断和治疗。"

"那我们该如何发现老人得了阿尔茨海默病呢？"

"这需要家人多关心父母的变化，日常生活除了注意老人身体不适之外，还需要区分普通的健忘和疾病导致的认知障碍。健忘通常是生理性退化，对时间、地点、人物关系的认知没有明显障碍，对生活没有严重影响，而疾病范畴的认知障碍可能分不清季节和人名，找不到回家的路。如果家中老人情绪、脾气、性格有了变化，要及时去医院诊治，早发现，早诊断，早干预。

"阿尔茨海默病的病程大致可以分成以下三个阶段（表6-2）。

表6-2　阿尔茨海默病的病程

发展阶段	发生时间	名称	主要表现
第一阶段	起病后1～3年	轻度痴呆期	近期记忆的减退，对周围事物的冷漠
第二阶段	起病后2～10年	中度痴呆期	记忆严重受损，不能独立进行室外活动，完成穿衣等日常行为需要他人帮助
第三阶段	起病后8～12年	重度痴呆期	严重记忆力丧失，生活完全依赖看护者

"有什么药物可以治疗这个疾病吗？"

"目前阿尔茨海默病的一线治疗药物分为两大类：第一类是胆碱酯酶抑制剂，代表药物有多奈哌齐、卡巴拉汀和加兰他敏，主要用于轻度和中度的阿尔茨海默病治疗；第二类是NMDA受体拮抗剂，代表药物有美金刚，可用于中度至重度阿尔茨海默病的治疗。除此之外，一些钙拮抗药、他汀类药物和中药也被用于该病的辅助治疗。"

"这些药可以根治阿尔茨海默病吗？"

"很可惜，上述药物主要用于改善患者认知功能，还没有针对这个疾病的特效药，这个疾病目前无法治愈。阿尔茨海默病的发病原因非常复杂，关于这个疾病的发病机制也有不同的说法，学界主流观点认为聚集在大脑内部的 β 淀粉样蛋白形成老年斑是导致该病的主要原因，所以很多研究都围绕如何清除这个蛋白而进行，但还没有一种药能够有效清除这些蛋白。2019 年 10 月，有媒体报道美国一家公司宣布世界首款可以治疗阿尔茨海默病的药物已经提交了上市申请，正在等待美国药品监管部门的审批，有可能在 2 年后实现量产。我国科学家研究认为肠道菌群紊乱所诱发的神经炎症是阿尔茨海默病的重要发病机制，基于此理论研发了一款新药，已于近期上市。该药是我国自主研发并拥有自主知识产权的创新药，用于轻度至中度阿尔茨海默病的治疗。"

"太棒啦！以后阿尔茨海默病就可以治愈了吧！"

"先不要这么乐观。刚才说过阿尔茨海默病可能是因为 β 淀粉样蛋白的原因导致，大多数药物的作用原理就是通过清除这种蛋白，改善早期患者的临床症状，提高患者的生活质量。国内刚上市的药物也主要用于轻中度患者。这些药物对于阿尔茨海默病重度患者都没有太好的效果，因为患者部分大脑神经元已经受到了不可逆的损伤，很难恢复，即便药物可以清除淀粉样蛋白，也无法恢复以前的状态了。"

"哎，刚刚燃起的希望小火苗又破灭了！"

"也不要这么悲观，毕竟随着科学的进步，药物研发也在不断推进，有效的药物总会出现的。我们的当务之急，是尽量干预危险因素，减少发病率。"

"哪些是导致阿尔茨海默病的危险因素呢？"

"高血压、肥胖、抑郁、缺乏锻炼、吸烟、不与他人接触都属于危险因素，对这些危险因素进行干预，可以降低将近三分之一的患病风险呢！"

"这个疾病遗传吗？"

"科学家在一些患者身上发现了某个遗传基因，称为易感基因，它会增加阿尔茨海默病的发生风险，但并不表明有这个基因一定会患病，所以只能说这个疾病具有一定的家族聚集性，不能说它是一种遗传病。"

"我听说用铝锅会导致老年痴呆，是不是要把家里含铝的餐具全部扔掉啊？"

"这是一个流传很广的谣言，多年前有几个加拿大科学家检验阿尔茨海默病患者的大脑，发现铝离子含量高于正常人，就发表了铝导致疾病的报告，可是后来发现是他们用铝盒储存样本导致的。目前没有研究表明两者之间有直接关系。

"面对疾病，我们更需要做的是多陪伴老人，对他们多一些耐心，就像小时候他们对我们那样。"

"我想起小时候喜欢吃烤山药，妈妈总让我吃大块的，还问我两块够吗？"

"然后你就说够了，谢谢妈妈，妈妈真好！"

"咦！你咋知道呢？我决定立刻去干一件有意义的事情，陪妈妈去逛街、吃饭，买买买！"

【用药小贴士】关爱老人，从陪伴开始。

6.9　帕金森病的常用药

帕金森病又名震颤麻痹，是一种常见的神经系统变性疾病，发病人群平均年龄为 60 岁，男性多于女性。遗传因素在大部分帕金森病患者中并不起主要作用，仅有不到 10% 的患者有家族史。

目前尚不清楚帕金森病的发病原因，帕金森病可能与环境因素、年龄老化、氧化应激等因素有关。帕金森病起病缓慢，症状因人而异，临床表现为震颤、运动迟缓、姿势步态障碍等，近年来发现抑郁、便秘、睡眠障碍等非运动障碍也是帕金森患者的症状。

帕金森病的治疗既遵循一般原则，也强调个体化给药。用药时不仅需要考虑病情，也需要综合考虑患者年龄、经济水平等因素。该病属于慢性进展性疾病，药物治疗可以缓解症状，无法根治，一旦患病往往需要终身服药治疗。

　　治疗帕金森病的药物主要分为两大类：抗胆碱药物和影响多巴胺功能的药物。比较年轻的患者首先使用非麦角类多巴胺受体激动剂普拉克索、罗匹尼罗、吡贝地尔等，之后选择左旋多巴、抗胆碱药等进行治疗。

　　左旋多巴是目前治疗帕金森病最有效的药物，早期效果较好，但长期使用会出现疗效减退。单独服用左旋多巴时，它会在小肠内被迅速吸收，进入脑组织的药量很少，绝大部分被代谢脱羧为多巴胺，失去作用，还容易诱发胃肠道不良反应，所以在口服左旋多巴的同时还应该服用抑制其在外周血液中脱羧的药物，如卡比多巴等，这两个药物也经常被制成复方制剂。药物开始服用时容易出现恶心、呕吐等胃肠道不适症状，可以通过改变服药习惯、调整药量加以解决。

　　帕金森病患者长期应用左旋多巴类药物后会出现药效波动，表现为一天当中，患者的症状在突然缓解（开期）与加重（关期）之间波动，可反复交替出现多次。这种变化速度非常快，如同电源开关一样，临床上将这种生理现象称为"开关现象"。

　　当出现"开关现象"后，最好在饭前30分钟或者饭后1小时服药，以降低食物对药物的影响，脂肪及蛋白质会影响多巴胺类药物的吸收，患者也应该避免高蛋白、高脂肪的饮食习惯。

　　【用药小贴士】帕金森病用药可以延缓病情，无法根治。

6.10　老年人如何补充钙和维生素 D

　　"乐哥哥，我打算给爷爷买点补钙的药，市场上那么多产品，我该怎么选啊？"

　　"小琴真是个孝顺的姑娘，我给你详细介绍一下补钙的知识吧！成年人每天需要 800 mg 钙，最多不超过 2000 mg，一般建议老年人服用 1000 mg 钙，除了日常饮食提供钙之外，可以适当补充钙剂。药店里的钙剂虽然种类繁多，品牌各异，但是"钙帮"主要分三大门派：无机钙、有机钙、中药钙。

　　"无机钙平时用得最多，因为它含钙量高，价格便宜，最常见的是碳酸钙。碳酸钙的含钙量约为 40%，可以溶于胃酸中，有泌尿系统结石的患者不宜选用碳酸钙，应选择柠檬酸钙。

"有机钙常见的有葡萄糖酸钙、乳酸钙、柠檬酸钙等，它的特点是水溶性好、容易吸收、含钙量较低。葡萄糖酸钙的含钙量约为 9%；乳酸钙约为 13%；柠檬酸钙约为 21%，胃酸分泌不足的人群及 65 岁以上的老年人建议服用有机钙，但是其中的葡萄糖酸钙不适合糖尿病患者，肾功能不全者禁用柠檬酸钙。

"还有一些中药钙剂，以动物骨骼为原料制成，钙多以氧化钙等形式存在，比如龙牡壮骨冲剂等。"

"听起来怎么感觉有些残忍啊！小动物这么可爱，为什么要拿来做药？"

"这也是它们为人类做出的贡献嘛！"

"我看广告上说补钙吸收是关键，这些钙剂哪个吸收最好呢？"

"从吸收率来看，碳酸钙＞乳酸钙＞葡萄糖酸钙。不过差别不是很大，葡萄糖酸钙的吸收率大概是 29%；乳酸钙的吸收率约为 32%；碳酸钙大概为 38%。不用过分纠结哪种钙剂效果更好，不过补钙的时间会影响它的吸收，一般认为睡前补钙效果比较好，因为每晚 12 点至凌晨，体内血钙含量比较低，一部分骨骼储备的钙被转移到血中，维持正常血钙浓度，睡前补钙吸收效果好，利用率也最高。如果白天补钙的话，为了避免食物对钙的吸收，应该选择在餐后 1 小时再补。对于长期需要补钙的人群，可以采用间歇性补钙的方法，服用两个月的钙剂，停用一个月，再重复这个过程。"

"我一直挺好奇钙是怎么在体内变成骨头的？"

"钙没有变成骨头，它只是在骨骼中沉积了。我们吃的钙进入身体之后，首先在胃酸作用下变成钙离子，又在好搭档维生素 D 的帮助下，从肠道进入血液成为血钙。人体里的血钙含量是稳定的，超出的那一部分，就会在另外一个好搭档维生素 K_2 的帮助下，在骨骼中沉积成为骨钙，这就算真正被吸收了。我们平时说缺钙主要指的是缺乏骨钙。"

"为什么有一部分钙要跑到血液里去？它去那里干什么？"

"它在血液中可以调节肌肉和神经的正常活动，对于凝血等过程也有很重要的作用，所以血液中的钙量需要维持在一定的浓度范围。"

"听了钙在体内的转化过程，我发现维生素 D 作用很大，看来补钙的同时还需要补充一下维生素 D。"

"真是一点就透啊！维生素 D 能够维持钙的平衡，预防骨质疏松，是钙剂的好搭档，我国人群中维生素 D 不足的比例很高，可以适量补充一些。"

"市面上也有不少维生素 D 呢！我应该买哪一种呢？"

"药店里的维生素 D 虽然种类繁多，品牌各异，也无外乎出自以下三大门派（表 6-3）。

表 6-3　常见维生素 D 的分类和特点

分类	代表药	特点	适用人群
普通维生素 D	维生素 D 滴剂 维生素 D 钙制剂	价格便宜，起效比较慢	肝、肾功能正常的人群
1-α 羟基维生素 D$_3$	阿法骨化醇	价格稍贵，只需肝脏代谢	肝功能正常但肾功能不全的人群
1,25- 二羟基维生素 D$_3$	骨化三醇胶丸	价格贵，起效快，不需经肝、肾代谢	肝、肾功能都不好的人群和老年人

"近年来，骨化三醇使用的人较多（图 6-3），因为它口服后可由小肠迅速吸收，但孕妇不宜使用。"

"我看药店里同样类型的补钙药，有的好几十有的好几百，是不是价钱越贵效果越好啊？"

"我不赞成去买那种几百块一瓶的钙剂，它们的含量和药准字号的钙剂没有太大差别。补钙吸收很关键，日常多晒太阳，适量运动都能够促进骨骼健康，千万不要只记得补钙，忽略了其他因素啊！"

"乐哥哥，心动不如行动，趁着现在太阳这么好，咱们去晒晒太阳吧！不仅可以帮助身体合成维生素 D 增加钙的吸收，老了还

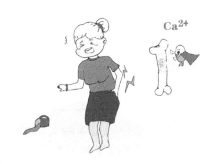

图 6-3　骨化三醇

可以在一起快乐地玩耍。"

【用药小贴士】不同的钙剂之间的吸收率差异不大，补钙时要注意补充维生素 D。

6.11 骨质疏松的用药方案

"乐子"曾经说过："唯女子与老人容易骨质疏松也！"

随着我国人口老龄化速度的加快，骨质疏松已经成为重要的公共健康问题了。骨质疏松会导致腰腿疼痛、驼背、足跟疼、牙齿松动，还容易发生骨折，其中髋部骨折被认为是心脑血管疾病和肿瘤之后第三大老年人"杀手"。

骨质疏松患者在早期通常没有异常感觉，凭借自我感觉发现骨质疏松是不现实的，该病主要靠双光子骨密度仪和定量 CT 诊断，10 年以上的骨质疏松患者用 X 光可以确诊。一些商家所谓的骨密度测量仪很难监测到腰椎和胯骨，而这里是老年人钙流失的主要部位，商家通过这种方式对骨质疏松进行诊断是不准确的。

一些老人觉得骨质疏松就是缺钙，所以天天吃一堆钙片。虽然骨质疏松与人体钙的减少有关系，但是单纯补充钙剂并不能预防和治疗骨质疏松，导致骨质疏松的原因很多（表 6-4）。

表 6-4　常见导致骨质疏松的原因

序号	诱发因素	导致原因
1	年龄增大	35 岁之后钙自然流失
2	营养不均衡	缺少钙、维生素 D
3	女性停经	雌激素分泌减少
4	孕产妇	钙生理性减少
5	药物因素	药物导致骨质疏松
6	不良习惯	抽烟、喝酒造成钙流失

第一个原因是年龄大了出现钙自然流失，一般人过了 35 岁就开始了，说起这个我就有点紧张，眼瞅着奔四十岁了。

第二个原因是饮食中长期缺少钙、维生素 D 等矿物质和微量元素，这也会导致骨质疏松。

第三个原因是女性停经所致。停经之后雌激素分泌减少，而雌激素能够抑制骨细胞凋亡，促进骨形成。

第四个原因是怀孕的妇女或者哺乳的妇女体内钙的生理性减少。

第五个原因是长期服用某些药物（比如激素类药物）会导致骨质疏松。

第六个原因，长期喝酒、抽烟、喝咖啡等会造成钙流失，也容易诱发骨质疏松。

综上所述，最容易发生骨质疏松的人，就是一个长期抽烟、喝酒、喝咖啡、不好好吃饭、不晒太阳、不运动和怀孕之后停经的中年妇女，我想应该没有这么惨的人吧！

知道了造成骨质疏松的原因，我们来看看治疗它的药物。目前治疗骨质疏松的药物主要有以下三类（表 6-5）。

表 6-5　治疗骨质疏松的药物种类

序号	种类	代表药
1	促进骨矿化剂	各类钙剂
2	骨吸收抑制剂	双膦酸盐、雌激素、降钙素、雷洛昔芬
3	骨形成刺激剂	甲状旁腺类似物

医生往往会联合使用这三类药物，用其治疗不同原因导致的骨质疏松。我为大家准备了骨质疏松用药套餐（表 6-6），走过路过不要错过哦！

表 6-6　不同类型骨质疏松的用药方法

名称	用药组合	适用人群
套餐一	钙剂＋维生素 D＋骨吸收抑制剂	年龄大的人
套餐二	钙剂＋维生素 D＋雌激素	女性绝经
套餐三	通过饮食补钙	妊娠期或哺乳期妇女
套餐四	停药或对症用药	服药导致骨质疏松者

套餐一：如果是年龄大了出现骨质疏松，可以选择钙剂＋维生素 D＋骨吸收抑制剂（双膦酸盐、降钙素等）的组合。很多老年人

熟悉的阿仑膦酸钠片就属于双膦酸盐，它常用于治疗和预防各种骨质疏松及骨质愈合不良。

阿仑膦酸钠片对消化道有局部刺激作用，如果服用者出现吞咽困难、胃部灼烧等症状，需要停用本药。为了减少药物对食管的刺激，不要咀嚼药物，服药时可用一满杯白开水吞服药物，并且在服药 30 分钟内不要躺卧，服药前后 30 分钟不宜饮用任何饮料，包括矿泉水，否则会影响药物疗效。

套餐二：如果妇女绝经导致骨质疏松，可以选择钙剂＋维生素 D＋雌激素（或雌激素受体调节剂）的组合。

套餐三：如果女性妊娠期或者哺乳期出现骨质疏松，建议通过饮食补钙。哺乳的妈妈每天需要 1200 mg 的钙，喝两杯牛奶，再吃些含钙多的食物，每天所需的钙就足够了。

套餐四：如果是吃药引起的骨质疏松，停药后可逐渐恢复。无法停药时，可针对药物采用不同处理方案。长期服用肾上腺皮质激素，可以服用双膦酸盐；长期服用抗癫痫药，可以服用维生素 D；老年人可以服用阿法骨化醇或者骨化三醇。

【用药小贴士】骨质疏松的治疗根据不同的人群，选择不同的用药方案。

第7章 呼吸系统用药知识

7.1 你会正确使用感冒药吗

"乐哥哥，我刚看到一篇新闻，某大学生感冒之后自己吃了几种感冒药，结果没过几天就去世了。"

"是啊，我也看到了。他的死因是多器官衰竭，而感冒药过量服用是造成这种后果的主要原因。"

"感冒药不是很平常的药吗？怎么也会导致这么可怕的后果啊？"

"很多人都觉得感冒药随处可以买到，忽略了它的危险性，随意换药、加量使用、几种感冒药混合使用的情况非常普遍，这样其实非常危险，今天我就来给你讲讲感冒的正确用药知识吧！

"说到感冒药，首先要说说感冒。这是一种古老的疾病，伴随人类历史文明的进程。感冒分为普通感冒和流行性感冒（简称流感）。很多人认为是受凉导致的感冒，其实感冒90%都是病毒感染引起的，只有很小一部分是细菌感染导致的，其中由鼻病毒引起的感冒叫鼻感冒；由流感病毒引起的感冒叫流行性感冒。人类历史上十大致命传染病之一的西班牙流感就是流感病毒引起的，它发生在1918年，导致近4000万人死亡，比第一次世界大战死的人都多。"

"太可怕了，流感这么凶啊！"

"不是所有的流感都这么可怕，西班牙流感病毒的感染率和死亡率比一般流感病毒高，不过因为年代太久，我们无法知道它具体是哪一类病毒了，西班牙流感在18个月内就神秘地消失了。"

"哇，我已经'脑补'了一场惊心动魄的'丧尸片'。"

"流感的话题我们后面再讲，重新说感冒吧！如果是普通感冒，不论是否用药，一般都会在一周之内痊愈。"

"那怎么还有这么多厂家生产感冒药呢？"

"虽然吃药对治愈感冒作用不大，但是如果感冒症状比较严重，已经影响人正常生活了，还是需要服用感冒药的。比如某些人感冒之后发热、头晕眼花、鼻塞、流鼻涕，可以适当服用感冒药。"

"药店那么多感冒药，我该怎么选择呢？"

"虽然品种很多，但是基本配方类似。感冒药多为复方制剂，里面一般含有下面几类成分：

"第一种是解热镇痛成分。这是感冒药当中最常见的成分，顾名思义，可以退热、缓解感冒时头痛、肌肉疼痛等症状。最常用的是对乙酰氨基酚、布洛芬、阿司匹林。过量服用这类药物对肝脏损伤很大，而很多感冒药当中都含有这几类成分，所以使用时需要避免重复用药。该成分对消化道溃疡的患者也会产生刺激作用，使用时也需要慎重。

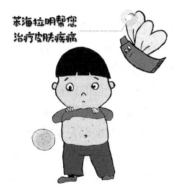

苯海拉明帮您治疗皮肤疾病

图 7-1 苯海拉明

"第二种是抗过敏成分。它们通过阻断组胺受体，增加血管通透性，缓解打喷嚏、流鼻涕等症状。常见的药物有氯雷他定、西替利嗪、苯海拉明（图 7-1）、马来酸氯苯那敏等，这类药物也常用于皮肤过敏的治疗。这类药物比较明显的副作用是容易引起嗜睡，所以从事驾驶、精密仪器操作、高空作业等工作的人群，用药后应该暂停工作或在睡前服用。

"第三种是抗病毒成分。比较常见的有金刚烷胺。这类成分主要对亚洲 A 型流感病毒有抑制作用，对于其他原因引起的感冒并不对症，特别要注意的是孕妇禁用金刚烷胺。

"第四种是止咳成分。常见的是右美沙芬，它属于中枢性镇咳药，通过抑制咳嗽中枢发挥作用，孕妇和哺乳期妇女要谨慎服用。

"第五种是收缩血管的成分。此类成分可缓解鼻黏膜充血引起的鼻塞症状，常见的成分有伪麻黄碱、羟甲唑啉等。不过它们不能长期使用，否则可能引起鼻黏膜萎缩，造成鼻塞更加严重。高血压患者、前列腺肥大患者、孕妇等慎用此类成分。"

"麻黄碱我听说过,电视剧里说它是制造冰毒的原料!这个吃多了会上瘾吧!怎么感冒药里加这么危险的东西呢?"

"麻黄碱是从麻黄中提取的生物碱,具有收缩血管、镇咳等功效,是很多感冒药和止咳药的必备成分,它的确是制造冰毒的原料,所以国家对含该成分药物的管控非常严格。2012 年,国家食品药品监督管理局、公安部、卫生部联合下发通知,要求将单位剂量麻黄碱类药物含量大于 30 mg(不含 30 mg)的含麻黄碱类复方制剂列入必须凭处方销售的处方药管理。不过麻黄碱本身不具有成瘾性,变成冰毒需要经过复杂的化学反应,这个反应在人体内不会发生,正常剂量服用也不会上瘾,我们要警惕上瘾的是部分感冒药当中包含的可待因。"

"可待因听起来和可卡因这么像,是类似的东西吗?"

"两个差了十万八千里,一个是药品,一个是毒品。可待因可以镇痛、镇咳,可卡因可以兴奋神经中枢,不过两者相同之处是都具有成瘾性。有些止咳药中含有可待因,大剂量服用也会成瘾。2015 年 5 月 1 日起,含可待因的复方口服液体制剂(包括口服溶液剂、糖浆剂)被列入第二类精神药品管理。销售这类产品的零售药店应当凭执业医师出具的处方,按规定剂量销售该类药品,并将处方保存 2 年备查,禁止超剂量或者无处方销售,也不得向未成年人销售。"

"乐哥哥,我听了一大圈,怎么没见到感冒经常用的阿莫西林这些药啊?"

"刚才说过大部分感冒是病毒引起的,阿莫西林是抗菌药,只有细菌感染导致的感冒才需要使用这类药物,随意使用不但没有效果,还容易产生细菌的耐药性。"

"这些成分有点复杂,我都听乱了,有没有什么方便记忆的方法让我能快速识别感冒药里的成分呢?"

"最方便的方法就是选购感冒药的时候看一下药品外包装上的成分表,里面详细记录了感冒复方制剂的成分。另外,我们也可以从药物的通用名中看出一些规律(表 7-1)。"

表 7-1 解读感冒药名称中的关键字

关键字	成分	作用	慎用人群
扑、敏	氯苯那敏	抗过敏	驾驶员
氨、酚	对乙酰氨基酚	解热镇痛	胃溃疡
美	右美沙芬	中枢镇咳	支气管炎
麻	伪麻黄碱	收缩血管，缓解鼻塞	高血压

"你这么一说，就好记多了。"

"那我考考你吧！氨酚黄那敏颗粒是很常见的一种感冒药，它有哪些成分呢？"

"药名里面有'氨''酚'说明有退热的成分；药名中有'敏'说明有抗过敏的成分，还有个'黄'是什么意思？药物是黄色的？"

"药名中的'黄'是指该药含有人工牛黄，它属于中药，有清热解毒的作用。很多治疗感冒的药都是中西药复方制剂，比如有个很出名的药叫'维C银翘片'，就是维生素C、山银花、连翘、马来酸氯苯那敏、对乙酰氨基酚等药物组成的。虽然是中成药，里面也包含了西药成分，所以使用的时候要避免和其他治疗感冒的西药同时使用，防止对乙酰氨基酚等成分过量。"

"你刚才说的大部分都是感冒药里的西药成分，再给我介绍一下中药治疗感冒的方剂吧！"

"中医上将感冒分为风热感冒和风寒感冒两类（表7-2），症状不同使用的药物也不用。"

表 7-2 中药对于感冒的分类

类型	表现	常用药
风热感冒	发热、多汗、流黄稠鼻涕、咽喉红肿、舌尖红、舌苔黄	清开灵、桑菊感冒片、双黄连口服液
风寒感冒	畏寒、无汗、流清鼻涕、痰白稀薄、咽喉红肿、舌苔白	正柴胡饮、通宣理肺丸、感冒清热胶囊

"我经常看到一些治疗感冒的中成药当中带有'清热''疏风'

这样的词，是不是都是治疗风热感冒的？"

"这就不一定了，它们有可能用于风热感冒，也可能用于风寒感冒。比如感冒清热胶囊用于风寒感冒的治疗，而小儿豉翘清热颗粒用于小儿风热感冒挟滞证的治疗；感冒疏风片用于风寒感冒的治疗，疏风散热胶囊用于风热感冒的治疗。对这些药不能只凭借药品上面的关键字来区分，还需要在医生的指导下使用。"

"没想到貌不惊人的感冒药，里面的学问还真多啊！"

"是啊！我们在使用感冒药的时候不要随意合并用药，也不要随便增加或者减少服药剂量。如果服药超过三天，感冒症状没有明显改善，需要及时就医。"

【用药小贴士】通过感冒药名称里的关键字，可以了解感冒药里的主要成分。

7.2　抗击流感英雄传

流感是由流感病毒引起的一种急性呼吸道感染疾病，多发于冬、春季，传染性很强，美国每年有数万人死于流感相关疾病。面对这个疾病，我们该如何治疗呢？看完下面这个故事，或许你能找到答案。

凛冬已至，流感大军又一次气势汹汹席卷而来，肆虐神州，人族节节败退，心城、肺城、中枢城危在旦夕，如果不能将流感大军阻断在上呼吸道，后果不堪设想。

正在人族首领焦虑之际，帐下一员老将请命，要上阵阻击流感大军。这位大将乃是大名鼎鼎的板蓝根将军。

很多人都曾经记得若干年前的那场"非典"之战，SARS 叛军进犯人族，板蓝根（图 7-2）大将在前线冲锋陷阵，一战封神。这些年，他一直尝试和各种病毒对抗。

人族首领大喜，命令板蓝根速去迎敌，不一会探马来报，板蓝根将军不敌流感，败退下来。原来，这板蓝根性味苦

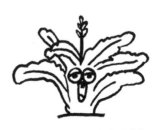

图 7-2　我是"包治百病"的板蓝根

寒，能清热、利咽、解毒，主要用于风热感冒的治疗，尤其适用于发热、咽喉肿痛、舌质红、口渴的"实热证"，对于风寒之气外侵，秋冬季常见的风寒感冒效果不佳，脾胃虚弱的人长期使用后还可能造成腹泻等副作用，儿童脾胃功能不健全，长期使用更容易出现消化不良。

板蓝根将军曾经多次击败过东方的普通感冒大军，但是这次来的流感大军来自西方，士兵都是流感病毒，使用的阵法非常古怪，板蓝根将军大意轻敌最终兵败。

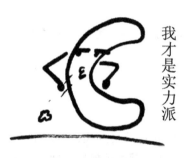

我才是实力派

图 7-3 维生素 C

正在这时，又一员大将请战，这位大将名气更大，叫作抗坏血酸，长期保卫人族，是人族不可缺少的人物，被赐予"维生素 C"的封号，民间家喻户晓。

人族首领有些犹豫，维生素 C（图 7-3）大将擅长防守，并不适合进攻。但维生素 C 信誓旦旦地表示，自己可以维持人体正常的免疫功能，增强体质。通过这种方式瓦解敌军，效果更好。为了证明自己的实力，它还找来一位获得诺贝尔奖的国师作证，表示大剂量使用可以治疗各种疾病，甚至包括癌症。

诺贝尔奖获得者来助阵，诺贝尔金质奖章那可是丹书铁券啊！怎能不信？

人族首领迅速派维生素 C 大将出马，为了保证胜利，它带领的士兵是平时带兵数量的 10 倍。

然而，不到半天的功夫，维生素 C 已经战败，铩羽而归。

原来，维生素 C 的主要本事，是维持人体的正常生理功能，如果缺少它，人类很容易免疫力低下，患上各种疾病，最常见的就是坏血病，表现为牙龈出血。但是人体每日所需的量是固定的，超过这个剂量，它不会被人体吸收，只会随着尿液排出体外。而且，长期大剂量使用维生素 C，还可能造成尿路结石，得不偿失。

上三路还没通畅，下三路再出问题，人族可就麻烦了！

连损两员大将，人族帐下已没有大将自告奋勇了，眼看流感大军步步逼近，人族首领无奈贴出了招贤榜，期望在民间找到阻挡流感的高人。

很快就陆续赶来一批自称高手的江湖人士，一位自号"熏醋真人"的出家人宣称能够抵抗流感大军，它的法宝是一大杯醋，可惜这些醋在室内挥发，无法改变空气的酸碱度，没有杀灭流感病毒的效果，而且长时间熏醋反而会刺激呼吸道，对气管炎、肺气肿、哮喘病人有不利的影响。

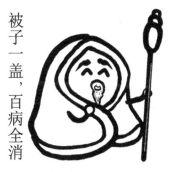

被子一盖，百病全消

图7-4 "捂汉方丈"

一位自号"捂汗方丈"（图7-4）的出家人又来毛遂自荐，它的法宝是一床厚被子，据说可以捂汗退热，治疗流感。结果厚被子一盖，差点把自家的军队闷死在大营里。

还有一位神父要求使用大规模杀伤性武器"抗生素"来对抗流感大军，直接被人族首领赶出帐外。那东西怎能随便乱用？万一把超级细菌那个死亡之神召唤出来了，人族就彻底变成"亡灵族"了！

流感大军日日推进，"体"无宁日，民不聊生，人族多位将士折戟沉沙。危难之际，一位白衣少年飘然而至，说有神奇的法宝，专为收服流感而来。

首领见他年轻，心中有些疑虑，不过此刻只能死马当活马医了！

白衣少年带领一队人族士兵日夜兼程，当天就来到流感大军阵前。敌方连败人族多员大将，正在洋洋得意之际，忽然见一英俊小将领兵出战，忍不住哈哈大笑。

"你们人族是不是没人了，派你这个乳臭未干的小娃娃来，你家大人知道吗？是不是趁他们买糖果的时候偷偷溜出来的？"

敌军阵营发出一阵哄笑，人族士兵忍不住就要冲过去，却被少年拦下，只见他从背后抽出一个宝物，抛向空中，那宝物迸发出成百上千个金光闪闪的颗粒，朝着流感大军的阵营飞了过去。

流感将军和前排士兵们还没反应过来，就已经被那些金色颗粒夺去性命，人族士兵终于扬眉吐气了一回，他们大喊着杀入敌军阵营中，和那些金色颗粒一起，将敌军杀得人仰马翻。而那些小颗粒，也好像有灵性一般，只是攻击流感士兵，对于人族的士兵纷纷避让。

人族第一次在战场上赢得了主动权。全体将士乘胜追击，很快就将流感大军赶出了身体，只有小股残余势力，不知所踪。

人族首领要大摆筵席为这位少年庆功，少年谢绝了首领的美意，告诉大家现在刚刚胜利，不能过度劳累、暴饮暴食，吃点营养丰富、容易消化的食物为宜。直到这时，人族首领才知道这个少年手中的法宝，名字叫作"奥司他韦（图7-5)。"

它对抗流感怎么如此有效呢？

原来奥司他韦是一种作用于神经氨酸酶的特异性抑制剂，它通过抑制神经氨酸酶的活性，抑制成熟的流感病毒脱离宿主细胞，切断病

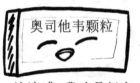

治流感，我才是行家！

图7-5 奥司他韦

毒的扩散链，从而起到治疗流行性感冒的作用。奥司他韦对于H5N1、H9N2等亚型流感病毒引起的流行性感冒有治疗和预防的作用，它对人体正常细胞不产生影响。它只攻击流感士兵，不攻击人族将士！

"这个奥司他韦这么厉害，小英雄能否留在人族，万一将来流感再来，我们也好抵挡啊！"人族首领建议。

少年告诉首领自己还有科普的大事要办，这个宝贝就留给人族了，同时还将法宝使用的三个诀窍告诉了首领。

首先，这个宝贝只对流感的入侵有效，要是普通感冒或者细菌大军进攻，就无法起效了。普通感冒攻击力不强，人族自己的士兵5～7天也能把它打败。要是身体不适，还可以请布洛芬大将和对乙酰氨基酚大将来帮忙，可保人族无恙。细菌感染比较麻烦，需要用大规模杀伤性武器——抗生素。

探马要仔细分辨来的是厉害的流感病毒还是不厉害的普通鼻病毒。一般来说，流感的临床表现以持续高热，体温大于39℃，以肌肉酸痛、乏力为主，咽痛、咳嗽等上呼吸道症状相对较轻。普通感

冒主要表现为上呼吸道不适，有明显鼻塞、咽痛、咽痒、咳嗽、流涕等症状，偶尔有低热和头痛。

第二个诀窍，这个法宝用于成人和 1 岁及 1 岁以上儿童的甲型和乙型流感治疗，要在首次出现症状 48 小时以内使用。这次敌人刚刚侵入呼吸道不到两天我就赶来了，要是再晚几天来，恐怕没有这么大的威力。

第三个诀窍，它可用于成人和 13 岁及 13 岁以上青少年的甲型和乙型流感的预防，如果用于预防目的，需要连用 5 天。

这个法宝对人族也有一些副作用，比如腹泻、头晕、恶心、呕吐、失眠、头痛等，严重的还会导致神经系统不良反应，所以还需谨慎使用。

人族首领让大臣把这些注意事项仔细记录下来，然后将宝物小心翼翼地放到藏珍阁当中。

少年叮嘱首领，流感大军每年都会来侵犯人族，这次虽然退兵了，明年可能还会卷土重来。与其等待延误战机，不如在国境线上筑起一道坚实的城墙，将流感病毒挡在塞外，不给它们以可乘之机。有位名叫"流感疫苗"的世外高人，它在这方面有丰富的经验，可以邀请它来筑墙，不过这道墙只能抵抗当年的流感进攻，第二年还要再请这位高人来加固一次城墙。

人族首领连忙派人去寻找这位高人，这边白衣少年已然走远，首领望着他远去的身影喊道："不知大侠如何称呼啊？"

隐隐约约的声音从远方飘来："叫我乐哥哥吧！"

【用药小贴士】奥司他韦可用于预防和治疗流感，流感疫苗是预防流感最好的方法。

7.3 咳嗽了该如何用药

咳嗽是呼吸道受到刺激后发生的一种自我保护反应，多发于冬春季节，当呼吸道因为各类原因受到刺激后，神经末梢会发出信号，传入咳嗽中枢引起生理反应。之所以称咳嗽为自我保护反应，是因为人体可以通过咳嗽排出分泌物或者异物，保证呼吸道的通畅。

　　诱发咳嗽的原因很多，多种疾病都可以引起咳嗽，比如感冒、急性支气管炎、过敏、哮喘等。在治疗过程中，不能直接使用止咳药，首先需要明确病因，有针对性地给予药物治疗，如果是细菌感染引起的咳嗽，需要使用抗生素；如果是病毒引起的咳嗽，没有特效药；如果是过敏引起的咳嗽，可以使用抗过敏药物；一些药物本身也可能引发咳嗽，这种情况服用镇咳药是没有效果的。

　　咳嗽的病因不同，表现也不同，在对症治疗的同时，如果咳嗽已经影响了工作和睡眠，可以根据症状和持续时间使用止咳药。右美沙芬、喷托维林等止咳药适用于频繁的干咳。剧烈咳嗽者首选苯丙哌林，它的镇咳效果强于可待因，也可以选用右美沙芬，镇咳效果与可待因大致相同，咳嗽较弱者选用喷托维林。

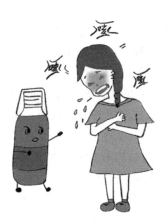

图 7-6　右美沙芬

　　白天咳嗽者宜选用苯丙哌林；夜间咳嗽者宜使用右美沙芬；黏痰较多者或者哮喘患者慎用右美沙芬（图 7-6）。

　　如果黏痰较多，不易咳出，由此引起的咳嗽，可以选择单一成分的化痰药物，降低分泌物黏度，使痰液容易排出体外。常用的化痰药物包括愈创甘油醚、氨溴索、溴己新、羧甲司坦等。

　　过去常用来止咳的复方甘草片，因为其中含有阿片成分，会让人体产生依赖性，现在已经很少使用了。用复方甘草片镇咳，最多不超过 5 天，一旦咳嗽症状减轻，就需要停药。一些家长很喜欢给孩子使用止咳糖浆，该药物当中一般含有苦杏仁和盐酸麻黄碱成分，过量服用也有用药风险，需要注意。大多数镇咳药为处方药，需要在医生指导下使用。

　　中医将咳嗽分为外感咳嗽和内伤咳嗽，外感咳嗽可由风寒、风热、风燥所致，内伤咳嗽可由痰湿、痰热、肝火、肺虚所致，不同病因选择不同中成药进行治疗。例如风寒咳嗽可以使用通宣理肺丸、小青龙合剂；风热咳嗽可以使用复方鲜竹沥液、羚羊清肺丸；风燥咳嗽可以使用川贝枇杷露等。中医认为很多疾病冬季加重，源于寒邪及阳气亏损，咳嗽就是其中一种，夏天治疗冬病，可以趁阳气旺盛之势，祛除体内沉痼寒邪，有助于培补阳气。很多中医院在三伏天推出"三伏贴"，就是通过冬病夏治的方法调理体质，这种方法也可用于一些慢性咳嗽的治疗。

【用药小贴士】导致咳嗽的原因很多，需要找出病因，对症治疗。

7.4　哮喘的常用治疗药物

哮喘是一种全球范围的常见疾病，是一种由多种细胞和细胞成分参与的以气道慢性炎症为特征的异质性疾病。患者常出现呼吸困难、胸闷、憋气、咳嗽，伴随有喘鸣音。哮喘多发于冬春季，部分人可能终身受到该病的困扰，身体和精神都受到很大影响。

哮喘可由多种原因引起：①近亲有哮喘病史；②接触了花粉、动物皮毛等过敏原；③近几日吃过鱼虾等可能导致过敏的食物；④服用非甾体抗炎药、抗心绞痛药等药物；⑤剧烈运动；⑥精神激动或者情绪紧张。

哮喘不能根治，通过药物治疗，大部分患者能够控制病情。

治疗哮喘的药物分为控制药物和缓解药物两大类。控制药物是指通过长期规律使用药物，减少哮喘发作。常用药物包括吸入性糖皮质激素、长效 β_2 受体激动剂、白三烯调节剂、茶碱类药物等（表 7-3）。

表 7-3　常见哮喘控制药物

类型	代表药	作用	注意事项
吸入性糖皮质激素	布地奈德、氟替卡松	减少呼吸道炎症和黏液的分泌，降低呼吸道敏感性	每天规律使用，好转后可在医师指导下减量使用或停药
吸入性长效 β_2 受体激动剂	沙美特罗、福莫特罗	松弛呼吸道平滑肌，适用于中、重度哮喘持续治疗	常配合糖皮质激素类药物使用，不建议长期单独使用

续表

类型	代表药	作用	注意事项
白三烯受体拮抗剂	孟鲁司特、扎鲁司特	改善哮喘炎症指标，减少发作频率	每天一次，规律使用，不良反应较少
茶碱类	氨茶碱、控释茶碱	舒张支气管平滑肌，扩张冠状动脉	应用氨茶碱，应严密监测血药浓度

缓解药物一般在哮喘急性发作的时候使用，可以迅速缓解症状，包括吸入性短效 β_2 受体激动剂、吸入性抗胆碱能药物等（表 7-4），一般随身携带，在出现哮喘症状时使用该类药物，如果病情加重需要及时就医。

表 7-4 常见哮喘缓解药物

类型	代表药	作用	特点
吸入性短效 β_2 受体激动剂	沙丁胺醇、特布他林	松弛支气管痉挛的平滑肌，暂时扩张呼吸道	3 分钟内起效，药效持续 4 小时左右
吸入性抗胆碱能药	异丙托溴铵气雾剂	松弛平滑肌，扩张呼吸道	5～15 分钟起效，药效持续 5 小时左右

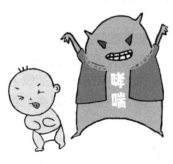

图 7-7 哮喘

哮喘患者（图 7-7）中包括不少儿童。儿童哮喘主要表现为呼吸急促、喘息反复发作、呼吸道反复感染等。一些家长认为儿童长大后哮喘就会自愈，忽略了对儿童哮喘的治疗。其实儿童哮喘也需要认真对待，需要坚持使用哮喘治疗药物，定期复查并在复查结果的基础上调整药物用法、用量，预防哮喘发作。

哮喘患者外出时也应该随身携带治疗药物，如果乘坐飞机，经过安全检查，向安检人员出示医生处方或者医院证明后，通常可以将药物带上飞机，但也出现过哮喘患者的液体类药物被没收的情况，患者需要提前向相关部门咨询。机舱内人员密集，空气质量差，有可能诱发哮喘，所以哮喘患者乘坐飞机有一定的风险，需要注意。

【用药小贴士】哮喘不能根治，可以通过药物控制病情。

7.5　慢性支气管炎的用药

慢性支气管炎是指气管、支气管黏膜及周围组织的慢性炎症。它是一种常见疾病，多表现为咳嗽、气喘、咳痰等症状，一般晨起咳嗽较重，可能伴有支气管哮喘。它的病因较为复杂，与细菌、病毒、环境、自身免疫功能、疾病、个人生活习惯等都有关系。如果得了慢性支气管炎，该如何用药呢？

药物治疗主要通过对症治疗的方法减轻症状，改善患者生活质量，恢复机体的功能。患者可以适当使用止咳药，目前常见的止咳药有右美沙芬、喷托维林等，如果伴有细菌感染，需要服用抗生素。急性发作时可选用喹诺酮类、大环类酯类、β内酰胺类抗生素口服。

咳嗽同时伴有痰液时，应该与祛痰药同时服用。常见的祛痰药有羧甲司坦、盐酸氨溴索、愈创木酚甘油醚、桃金娘油、厄多司坦等，多用于痰液不易咳出者。痰液黏稠的患者宜选用羧甲司坦，可以减少支气管腺体的分泌，使低黏度的唾液黏蛋白分泌增加，而高黏度蛋白分泌减少，降低痰液黏度，使痰液易于咳出；痰色较白可选用盐酸溴己新或者盐酸半胱氨酸，它们能使痰液酸性糖蛋白的多糖纤维和多肽链的二硫键断裂，使痰黏稠度降低，易于咳出；痰多、痰液有异味的患者可服用愈创木酚甘油醚；对于各种原因引起痰液黏稠不易咳出者，盐酸氨溴索为首选药物，它可以润滑呼吸道，调节黏液物质的分泌。

部分镇咳祛痰药属于复方制剂，由多种药理作用不同的药物组合而成，在使用过程中，需要注意其中的成分对于不同人群的影响，比如氢溴酸右美沙芬由氢溴酸和右美沙芬两个成分组成，妊娠及哺乳期妇女慎用。

伴有气喘者可参考哮喘的治疗用药，加用解痉平喘药，比如氨茶碱，或使用长效 β_2 激动剂，如沙丁胺醇，也可以联合糖皮质激素吸入治疗。

感冒的很多症状与慢性支气管炎非常接近，很多人往往分不清二者的区别，其实这是两种不同的疾病。感冒可能会诱发慢性支气管炎，也会加重慢性支气管炎的病情，所以积极预防和治疗感冒对于慢性支气管炎患者的康复很重要。

慢性支气管炎患者应该保持良好的生活习惯，戒烟并避免接触二手烟，避免受凉和感冒，避免接触烟尘，日常加强锻炼。

【用药小贴士】慢性支气管炎不能随便使用抗生素，要根据病情选择合适的药物。

7.6 清肺的中药能抵抗雾霾吗

每年的12月份，很多城市的雾霾就开始日益严重了。大家出门前看看本地区的雾霾指数，再看看空气质量排行榜，最后默默说一句"这是雾都？"

雾霾大大影响了普通人的生活质量。前一阵雾霾太重，我的一位小伙伴从海南飞回来，只能迫降在另外一个城市，两天了还没到家。我的另外一个小伙伴，同样也在机场等着，不知道什么时候才能起飞，我表示很同情。雾霾也会诱发各类呼吸系统疾病，每年雾霾最严重那几周，呼吸科都是医院最繁忙的科室。

网上时常报道某知名医院开发了防雾霾药方，或是某学校为学生们发放防雾霾药汤。大家忍不住感慨一番："又是别人家的学校。"不过后来学校老师澄清："这汤药是清肺的，不是防雾霾的。"

一直有不少朋友问我，到底有没有什么药可以修复雾霾对身体的损伤啊？长白山人参、天山雪莲总有些效果吧？

其实对于一些过于玄幻的说法，我是不太相信的。吃的东西，主要是经过胃肠道，一部分会吸收进入体内，大多数被排泄出来。雾霾，主要受伤的是呼吸道。这两个道是分开的。

那多吃些清肺的东西对抗雾霾有效果吗？

首先你要确保吃下去的一定是可以清肺的东西。

就拿民间最常说的吃猪血能清肺举例吧！某些人吃完猪血之后，上厕所的时候看到一些黑色的东西，然后他们就会很兴奋地大喊："快来看，快来看，我拉出毒物了，我排毒了！"

你以为自己是"西毒"欧阳锋么？

大便中的黑色不明物，是因为血块中的铁离子在消化道酶的作用下发生反应，氧化之后变黑，最后将粪便染成黑色。当然，还有一种可能性，就是你的消化道出血了，比如痔疮犯了。也许还有其他的病因，别兴奋了，赶快去医院吧！

所以，吃猪血清肺是不是不太靠谱呢？

实际上，中医上的清肺并不是我们理解的清理肺部废物，逆转肺部损伤，而是一个养阴的过程。比如咳嗽、流鼻血这样的症状，是火旺，需要滋阴，清除肺热，所以真正清肺的中药并不能直接对付雾霾。

对付雾霾的终极武器其实是口罩。

说到口罩，就要说说怎么挑选了。选口罩不能像选衣服那样只挑款式，关键是要管用。如果要对抗雾霾，一般的棉口罩没有效果，需要选过滤效率高、带有呼吸阀的防护口罩，可以有效减少吸入颗粒。

哪些口罩符合这种标准呢？一般建议选择符合国家标准（GB/T 32610—2016）的口罩，或者符合 KN95、N95、FFP2 及以上标准的口罩。

这些字母和数字都是什么含义呢？它是指具体的口罩品牌吗？

就拿其中最常见的 N95 口罩举例吧！它是美国国家职业安全卫生研究所（National Institute for Occupational Safety and Health, NIOSH）认证的防颗粒物口罩。N 的意思是不耐油（not resistant to oil），也就是说该型号口罩适合过滤非油性颗粒。比如炒菜时产生的油烟就是油性颗粒，这种口罩就不适合，95 则是指对 0.075 μm 以上的非油性颗粒物的过滤效率大于 95%，也就是说能阻挡 95% 以上的颗粒。所以，只要符合这类标准的口罩都可以叫作 N95 口罩，并不是某个厂家的品牌。KN95 是国内生产的对非油性颗粒物过滤效率达到 95% 的口罩。

FFP2 口罩执行欧洲口罩标准，最低过滤效率大于 94%，后面的数字越大，过滤效率越高。

戴口罩的时候，口罩和面部应完全贴合，如果有缝隙，防护效果就会减弱。正确的方法是将口罩耳带绕在耳朵上，用双手食指及中指将口罩中央顶部向两边同时按压，使口罩紧贴面部，完全覆盖口鼻。每次佩戴口罩后，都应该检查气密性。这些过滤口罩一般是不能清洗的，否则会破坏口罩里的过滤物质和口罩结构。有些患有呼吸系统疾病的患者，长时间佩戴口罩可能引起呼吸不畅，需要根据自身实际情况选择合适的口罩。

雾霾对人体的健康有很多不利影响，会增加上呼吸道感染、哮喘、气管炎等的发病率，还可能影响人们的心理健康。雾霾天尽量不要在室外活动，尤其是一些老年人，就不要出门锻炼身体了。儿童也尽量待在室内，不要去户外玩耍。

【用药小贴士】抗雾霾，吃药不如戴口罩。

7.7 肺结核的用药

"乐哥哥，最近大火的电视剧《庆余年》看了吗？"

"看了，每次这种热播的影视剧都逃不过我专业的审查，给他们挑错是我业余生活的一大乐趣。"

"你看这个电视剧发现什么错误？"

"整部剧最大的问题，就是面对林婉儿这样一个传染期的肺结核患者，所有人居然都没有采取任何隔离措施，而且天天和她亲密接触的人也没有被传染，连接吻都没事……"

"我只知道林婉儿得了肺痨病，原来这就是肺结核啊！"

"是啊，肺痨就是肺结核的俗称，肺结核患者的病程大致可分为进展期、好转期和稳定期，她的临床症状非常符合疾病进展期的表现，此时传染性比较强，应该做好隔离，卧床休息。"

"这个病应该怎么治疗啊？万一哪天我'穿越'回去了，也能来个'英雄救美'呢！"

"那我给你科普一下肺结核的防治知识吧！肺结核是一种非常古老的疾病，曾经严重危害人类的健康。现在的孩子出生后会打卡介苗，可以预防儿童结核病，不过古时候可没有疫苗，无论大人还是儿童，患上这个疾病基本等于宣判了死刑。那时候的主要治疗手段是卧床休息，或者在环境优美的地方疗养。1882 年，研究人员发现导致该疾病的罪魁祸首是结核杆菌，之后开始研究各类治疗药物，1943 年发现了第一个能够治疗肺结核的药物——链霉素。"

"太好了，有了这个药，肺结核就不是绝症了！"

"虽然链霉素能够杀死结核杆菌，但是长期观察发现肺结核患者的死亡率并没有明显下降，其中有一个很主要的问题，就是在杀死结核杆菌的过程中，细菌出现了耐药性。很多抗菌药都是在细菌繁殖期产生杀菌作用的，而结核杆菌比较特殊，它在患者体内处于不同的生长周期，所以更容易出现耐药菌。链霉素出现耐药菌之后，科学家又发现了其他抗结核药物（图 7-8），逐渐形成了链霉素、异烟肼、对氨基水杨酸联合使用的用药方案。"

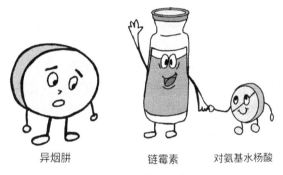

异烟肼　　　　　链霉素　　对氨基水杨酸

图 7-8　抗结核药物

"异烟肼？这名字怎么这么熟悉，对了，我看电视剧里费介给林婉儿配的药物名字叫'一烟冰'，说长期使用可以治疗肺痨。"

"它的名字就来源于异烟肼，这个药对结核杆菌有抑制和杀灭作用，还能穿透细菌的生物膜，由于疗效好、毒性小、价格便宜、口服方便，是抗结核首选药之一。单用异烟肼易产生耐药性，联合用药可延缓细菌耐药性的产生，并增强疗效，与其他抗结核药也没有交叉耐药性。"

"有了这些药，肺结核的治疗应该不太难了吧！"

"这种方案也是有缺陷的，它的治疗周期长达 18 个月，而链霉素需要注射给药，又存在较大不良反应，患者的依从性不好，经常出现患者中途停药的情况。结核杆菌更易出现耐药性，感染率居高不下。后来我国科学家研究出异烟肼、利福平、吡嗪酰胺和乙胺丁醇联合用药的方案，针对不同生长周期的结核杆菌，采取不同的药物进行治疗。这种方案可降低细菌耐药性，临床治疗效果很好。"

"采取这种联合用药方式的患者依从性好吗？"

"这几种药物都是口服药，患者依从性大大提高。目前，肺结核患者治疗遵循早期、联用、适量、规律和全程使用敏感药物的原则。"

"这些原则具体是什么意思呢？"

"早期是指肺结核患者一旦确诊后就应该立即开始治疗。临床医生通过临床症状、影像学检查结果、实验室检查结果可以确诊患者是否患有肺结核。

"联用是指根据患者的病情特点，联合使用两种以上的抗结核药，增强药效。"

"是不是联合用的药越多，治疗效果越好啊？"

"当然不是了，治疗肺结核的药物也有不少不良反应，比如利福平就可能导致药物性肝损伤，服药期间患者需要定期检查血常规和肝功能。当然也不要过分担心药物的副作用，联合用药需要在医生指导下进行。

"适量的意思就是根据患者病情不同，采用不同的药量。

"规律的意思是指要按照治疗方案、用药方法，有规律地服药治疗。不能随意更改服药剂量，更不能随意停药。很多年老患者常常忘记服药时间，延误了病情。患者可以尝试使用电子药盒等辅助装置，电子药盒可提醒患者规律用药。

"全程的意思是指要严格按照治疗方案规定的治疗时间，坚持全程治疗。肺结核患者治疗周期很长，治疗时间通常在 6 个月以上，耐多药结核患者的用药时间更是长达 20 个月以上。首次治疗坚持按疗程用药，治愈率是很高的，而且经过治疗，结核病患者的传染性大大降低，普通人在与患者接触时做好防护，就不会被传染了。"

"治疗到什么程度可以停药呢？"

"一般来说，痰菌检查转阴达 6 个月以上，病灶稳定，肺部空洞消失，就可以在医生的指导下逐渐停药。肺结核容易在一年内复发，所以这段时间还需要定期检查，患者在治疗和恢复期间，保持房间的开窗通风，饮食多样，可以多吃一些高蛋白、高热量的食物。"

"看来电视剧里范闲让林婉儿开窗通风，经常吃鸡腿是正确的选择了。"

"这些措施都是对的。当然'鸡腿姑娘'也不是只能吃鸡腿，也可以经常吃蛋类、豆制品、鱼类等富含优质蛋白的食物。"

"明白了，肺结核虽然是一种传染性疾病，但是只要处置妥当，是可防、可治、可控的。看起来还是当个现代人比较幸福。万一'穿越'回古代，我也找不到那些治肺结核的药物啊！"

【用药小贴士】肺结核治疗用药需要遵循"早期、联用、适量、规律、全程使用"的原则。

第8章 心血管系统用药知识

8.1 正确认识高血压

高血压是一种常见疾病，也是脑卒中、心脏病发病及死亡的主要危险因素。近年来，全球高血压患病率不断增长，每5个成人中就有1人患有高血压，目前我国高血压患者人数估计超过3亿人，每年的10月8日被定为"高血压日"。高血压分为原发性高血压和继发性高血压，其中大多数高血压属于原发性高血压，没有固定的发病原因。随着年龄增长，人体血管壁弹性减弱，血管阻力增大，导致血压升高。

大家都知道人体内的血液在血管收缩过程中会产生一定的压力，这就是血压，它包括舒张压和收缩压。

舒张压是当人的心脏舒张时，动脉血管回缩时产生的压力，它又被称为低压。当人的心脏收缩时，动脉内的压力上升，在收缩期的中期达到压力最高值，此时血液对血管内壁的压力称为收缩压，也称高压。我们测量血压的时候经常听说的低压、高压就是由此而来。高血压的意思是指血压超过了正常血压的标准。那么正常血压的标准是多少呢？

有人觉得舒张压小于80 mmHg（毫米汞柱）就是正常血压；有人认为收缩压小于120 mmHg就是正常血压；有人说舒张压小于90 mmHg，收缩压小于130 mmHg就是正常血压；甚至有人认为只要不头晕就是正常血压。

其实不同年龄段的人，正常血压的标准是不同的，我给大家看一张表，大家可以根据表8-1来判断自己血压是否正常。

表 8-1　各个年龄段的平均正常血压参考值

年龄/岁	男性血压（收缩压/舒张压）/mmHg	女性血压（收缩压/舒张压）/mmHg
16～20	115/73	110/70
21～25	115/73	110/71
26～30	115/75	112/73
31～35	117/76	114/74
36～40	120/80	116/76
41～45	124/81	122/78
46～50	128/82	128/79
51～55	134/84	134/80
56～60	137/84	139/82
61～65	148/86	145/83

注：1 mmHg = 0.133 kPa。

知道了正常血压，那么高血压的标准是多少呢？

大多数国家的高血压标准是：未使用药物的情况下，3 次（不在同一天）测定血压均高于正常值，收缩压大于 140 mmHg 和/或舒张压大于 90 mmHg（图 8-1）。

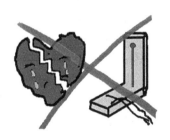

图 8-1　高血压诊断标准

确诊了高血压之后，根据升高程度的不同，高血压又分成了不同的级别（表 8-2）。

表 8-2　高血压的分级标准

类别	收缩压/mmHg	舒张压/mmHg
正常血压	<120	<80
正常高值	120～139	80～89
高血压	≥140	≥90
1 级高血压（轻度）	140～159	90～99
2 级高血压（中度）	160～179	100～109
3 级高血压（重度）	≥180	≥110
单纯收缩期高血压	≥140	<90

　　通常高血压患者的降压目标为 140/90 mmHg（收缩压 / 舒张压）以下，也就是说日常能够达到这个标准，说明血压控制得不错。65岁以上的老年人收缩压应该降至 150 mmHg 以下，如果耐受的话，可以再低一点。伴有糖尿病或者肾病等疾病的高血压患者，降压目标为 130/80 mmHg（收缩压 / 舒张压）。

　　对于高血压高危人群，降压目标一般也在 130/80 mmHg（收缩压 / 舒张压）以下。

　　什么是高血压高危人群呢？

　　除血压达到正常高值之外，还伴有其他一些危险因素的人群叫作高血压高危人群，比如家里父母有高血压，年龄大，生活习惯不健康（如抽烟、喝酒、喜欢熬夜），喜欢吃动物油脂，抽烟喝酒者，肥胖患者，口味重吃盐多，有糖尿病或者肾病等，这样的人群都属于高血压高危人群。

　　近年来高血压呈现年轻化的趋势，出现这种情况主要有三个原因：

　　第一，饭菜口味重。年轻人平时工作忙，中餐常常用外卖打发，晚上懒得回家做饭，又约上好友出去撮一顿，周末休息再找个餐厅改善生活。看似方便，却有害健康，因为为了满足顾客的口味，餐馆的饭菜往往添加了大量的油、盐、糖，日常摄入过多这些物质是高血压发病的重要因素。

　　第二，抽烟还喝酒。不少年轻人日常应酬较多，或者生活习惯不好，抽烟喝酒成了家常便饭。研究表明酒精、尼古丁都会造成血压升高。

　　第三，久坐不运动。很多年轻的上班族在电脑前一坐就是一天，回到家又坐在沙发里'追剧'、玩游戏，很少在户外运动，导致腹型肥胖。缺乏运动、肥胖也是高血压发病的高危因素。

　　高血压本身是一种可以控制却不能根治的疾病，大部分高血压的发生都和不良生活方式有关，所以改变不良生活方式、限盐、限酒、控制体重都有利于预防和控制高血压。

　　预防和控制高血压中很重要的一点是限盐，平时做饭的时候等饭菜快出锅时再放盐，可以让咸味更加突出，从而减少盐的用量。

世界卫生组织建议每人每天盐的摄入量控制在 5 g 以内，市场上有专门的控盐小勺，可以买来使用。如果手头没有合适的测量工具，可以找一个啤酒瓶盖（去掉胶垫）来舀盐，用手抹平为 5～6 g，通过它可以估算每天使用的盐量。还有一个更简单的估算方法，一个成年人三个指头尖捏起来的食盐质量大约为 3 g。

除了食盐外，还要注意某些"隐形盐"的摄入。比如一些加工食品里面的盐、酱油里面的盐、味精里面的盐，用这些调味品做菜时，放的盐就要相应减少。

很多人在高血压患病初期并没有任何症状，一旦出现了视物模糊等问题时，往往已经出现了身体器官的损害，比如心、脑、眼底等病变。高血压不是老年人的专利，儿童、青少年、中年人都可能患病，所以大家应该定期检测血压，及时发现疾病。

高血压治疗的目标是控制病情，一旦确诊了高血压，最重要的是进行生活干预，其他治疗都建立在此基础之上。如果改善生活方式，血压依然较高，就应该进行药物治疗了。

【用药小贴士】预防大于治疗，少吃盐、多运动有助于预防高血压。

8.2　高血压治疗的常用药

高血压（图 8-2）是常见的心血管疾病，长期高血压会导致心脏、肾、脑等器官出现病变，严重者还会出现脑卒中等情况。当生活干预无法恢复正常血压值时，就需要使用高血压药物治疗了。目前抗高血压药物一般分为五大类（表 8-3）。

表 8-3　常见的抗高血压药物

药物种类	代表药
β 受体阻滞剂	普萘洛尔、比索洛尔、美托洛尔、卡维地洛
钙离子拮抗剂	硝苯地平、非洛地平、氨氯地平
血管紧张素转换酶抑制剂	卡托普利、福辛普利、贝那普利、依那普利
血管紧张素Ⅱ受体阻滞剂	缬沙坦、替米沙坦、厄贝沙坦
利尿剂	氢氯噻嗪、呋塞米、螺内酯、吲达帕胺

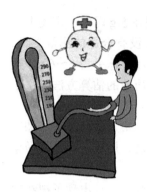

图 8-2 高血压

每种药物的作用机制不同，在使用过程中需要根据患者的情况单独使用或者联合用药。下面为大家简单介绍一下高血压用药的基本作用原理、代表药和常见不良反应。

第一类抗高血压药为 β 受体阻滞剂。先解释一下 β 受体，它分布于交感神经节后纤维所支配的效应器细胞膜上，β 受体又可分为 β_1 受体、β_2 受体和 β_3 受体，其中 β_1 受体主要分布在心肌，β_1 受体被激动后可以让心率变快，引起心肌收缩力增加，血压就上升了。一些药物能够让这个受体被抑制，使交感神经系统不被过度激活，从而产生降压效果。这类药物的名字多带有"洛尔"两个字，比如普萘洛尔、比索洛尔。它们可以单独使用，也可以与其他降压药合用。

β 受体有好几种，而且作用部位也不相同，所以这类药物有可能把一些不该被抑制的功能也抑制了，进而产生一系列的副作用。比如减慢心率、抑制心肌收缩力和房室传导、引起支气管痉挛等。

第二类抗高血压药是钙离子拮抗剂（calcium channel blocker, CCB），这是一类非常重要的高血压药物，我国有将近一半的高血压患者在使用这个药。人体的心肌和血管壁细胞膜上有一个通道，专门控制钙离子的进出。当钙离子进入，细胞内钙离子浓度增加，细胞收缩，血管阻力增加使血压升高。钙离子拮抗剂可以阻止钙离子进入细胞，使血管放松，血压下降。这类药的名字当中大多数带"地平"两个字，比如硝苯地平、非洛地平，当然也有例外，比如维拉帕米、地尔硫䓬。

有人觉得既然钙离子能让血压升高，高血压患者就不应该再补钙了。其实正常情况下钙离子通道能够让细胞外的钙离子浓度远大于细胞内的钙离子浓度，这种情况并不会因为服用钙剂改变，而且钙剂可以避免钙盐沉积在血管中，对高血压也有一定的预防作用，所以服用钙剂和服用钙离子拮抗剂并不矛盾。

这类药物的主要不良反应是头痛、面色潮红、多尿、心动过速等，多因为药物的扩张血管作用导致。

第三类抗高血压药是血管紧张素转换酶抑制剂（angiotension converting enzyme inhibitor，ACEI），简称 ACEI 类药物，它主要通过抑制血管紧张素产生降压作用，形象地说，血管紧张素是一种让血管紧张的物质，血管一紧张，就要收缩，血压就会上升，通过抑制它使血管放松，血压就会降低。

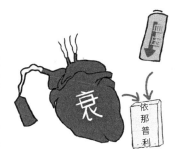

图 8-3　依那普利

自 1981 年施贵宝公司研发成功第一个 ACEI 类药物卡托普利之后，又出现了十多种同类降压药，这类药物名称中多带有"普利"两个字，比如卡托普利、福辛普利、依那普利（图 8-3）。

ACEI 类药物不但能降压，还有降低蛋白尿、保护肾脏、改善糖代谢、降低胰岛素抵抗等功效，是高血压合并糖尿病患者的首选药，其中福辛普利可通过肝、肾双通道排泄，适用于糖尿病肾病患者。ACEI 类药物常见的不良反应是干咳和血钾升高，合并肾血管狭窄的严重肾功能不全患者禁用此药。

第四类抗高血压药是血管紧张素 Ⅱ 受体阻滞剂（angiotensin receptor blocker，ARB），简称 ARB 类药物。它的作用机制跟 ACEI 类药物相近，不过它是通过抑制血管紧张素 Ⅱ 受体，进而引起降压效果的，它们的名字中多带有"沙坦"两个字，比如缬沙坦、替米沙坦。

这类药物也能够减少蛋白尿，对肾脏有一定的保护作用，还可以改善高血压导致的左心室肥厚，它的不良反应也与 ACEI 类药物类似，可能引起干咳和血钾升高，不过反应较轻。这类药也是糖尿病合并高血压患者的首选降压药，对于同时患有痛风和高血压的患者来说，首选药物也是 ACEI 和 ARB 类药物。它们在降压的同时还能够保护肾功能，例如 ARB 类药物氯沙坦钾片，能够通过近曲小管离子交换途径干扰尿酸盐的转运，促进尿酸盐的排泄，使血尿酸下降。

第五类抗高血压药是利尿药（图 8-4），可能有些人会纳闷，

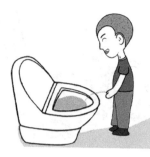

图 8-4 利尿药

利尿药应该是增加排尿的，怎么会降压呢？前文我们说过，血压的高低与钠离子的摄取有很重要的关系，利尿药可以增加排尿量，促进钠离子排泄，使血容量减少，心脏输出血液量下降，血压降低。这类药物被推荐用于老年性高血压治疗。长期大量使用可能引起电解质代谢紊乱，引起低钾血症、低钠血症，还可能诱发痛风，引起血糖和血脂的升高，所以痛风合并高血压的患者尽量不要使用利尿药。

五大类降压药各有利弊，适用于不同的群体。例如收缩压增高，舒张压不高的患者多见于 60 岁以上的老人，收缩压与心、脑等器官损害的关系非常密切，这种情况首选钙离子拮抗剂（CCB）。此类药物能够改善血管内皮细胞功能，同时发挥抗氧化、抗动脉粥样硬化的功能。舒张压增高，收缩压不高的患者多见于 35～60 岁的人群，主要是外周动脉血管阻力增大所致，可能诱发心肌梗死、脑卒中等疾病，这类患者首选 ACEI 或者 ARB 类药物。

【用药小贴士】高血压合并糖尿病，推荐 ACEI 类和 ARB 类药物。

8.3 抗高血压药物的联合使用

使用抗高血压药物应遵循以下原则：从常规剂量开始（老年人从小剂量开始），不达标者需要加至足量；合理联合用药：采用不同作用机制的药物，联合使用；尽量使用长效降压药，每天口服一次，维持 24 小时；个体化给药。

在降压药使用过程中，医生会根据患者具体病情选择单一用药或联合用药。单一药物治疗服药方便，花费少，但是很多患者的血压并不能恢复到正常水平，增加单一药物剂量，疗效增加不多，不良反应却明显增加，因此，临床上已广泛应用联合降压药物进行高血压的治疗。

联合用药是当前降压治疗的基本方法（表 8-4），很多患者为了降到合适的血压水平，常常选择 2 种或者 2 种以上的降压药物。联合用药时，药物的降压机制应该具有互补性，还可以相互抵消或减轻不良反应。

表 8-4　我国临床推荐的联合用药治疗方案

1	CCB＋ARB	4	ACEI＋利尿剂
2	CCB＋ACEI	5	CCB＋利尿剂
3	ARB＋利尿剂	6	CCB＋β 受体阻滞剂

国外高血压防治指南非常巧妙地用一个六边形图案来指导高血压药物的使用，特别是不同种类降压药之间的联合用药关系，我们把它称为高血压"用药六边形方案"，如图 8-5 所示。

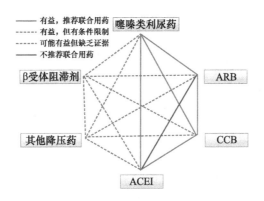

图 8-5　用药六边形方案（见文前彩图）

其中绿色实线连接的药物表示推荐联合使用，红色实线连接的药物表示不推荐联合使用，绿色虚线连接的药物表示联合使用有益，但是有条件限制，蓝色虚线连接的药物表示联合用药可能有益，但没有充足证据证明这种效果。

个体化治疗已经成为高血压降压治疗的基本原则，如何联合用药，患者需要在医生的指导下进行。

降压药的服用时间也有讲究。大多数人的血压波动呈现昼夜节律，午夜最低，之后逐渐升高，一天之中会有两次高峰，第一次高峰是 8～9 点，然后血压缓慢下降，但仍然处于较高水平，第二次高峰是 17～18 点，之后血压逐渐下降，夜间降至较低水平，所以降压药应该选择在早晨、下午这两个峰值时服用。

除了昼夜节律，高血压还存在季节节律，春夏季血压相对比较平稳，秋冬季血压容易升高，原因可能是寒冷刺激使血管弹性变差，同时导致血管中纤维蛋白原变多，所以寒冷季节心脑血管疾病患者更要注意自我保健，及时关注自身血压变化。

【用药小贴士】抗高血压药联合使用已经成为常规治疗方法，不同药物是否能够联合使用可参考"六边形"方案。

8.4 心绞痛如何正确使用硝酸甘油

听说了没？最近硝酸甘油涨价了，比前几年涨了 10 倍呢！对冠心病老病号而言，硝酸甘油是其必备药，人不离药，药不离人，他们对药品价格很敏感，一说起这个就皱眉头，可是又不能不买，这个硝酸甘油，到底是什么来头，让人欲罢不能呢？

说起来硝酸甘油，那可是大名鼎鼎！因为它的来历跟一个大人物有点关系，那就是诺贝尔！可不是那个瓷砖品牌，而是那个成立诺贝尔奖的诺贝尔。

很多年前，都灵大学一位化学家制备出硝酸甘油，但这个东西不稳定，易燃易爆，所以看起来没有什么用。直到某一天，诺贝尔发现了一种能够让这个物质保持稳定的方法，将它做成了炸药，发了大财。后来，他觉得自己的发明被用于战争，杀人无数，他非常痛心，他决定设立诺贝尔奖，鼓励那些对人类文明做出贡献的人。

再后来，医生发现硝酸甘油对心绞痛、心力衰竭、肺水肿等都有很好的疗效，于是，它正式从炸药变成药。

可别小看这个小小的药丸，每年被它拯救的人多达几百万！

你知道硝酸甘油的正确用法吗？它虽然是个良药，用错了也非常危险。要想不出错，牢牢记住这几个字："三""含""暗"。

第一个字"三"：硝酸甘油可以预防和治疗心绞痛，当疾病发生时，取出一片，大约 0.5 mg，舌下含服，1～2 分钟就可发挥药效，缓解疼痛。一般来说，药效可以保持 30 分钟。如果服用第一片药后过了 5 分钟，没有起效，可以再服用一片，但是一定要牢记，最多三片，如果依然无效，必须立刻拨打 120 急救电话。

第二个字"含"。硝酸甘油需要半卧位服用，这样可让回心血量减少，减轻心脏负担，而站立服用，很容易导致低血压，大脑供血不足，出现缺氧甚至昏厥。硝酸甘油要舌下含服，一定要放置在舌头的下面，而不是放在舌头的上面，因为舌头上面有很厚的舌苔，影响药物的吸收，更不要吞服，因为这个药物容易在肝脏中被代谢，吞服药物利用度很低，难以发挥效果。

第三个字"暗"。硝酸甘油需要放置在暗处，避免阳光直射。仔细观察市面上硝酸甘油的外包装，你会发现很多都是棕色的不透明瓶子，这是因为硝酸甘油遇光容易分解变质。有些人图方便，将硝酸甘油拿出来放在不避光的小盒子，还贴身放置，这更是错上加错，因为硝酸甘油不但怕光，还怕热，贴身放温度较高，更易导致药物变质。建议大家外出时将硝酸甘油放在不透光包装中，平时将硝酸甘油放置在家中熟悉的位置，保证能在发病第一时间服用。

硝酸甘油除了治疗心绞痛（图 8-6），还可以降低高血压，治疗充血性心力衰竭。有些患者在刚开始使用硝酸甘油的时候，会产生头痛的情况，不同的人对于这个药的耐受程度不同，这都属于服用这类药物的正常反应，随着服药时间的延长，头痛也会逐渐减轻。如果依然难受，可以咨询医生更改剂量或者药物，但是千万不要随便停药，这样容易出现病情反跳，发生危险。当然，也不能过量，否则会诱发或加重心绞痛发作。

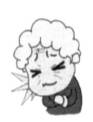

图 8-6　心绞痛

最后提醒大家一点，硝酸甘油的药瓶一旦打开，有效期就会大大缩短，建议家中小药箱里的硝酸甘油三个月更换一次。以前，一瓶硝酸甘油里可能有一百粒药丸，用不完就丢掉感觉很浪费，继续用，关键时刻又可能失效。现在市面上的新包装硝酸甘油只包含几十粒药，有效避免了浪费，也减轻了患者的经济负担，可以酌情选用。

这下你知道硝酸甘油该怎么用了吧！

对了，当年的诺贝尔就有心脏方面的问题，他不愿意听从医生叫他服用硝酸甘油的建议，最终因为心脏病发作去世。

这个故事告诉我们，遵医嘱很重要。

【用药小贴士】硝酸甘油连续服用三次无效，要立刻拨打 120 急救电话。

8.5　沉默的杀手——高血脂的用药策略

"乐哥哥，我们单位前几天体检，我查出来高血脂，是不是因为我吃肉吃太多了？"

"这是哪个糊涂蛋告诉你的？"

"我好兄弟大毛说的啊！他还说吃上半个月的素食，血脂准能降下来。我已经坚持五天了，血脂降没降不知道，就是看什么都像鸡排！"

"哎！一个真敢说，一个真敢信。还是让我来给你科普一下正确的高血脂知识吧！高血脂在医学上的专业叫法是高脂血症。我先问问你，你知道什么是血脂吗？"

"血液当中的脂肪啊！"

"基本正确，血脂是血清中胆固醇、三酰甘油和类脂的总称，它是人体内的重要物质，能够维持多种生理功能。"

"如果血脂超标会引发什么后果呢？"

"血脂如果超过正常值，就会导致血液变稠，在血管壁沉积，沉积多了，斑块变大，就会让血管拥堵，让血液流动速度变慢，如果继续变大，就有可能堵住血管。一些脂质沉淀在动脉内膜上，形成类似于粥的白色斑块，把动脉堵住，这种情况就叫作动脉粥样硬化。

"心脏是人体的重要器官，上面的肌肉被称为心肌。心肌每次收缩会将血液输送到全身各器官，提供其所需的能量。而心脏和主动脉之间有一条支脉，负责心脏自身供血，这条动脉形状很像一顶王冠，所以叫作冠状动脉。假如斑块堵在冠状动脉，就形成冠状动脉粥样硬化性心脏病，简称冠心病。

"血脂堵塞冠状动脉的过程持久而缓慢，不易察觉，患者心肌长期供血不足，一些普通的活动就可能导致心肌功能异常，粥样斑块脱落，引起心肌梗死，所以高血脂是心肌梗死的主要危险因素。

"同样的道理，如果斑块将脑部血管堵塞，就会出现脑卒中（即中风）；如果肾脏血管被堵，就会出现肾动脉硬化。如果眼部血管被堵，就会出现视力下降甚至失明。"

"太可怕了，高血脂会导致这么严重的后果啊！我好悲惨！"

"我国血脂异常患者已经达到 4 亿多人，你并不孤独！"

"那我们怎么才能知道血脂高还是不高呢？"

"这个要通过血脂检查才能确定。血脂不溶于水，它与特殊的蛋白质结合形成脂蛋白才能溶于血液中，运输到肝脏进行代谢。根据密度不同，脂蛋白可以分为乳糜微粒、极低密度脂蛋白、低密度脂蛋白、中密度脂蛋白和高密度脂蛋白。我们平时的血脂检查，一般包括总胆固醇（total cholesterol，TC）、三酰甘油（triacylglycerol，TG）、低密度脂蛋白（low-density lipoprotein cholesterol，LDL-C）、高密度脂蛋白（high-density lipoprotein cholesterol，HDL-C）这几项，判断血脂是否异常是一件非常专业的事，应该由医生结合患者个人身体状况评价。表 8-5 列出了一般人群的血脂检查常见指标，供大家参考。"

表 8-5　血脂检查常见指标的正常参考值

检测指标	正常值	检测指标	正常值
总胆固醇（TC）	<5.2 mmol/L	低密度脂蛋白（LDL-C）	<3.4 mmol/L
三酰甘油（TG）	<1.7 mmol/L	高密度脂蛋白（HDL-C）	越高越好

"为什么最后一项的值越高越好呢？"

"高密度脂蛋白具有抗动脉粥样硬化的作用，能够将外周的胆固醇运回肝脏代谢，使得血管内胆固醇含量降低，水平当然是越高越好。

"根据这几项检查结果的不同，我们可以将高血脂分为不同类型，千万不要小看这个分类（表8-6），它对于后面的药物选择非常重要。"

表8-6 高血脂的分类

高血脂类型	特点
高胆固醇血症	总胆固醇含量超标，三酰甘油正常
高三酰甘油血症	三酰甘油含量超标，总胆固醇正常
混合型高脂血症	总胆固醇和三酰甘油含量都超标

"快告诉我得了高血脂该如何正确治疗吧！"

"高血脂的治疗包括非药物治疗和药物治疗。非药物治疗是指调整生活习惯、改善饮食结构、控制体重、戒烟、戒酒、进行有规律的有氧运动等，研究表明通过饮食控制可以让血液当中胆固醇的含量降低5%～10%。"

"饮食控制就是少吃肉吧？"

"有人觉得高血脂只需要少吃高脂的食物就行，对高糖的食物并没有任何忌口。其实过多的糖分在体内可转化为脂肪，也会升高血脂，所以高血脂只靠不吃肉可不行，还应该多管齐下，才有可能正常。"

"如果饮食控制不好使，是不是就该吃药了？"

"如果高血脂超过正常值比较多，就需要进行药物治疗了。目前常见的降血脂药主要分以下5类（表8-7）。

表8-7 常见降脂药类型

序号	类型	代表药
1	他汀类	辛伐他汀、瑞舒伐他汀、普伐他汀、阿托伐他汀
2	贝特类药物	非诺贝特、苯扎贝特、吉非贝齐、氯贝丁酯
3	烟酸及其衍生物	阿昔莫司、泛硫乙胺、烟酸肌醇酯
4	胆酸螯合剂	考来烯胺、考来替泊
5	胆固醇吸收抑制剂	依折麦布

"第一类降血脂药就是大名鼎鼎的他汀类，它是目前降脂的首选药，被誉为血脂异常药物治疗的基石。对于单纯的总胆固醇增高或者总胆固醇和低密度脂蛋白胆固醇都增高的混合型患者，尤其适

合。他汀类药物能够延缓动脉粥样硬化，降低心血管疾病风险。全球第一个年销售额突破百亿美元的药物就是这类药物中的阿托伐他汀，它曾经连续十年蝉联全球药物销量排行榜第一。这类药物的主要不良反应是肝功能异常和横纹肌溶解，特别需要注意的是他汀类药物孕妇禁用。

"第二类降血脂药是贝特类药物，它适合单纯的三酰甘油增高或者以三酰甘油增高为主的混合型患者，常见的不良反应是胃肠道不适。

"第三类降血脂药是烟酸及其衍生物药物，它主要降低三酰甘油。这类药物的主要不良反应是面色潮红、高尿酸血症等，慢性活动性肝病、溃疡和严重痛风患者禁用。

"第四类降血脂药是胆酸螯合剂，它可以与胆汁酸结合，阻止胆汁酸重吸收，干扰胆汁酸肝肠循环，促进胆固醇的排泄，主要用来降低总胆固醇，和其他药物联合使用可治疗混合型高脂血症。这类药物的常见不良反应是腹胀、轻度恶心和便秘。

"第五类降血脂药是胆固醇吸收抑制剂，通过抑制饮食中胆固醇的吸收发挥降血脂的作用，代表药依折麦布是目前唯一的胆固醇吸收抑制剂。

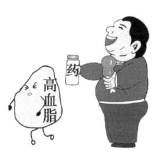

"五类降脂药可以单独使用，也可以根据病情的需要联合使用（图 8-7）。每个患者情况不同，需要在医生的指导下选择合适的降脂药，自己随意用药不但不能起到治疗作用，还可能延误病情。"

图 8-7　降脂药

"我听一些老人说红曲可以降血脂，是天然的降脂药，正打算买点红曲米每天吃一点呢！这种纯天然的东西是不是比吃药好啊？"

"红曲里的确含有他汀类成分，红曲米是以稻米为原料，通过红曲霉素发酵而成的，不但可以食用，还能作为活血化瘀的中药使用。不过红曲米中他汀类成分并不稳定，有的高，有的低，无法产生稳定的调脂效果。

"有些商家宣称自己的红曲产品质量稳定，能提供固定含量的他汀类成分。不过它毕竟不是药物，对于单纯胆固醇升高的高血脂有一定的效果，对于其他几类高血脂就没有太好的效果了。红曲米的价格和他汀类药物相比也不便宜，所以我还是建议吃正规的降脂药。"

"这些降脂药一旦吃了，是不是跟降糖药、降压药一样就停不下来了？"

"大多数高血脂患者用药3个月左右，血脂就可以降至正常水平了。如果只是单纯的血脂高，在降至正常水平之后，加强生活干预，这时可以在医生的指导下使用最小维持剂量，然后逐渐停药。

"如果合并其他疾病，比如动脉粥样硬化、冠心病等心脑血管疾病高危人群，需要长期服用降脂药控制病情发展，继续服药的受益远大于风险。他汀类药物长期使用能够修复血管内皮，延缓动脉粥样硬化进展，减少炎症，稳定血管内斑块，降低血栓的发病率。需要注意的是，降脂药的使用需要个体化给药，每个人的用药方式都不太一样，服药期间需要定期监测肝功能，假如出现转氨酶超过正常值3倍的情况，需要立刻停药，直到肝功能恢复正常。"

"很多药物都有自己的最佳服用时间，降血脂的药物应该在什么时候服用呢？"

"人体在夜间合成胆固醇更多，所以睡前服用他汀类药物的效果比较好，洛伐他汀建议与食物同服。如果需要同时服用他汀类和贝特类降脂药，建议贝特类早上服用，他汀类晚上服用。"

"吃了降脂药是不是就可以放心吃肉了？我这嘴里都淡出鸟来了！"

"服用降脂药并不是万事大吉，不用控制饮食了。高血脂的非药物治疗对于它的康复很关键，吃药的同时注意饮食，配合运动，才能发挥最好的治疗效果。"

"真羡慕那些吃不胖的人啊！吃多少都没事，也不得病！"

"有些人误以为只有胖子才可能出现高血脂，其实瘦人也有可能出现高血脂，血脂异常往往平时一直没有症状，第一次发生症状就通过脑梗死、心肌梗死等形式表现出来。我建议20岁以上的成年人至少每 5 年测一次血脂，40 岁以上的男性和绝经后的女性，至少每年测一次血脂，而一些患有其他心血管疾病的高危人群，则建议 3~6 个月测一次血脂。排查隐患，及时发现问题。"

"好的，乐哥哥！我这就去医院，让医生看看该用什么药，明天我约你跑步吧，我们一起锻炼身体。"

"好啊，我已经很久没有见到凌晨五点的城市了！"

【用药小贴士】高血脂危害大，药物治疗和生活调理都很重要。

8.6　他汀类药物与冠心病的二级预防

高血脂与人体胆固醇的含量有着密切的关系，而胆固醇分为外源性胆固醇和内源性胆固醇两种，成年人体内胆固醇的总量约为 35 g，以大脑中含量最高。外源性胆固醇主要来自食物，内源性胆固醇在肝脏中合成，含量大约是外源性胆固醇的 3 倍。由此可见，要控制血液中胆固醇的含量，关键还是控制内源性胆固醇的合成量，而在内源性胆固醇合成过程中，有一种重要的物质叫羟甲基戊二酰辅酶 A 还原酶（HMG-CoA 还原酶），抑制了它的活性就可以减少胆固醇的合成。

在治疗高血脂的药物当中，最出名的就是各种他汀类药物了。他汀类药物的发现经历了一段曲折的历程。

1973 年，科学家们发现了第一个天然的 HMG-CoA 还原酶抑制剂——美伐他汀。不过在后来的临床实验中，这个药物因为存在诱发恶性肿瘤的风险而被放弃，之后科学家继续探索，最终合成了一个新的他汀类药物——洛伐他汀，它与美伐他汀的区别在于多了一个甲基，却避免了产生肿瘤的风险，洛伐他汀成为第一个上市的他汀类药物。在它之后又陆续诞生了一系列的他汀类药物。

目前他汀类药物已经发展成一个大家族，每年的市场规模高达 200 多亿美元。国内上市了多种他汀类药物，其中洛伐他汀、辛伐他汀、阿托伐他汀、氟伐他汀、匹伐他汀是脂溶性药物，普伐他汀钠、瑞舒伐他汀为水溶性药物。它们是冠心病的二级预防用药，也是以胆固醇升高为主的血脂异常治疗的首选药物。

什么是二级预防用药呢？

这里要给大家解释一下疾病的三级预防（一级、二级、三级预防）。

一级预防是指病因预防，即在疾病尚未发生的时候所采取的措施，这是预防、控制和消除疾病的根本措施。一级预防的核心是加强病因研究，少接触危险因素。例如通过体育锻炼、合理膳食等措施预防高血脂发生，就属于一级预防。

二级预防是指临床前期预防，即对疾病的早发现、早诊断、早治疗，控制疾病发生及发展，减少并阻止并发症的发生，它也被称作"三早"预防。很多慢性疾病病因不明确，但是发生、发展的时间比较长，因此需要重视二级预防。该阶段的用药称为二级预防用药。

三级预防又被称为临床预防，是指在疾病的临床期为了减少疾病的危害所采取的措施，包括对症治疗和康复治疗。它的目标是减轻患者痛苦，减小疾病的危害和后遗症，提高患者的生活质量。

冠心病的二级预防策略遵循"ABCDE"方案，每个字母的含义如表 8-8 所示。

表 8-8　冠心病二级预防方案

字母	采取方案
A	血管紧张素转换酶抑制剂（ACEI） 抗血小板治疗（anti-platelet therapy） 抗心绞痛治疗（anti-angina therapy）
B	β 受体阻滞剂药物（β blocker） 控制血压（blood pressure control）
C	戒烟（cigarette quitting） 控制血脂（cholesterol lowering）
D	合理饮食（diet） 控制糖尿病（diabetes control）
E	运动（exercise） 教育（education）

通过这个方案可以看出来，控制血脂的他汀类药物是冠心病患

者的二级预防用药之一。

有些患者为了降脂效果好，自己加大他汀类降脂药的用药剂量，但是研究表明他汀类药物的效果与药量并不呈相关性，就算剂量比常规用药剂量增大一倍，疗效只增加不到 7%，而用药风险大大增加。一些爱美人士误以为他汀类药物能够减肥，也买来随意服用，其实降脂类药物并没有减肥的效果。这样做很危险。

对他汀类药物敏感的患者服药期间可能会出现转氨酶和肌酶的异常，因此服药 4～8 周应复查血脂、肝酶、尿酸、肌酶。对该药物耐受的患者可以长期服用，每年复查一次即可。这类药物最常见的不良反应是肝功能损伤和横纹肌溶解。

横纹肌溶解是什么情况呢？

它俗称肌肉溶解。我们运动的肌肉多数是横纹肌，当它由于各种原因溶解后，细胞膜被破坏，里面的肌红蛋白就会进入血液，最后经过肾脏排出体外。肌红蛋白个头比较大，排出过程中可能堵住肾小管，引起肾功能衰竭，横纹肌溶解还可能造成心脏骤停，危害极大。

怎么判断患者服药时出现横纹肌溶解呢？

如果在服药期间出现不明原因的全身不适和肌肉酸痛等情况，肌酐升高，伴有褐色尿，则提示药物引起横纹肌溶解，患者应停药并及时就医。另外，胆汁淤积和活动性肝病患者禁用他汀类药物。

美国 65 岁以上的老人服用他汀类药物的比例接近一半，国内使用他汀类药物的人群也在不断增长，在维护人类健康方面，他汀类药物做出了巨大的贡献。

【用药小贴士】服用他汀类药物是冠心病二级预防的重要手段。

8.7 冠心病支架术后这些药不能停

冠心病是冠状动脉粥样硬化性心脏病的简称。由于冠状动脉发生病变，出现狭窄或者阻塞，导致供血不足，引起心肌功能障碍和器质性病变。如果冠状动脉被堵塞超过 70%，就会出现心绞痛、心肌梗死等症状。它的治疗方法包括药物治疗、手术治疗和介入治疗。

冠心病支架术是指医生通过特殊的器械将支架放到血管狭窄部位，将血管撑开的一种治疗方法。它是一种很常见的介入治疗方法，被越来越多的患者采用。一些冠心病患者错误地认为只要做了支架就万事大吉，冠心病已经彻底治愈了。

在实施冠心病支架术后，患者需要长期服用药物。药可以延缓血管再次狭窄，延缓病情发展，改善患者生活质量。

冠心病支架术后常用的药物主要有以下四类：

第一类是抗血小板药，用来预防支架内血栓的生成。常用的药物有两种：一种是阿司匹林，每天服用 75～150 mg，如果没有特殊情况，需要一直使用；另一种是氯吡格雷，在冠心病支架术后至少服用 12 个月，之后根据情况决定是否停药。

第二类是调脂药，主要是一些他汀类药物，它能够降低血中的胆固醇含量，还能稳定已经形成的粥样硬化斑块，减少斑块破裂的概率。在医生指导下，血脂正常的冠心病患者减量长期服用调脂药。

第三类是 β 受体拮抗剂，这是一类降压药，术后服用可以降低心率，减缓心肌收缩，减少心肌对血供的需求，降低心脏负荷。常用的药物有美托洛尔、比索洛尔等，需要注意的是，变异型心绞痛患者禁用 β 受体拮抗剂。

第四类是血管紧张素转换酶抑制剂，比如卡托普利、福辛普利等。它们也是常见的降压药，对于合并心肌梗死、心力衰竭的患者，这类药物能够促进血管扩张，改善心肌功能，建议长期服用。

【用药小贴士】实施冠心病支架术的患者应该坚持服用相关药物，如果出现胸口疼痛，应该及时就医。

8.8　冠心病的药物治疗

冠心病患者由于心肌供血、供氧不足，常会出现胸闷、心绞痛、心肌梗死等问题，它的治疗方式包括手术治疗、药物治疗和改变生活方式，医生会根据患者病情选择合适的治疗方法。药物治疗是冠心病病情控制的基础，下面我为大家介绍一些常见的冠心病治疗用药。

心绞痛是冠心病的典型症状，发作时使用较多的是硝酸甘油和硝酸异山梨酯（消心痛），它们都属于硝酸酯类药物，硝酸甘油起效快，作用时间短，硝酸异山梨酯起效稍慢，作用持久。这类药物主要通过扩张动脉、改善心肌供血来发挥作用，使用时可能出现皮肤潮红、头痛等不良反应，还容易出现耐受性和药物依赖，长期使用不能突然停药，以免引起病情反跳。冠心病可诱发心肌梗死，此时服用该类药物则很难发挥效果，需要立刻拨打 120 急救电话。

对于心绞痛合并高血压的患者，可以选择硝苯地平（心痛定）。对于冠状动脉痉挛引起的心绞痛，硫氮䓬酮效果较好。这两个药都属于钙离子通道阻滞剂，前文阐述高血压用药时介绍过该类药物。

降压药中的 β 受体阻滞剂和血管紧张素转换酶抑制剂在冠心病治疗中也有应用，β 受体阻滞剂能够降低心率，减弱心肌收缩力，降低心肌耗氧量，使心绞痛得到控制，血管紧张素转换酶抑制剂能够改善心肌供血，防止冠状动脉痉挛。

冠心病患者的抗凝治疗非常重要，所以阿司匹林、氯吡格雷等抗凝药物也会用于冠心病的治疗。降脂药阿托伐他汀也常用于冠心病患者，可调整血脂水平，稳定斑块，延缓动脉粥样硬化的发展。一些活血化瘀和芳香温通类中药也可用于冠心病的治疗，比如银杏叶片、复方丹参滴丸、麝香保心丸等。

冠心病病情复杂，类型繁多，临床上可分为慢性冠脉综合征和急性冠脉综合征两大类，里面又包括了稳定型心绞痛、缺血性心肌病、不稳定型心绞痛等。具体应用哪一种药物，需要在医生指导下进行，切勿擅自用药。

【用药小贴士】冠心病分类复杂，患者应在医生的指导下用药。

8.9　"世纪神药"阿司匹林该不该天天吃

大导演吕克·贝松曾经说过："电影不是济世良药，只是一片阿司匹林。"这句话被无数"文艺青年"奉为圭臬。

不过阿司匹林怎么就不是济世良药了?

如果阿司匹林能说话,它一定会表示最强烈的抗议。作为人类历史上的三大经典药物(另外两个是青霉素和安定)之一,阿司匹林无愧于"世纪神药"的称号。

早在公元前 5 世纪,人们就已经发现柳树皮提取的粉末可用来退热、镇痛。很多年之后,科学家从柳树皮中发现了活性成分水杨苷,这个成分能够在人体内转化成水杨酸,但它对胃黏膜刺激性很大。拜耳公司的化学家对水杨酸结构进行改造,制备出乙酰水杨酸,它就是今天大名鼎鼎的阿司匹林。

阿司匹林最初用于退热和镇痛,但是随着研究的不断深入,科学家又陆续发现阿司匹林具有抗炎、抗风湿、抵抗血小板聚集、阻止血栓形成、减少动脉粥样硬化发病风险等功效,它已经成为心血管疾病的二级预防用药。最近几年,又有研究报告指出它对直肠癌和阿尔茨海默病有潜在的治疗效果,阿司匹林简直就是个"宝藏男孩"啊!不过它已经诞生一百多年了,还是称呼它"宝藏老人"比较合适。

鉴于阿司匹林具有让人眼花缭乱的神奇功效,一些老年人每天都要吃一片阿司匹林,认为这样可以预防心血管疾病,其实这样做并不正确,它并不是一种用于心血管疾病的保健品。

等一下,你刚才不是说它可以用于心血管疾病的二级预防吗?这里怎么又说它不能用于心血管疾病的预防呢?

二级预防,是指对已经出现疾病的人,为了预防病情加重而采取的措施。对于已经发生心血管疾病的患者,为了防止病情加重,可以服用阿司匹林。对于没有心血管疾病,但是有较高患病风险(抽烟、喝酒等)的人群,应该由医生进行心血管风险评估后,确定是否使用阿司匹林。健康人没病想要预防疾病发生的做法,医学上有一个专门的术语———一级预防。阿司匹林用于心血管疾病的二级预防,但不建议用于一级预防。

阿司匹林用于心血管疾病二级预防时,一般选择小剂量长期服用,推荐剂量为每天 75～150 mg,剂量太小则很难达到预防和治疗效果。市面上阿司匹林的规格比较多,包括 25 mg、50 mg、75 mg、

100 mg、300 mg 和 500 mg，使用时要注意区分。

虽然阿司匹林是不可多得的"人才"，但它终究是药，也有不良反应。它会增加出血风险，对有凝血功能障碍的患者，不建议使用。它还会对胃肠道产生刺激，长期服用容易诱发胃溃疡、胃出血等问题，所以胃溃疡患者也不能使用，普通片建议在饭后服用，以减轻对胃部的刺激。临床上使用较多的是阿司匹林肠溶片，对胃的刺激性很小，可以饭前服用。凌晨 6 点左右是心血管事件的高发时段，因此阿司匹林晚间服用效果更好。阿司匹林应用于 16 岁以下的儿童可能引起瑞氏综合征。一些过敏体质的人使用阿司匹林可能引起哮喘等过敏反应。如果使用过程中出现异常情况，一定要及时就医。

本篇科普短文，你应该拍个照，发到"相亲相爱一家人"的微信群里，记得把标题改得"拉风"一些，可以试试《震惊！关于阿司匹林的大秘密》。

【用药小贴士】是否需要服用阿司匹林，应该由医生来判断。

8.10　从灭鼠药到抗凝药的华法林

在人类药物发现史上，有很多"无心插柳柳成荫"的例子。一个药研发出来本来打算用来治疗这种疾病，结果无意间发现它有另外的功效，比如万艾可（枸橼酸西地那非），本来生产出来打算治疗心脏病的，结果，你懂得！

更有甚者，本来是毒药，用对了就成了治病的好药，比如砒霜适当使用可以用来治疗某些白血病，灭鼠灵可以用来预防某些心血管疾病。

等一下，砒霜这东西我们似乎听说过，灭鼠灵这个你确定不是在搞笑？这是正经药吗？

药当然是正经药了！

不但药是正经药，乐哥哥也是正经人。下面就由我这个正经人给大家隆重介绍一下这个正经药：华法林。

华法林是一种双香豆素衍生物，它在体内可以对抗维生素 K，而维生素 K 又和体内的凝血因子的生成有着千丝万缕的联系，所以华法林在体内可以发挥抗凝作用，可防治与血栓栓塞相关的疾病，是临床抗凝治疗的基础性药物。

这个药还有个别称，叫灭鼠灵。

这么好的药，怎么跟老鼠药扯上关系呢？别急，听我慢慢道来。

1921 年，北美的一些牧场主发现他们饲养的牛、羊在受到轻微外伤或者小手术后就出血不止，甚至因此而死亡，而这些牛、羊从表面上看并没有感染疾病的迹象，这些现象引起了相关学者的关注。一位承担威斯康星大学校友会研究基金会（Wisconsin Alumni Research Foundation，WARF）项目的教授，经过研究发现，问题出在牛、羊的饲料上。当地一种植物是牛、羊主要的饲料，秋冬季的时候，牧场主会将这些牧草打捆存放，在潮湿的环境下，牧草很容易发霉。牧草中原本含有无毒的香豆素，在霉菌的作用下会产生一种叫双香豆素的物质，这种物质导致牛、羊出血不止。该教授分离出这种物质，并进行了结构改造，他把最终得到的新物质取名为 WARFARIN（WARF 基金会＋ARIN 香豆素词尾）。

这个物质音译过来就是华法林。该教授因为这个研究成果被评为美国国家科学院院士。为什么华法林最后变成了老鼠药呢？因为当时美国的鼠害很严重，该教授发现华法林不但能让牛、羊出血死亡，也可以让老鼠出血死亡，而且这种药物不像其他毒药，老鼠吃完后不是立刻死亡，狡猾的老鼠很难产生警惕，于是将华法林应用于灭鼠。果然，华法林在灭鼠领域独领风骚好多年。

随着华法林在灭鼠事业上的成功，一些医生也根据华法林的作用机制尝试在临床上将它用于抗凝。1954 年，美国食品药品监督管理局批准华法林作为人用药。不过当时的患者还是很难接受用老鼠药治病的事实。不信你试试，搞不好病人还没出血，医生就已经被打出血了。

转机出现在 1955 年，美国总统艾森豪威尔出现心肌梗死，医生为他使用了华法林，艾森豪威尔最终转危为安。艾森豪威尔总统这位免费的形象代言人，让这个药被大家广泛接受，最终挽救了无数生命。今天，华法林依然在心脑血管的抗凝领域发挥着巨大作用。

　　听完这个故事，关于抗凝药华法林和灭鼠灵的渊源，大家应该清楚了吧！那么，这两个东西可以互相替换吗？华法林不好买的时候，是不是可以直接买灭鼠灵来代替呢？

　　很傻很天真！当然不可以。

　　首先，作为药物的华法林，它的生产遵循药品生产质量标准，经过严格的杂质检查和含量测定，产品安全、有效、稳定，而成分类似的灭鼠灵，生产工艺和质量控制要求较低，达不到药用标准。

　　其次，不少号称灭鼠灵的药，里面的华法林含量不明确，甚至还包括其他有毒成分，对人体有较大危害。如果添加一些剧毒成分，拿来用不仅不能治病，还会因此丧命。

　　华法林使用剂量个体差异性大，受食物影响大。它的常用剂量是 3 mg，但必须根据患者服药后测定的国际标准化比值（international normalized ratio，INR）来确定最终的有效剂量。患者使用该药期间需要定期检测血药浓度，以防药物中毒。

　　如今，有不少新的抗凝药陆续问世，安全性更好。有人可能觉得华法林将慢慢退出人用药舞台，专心当它的灭鼠药了！

　　且慢！当年对阿司匹林也是这么想的，本来阿司匹林也要成"过气网红"，作为解热镇痛药，它已经被对乙酰氨基酚取代了，抗炎效果也不是很强大，后来发现它的抗凝作用，它又逐渐成为心脑血管疾病的二级预防用药，如今人气正旺，"演艺事业"又上了个新台阶。华法林也是如此，国外已经有研究发现它具有一定的抗癌效果，能够降低部分癌症的发生风险，具有极高的抗癌潜力。

　　看来华法林退出人用药舞台，还得再等等！

　　【用药小贴士】华法林可以当灭鼠药，灭鼠药不能当华法林。

8.11　服用华法林为什么要监测"INR"值

　　"INR"是国际标准化比值的意思，数值越高，血液凝固需要的时间就越长。华法林是一种抗凝药物，可以用来预防血栓形成。如果某个患者的"INR"值很高，就会出现无法控制的出血风险，所以定期检查"INR"值可以监测抗凝药物的使用效果。

口服华法林可以减少栓塞并发症,而出血是它最常见的不良反应。轻者表现为牙龈出血、血尿,中度表现为消化道出血,血红蛋白明显下降,严重者可能出现颅内出血、心包积血,危及生命。用华法林进行抗凝治疗,个体差异较大,起效时间较慢,一般用药3天后,其抗凝作用达到最高点,它的最小有效剂量与最小中毒剂量很接近,增大药量容易增加出血风险。很多药物和食物也会与华法林相互作用,使用或者停用其他药物时也需调整华法林的剂量。

研究表明,"INR"值>3时,出血性并发症增加,"INR"值<1.5时,药物无法起效,所以在使用华法林时需要定期监测"INR"值,根据监测值调整用药剂量,避免出血并发症的发生。

服用华法林时,还要注意避免食用富含维生素K的食物,维生素K会降低华法林的抗凝效果,导致血栓发生率增加。常见的含维生素K比较多的食物有菠菜、卷心菜、生菜等深色绿叶蔬菜。

【用药小贴士】在使用华法林的过程中,要定期监测"INR"值。

9.1　甜到忧伤——正确认识糖尿病

糖尿病是一种以糖代谢紊乱为主要表现的疾病，截止到 2019 年，全世界的糖尿病患者人数约为 4.63 亿，中国的糖尿病患者人数也已经达到了 1.16 亿。糖尿病由遗传和环境因素共同引起，主要表现为高血糖。民间曾经流传一种说法，认为糖尿病是因为吃糖过多引起的，所以儿童不能吃太多的糖，否则长大以后就容易得糖尿病。那么，糖尿病的发病与吃糖有关系吗？

在回答这个问题之前，我们先说说糖的定义。医学当中的糖，其实是指碳水化合物，它由碳、氢和氧三种元素组成，由于它所含的氢、氧的比例为 2 比 1，和水一样，故称为碳水化合物。食物中的碳水化合物分成两类：一类是人体可以吸收利用的有效碳水化合物，如单糖、双糖、多糖；还有一类是人体不能消化的无效碳水化合物，比如纤维素。淀粉类属于多糖，蔗糖、麦芽糖、乳糖属于双糖，葡萄糖、果糖属于单糖，我们日常生活中的糖，一般是单糖和双糖。

血糖是指血液中的葡萄糖。它主要来自以下三个途径：第一个途径是食物中的碳水化合物经消化后成为葡萄糖并直接进入血液；第二个途径是肝脏中的肝糖原分解成葡萄糖并进入血液；第三个途径是食物中的蛋白质等通过糖异生作用变成葡萄糖并进入血液。人体各个组织、细胞活动所需要的能量都来自葡萄糖，血液只有维持一个稳定的葡萄糖浓度，才能满足身体各器官、组织的能量需求。

血糖浓度受胰岛素和胰高血糖素共同调节，此二者将血糖浓度稳定在一定水平上。血糖较低时，胰岛细胞分泌胰高血糖素，释放葡萄糖进入血液，促进血糖水平升高；当血糖浓度过高时，胰岛细胞会分泌胰岛素，降低血糖水平。胰岛素是体内唯一能够降低血糖的激素。如果某个人胰岛素分泌有缺陷或其生物作用受损，就会导致人体内血糖过高，我们就说这个人患了糖尿病。由此可见，糖尿病的发生跟吃糖没有直接关系，和年龄也没有因果关系，任何年龄都有可能得病。

与糖尿病有直接关系的是家族遗传、肥胖、运动量减少、精神紧张、情绪激动等因素，而吃糖过多可能导致肥胖，是诱发糖尿病的危险因素，所以吃糖和糖尿病之间有间接关系。

中医将糖尿病称为消渴症，我国最早的医学典籍《黄帝内经》便记载过消渴症这一病名，并对其发病机制进行了描述："此肥美之所发也，此人必数食甘美而多肥也，肥者令人内热，甘者令人中满，故其气上溢，转为消渴。"

正常人的空腹血糖浓度（至少 8 小时不吃东西测量的血糖）一般为 3.9~6.1 mmol/L，餐后两小时血糖浓度在 7.8 mmol/L 以下。当空腹血糖大于 7 mmol/L，餐后血糖大于 11.1 mmol/L 时，即可诊断为糖尿病。有一个小口诀叫"餐前不过六，餐后不过八"，可大致评估正常血糖浓度值。

糖尿病主要的症状是多尿、多饮、多食及体重减轻，医学上将它们归纳为"三多一少"。按照不同的发病机制，糖尿病可分为 1 型糖尿病、2 型糖尿病、妊娠糖尿病和其他类型糖尿病（表 9-1）。

表 9-1　糖尿病的主要类型

类型	发病原因	表现
1 型糖尿病	胰岛 β 细胞被破坏	典型的"三多一少"
2 型糖尿病	患者胰岛素抵抗或者胰岛素分泌不足	很多患者长期无明显症状，仅在体检时发现血糖浓度升高
妊娠期糖尿病	妊娠期间被诊断的糖尿病或糖调节异常	有些人在分娩后血糖浓度可恢复正常，一部分人可发展为 2 型糖尿病
其他类型糖尿病	由其他各类疾病引起	伴随其他疾病

1 型糖尿病是一种自体免疫疾病，由于胰岛 β 细胞被破坏，导致胰岛素缺乏，患者多在儿童或青少年时期发病，有典型的"三多一少"症状，这种类型的糖尿病患者约占糖尿病患病总人数的

10%。患者需要终生注射外源性胰岛素以控制血糖。

2 型糖尿病致病机理为患者胰岛素抵抗或者胰岛素分泌不足。胰岛素抵抗是指身体对胰岛细胞分泌的胰岛素、体外注射的胰岛素均反应下降，通俗地说，就是机体不能充分发挥胰岛素的降糖作用了。一般中年时期起病，患者体型偏胖，一部分患者有"三多一少"的症状，但很多患者长期无明显症状，仅在体检时才发现血糖升高。目前 2 型糖尿病患者约占糖尿病患者总数的 90%，2 型糖尿病是最常见的糖尿病类型，主要通过口服降糖药或者注射胰岛素治疗。

妊娠期糖尿病是指妊娠期间被诊断的糖尿病或糖调节异常，而不是糖尿病患者妊娠期间处于高血糖的状态，通俗地说，就是怀孕时得了糖尿病而不是糖尿病患者怀孕了。这类糖尿病大多数发生在妊娠期 24～28 周，大约 3% 妇女会在妊娠期间患上糖尿病，有些妇女分娩后血糖可恢复正常，一部分妇女可能发展成 2 型糖尿病患者。妊娠期糖尿病首先应该用胰岛素控制血糖。

其他类型的糖尿病是糖尿病当中比较特殊的一种，主要由其他疾病引起，如内分泌疾病、特殊遗传性疾病、胰脏疾病、胰岛细胞基因缺陷等，治疗时需要同时针对诱发疾病进行治疗。

1 型糖尿病患者需要长期使用胰岛素治疗，2 型糖尿病病情较轻者以饮食治疗和运动锻炼为主（图 9-1），如果仍然控制不好，可以加服降糖药，如果血糖仍不能达标，需要改用胰岛素治疗。

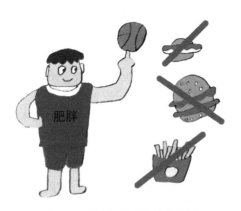

图 9-1　糖尿病患者的饮食禁忌

糖尿病对于肾脏、心脑血管、神经、眼睛、体内物质代谢等都有破坏作用，患者还容易出现各种感染及酸中毒等症状，要积极治疗，以缓解各类并发症的发生。健康的生活方式可以预防高达70%的2型糖尿病，所以大家一定要养成良好的生活习惯啊！

【用药小贴士】正常血糖浓度标准是餐前不过六（6 mmol/L），餐后不过八（8 mmol/L）。

9.2 胰岛素的分类和保存

糖尿病患者控制饮食和运动后，血糖浓度仍然达不到正常水平时，就需要采用药物治疗了。治疗糖尿病的方法包括注射胰岛素和口服降糖药。

注射外源性胰岛素可以弥补患者胰岛素不足的问题。按照起效时间的不同，胰岛素可以分为超短效胰岛素、短效胰岛素、中效胰岛素和长效胰岛素。胰岛素的分类如表9-2所示。

表9-2 胰岛素的分类

胰岛素类型	使用方式	代表药物
超短效胰岛素	餐前0~30分钟注射，注射后15分钟起效，作用时间2~4小时	门冬胰岛素
短效胰岛素	餐前15~30分钟注射，注射30分钟后起效，持续5~8小时	重组人胰岛素
中效胰岛素	早、晚餐前1小时注射，注射后1.5小时起效，持续时间16~24小时	低精蛋白锌胰岛素
长效胰岛素	睡前30~60分钟注射，注射后3小时起效，作用时间24小时以上	甘精胰岛素
预混型胰岛素	注射后30分钟起效，持续约24小时	将两种不同类型胰岛素预先配制在一起

1型糖尿病患者需要注射胰岛素进行治疗，2型糖尿病患者如果属于以下情况，也建议尽早使用胰岛素治疗。

（1）口服降糖药仍无法控制血糖。

（2）伴有慢性并发症的 2 型糖尿病患者，如视网膜病变、下肢坏死等。

（3）糖尿病合并感染。

（4）糖尿病患者妊娠和妊娠期出现糖尿病的患者，仅靠控制饮食和运动，血糖浓度值不能降到正常范围。

很多需要注射胰岛素的糖尿病患者习惯于在自家冰箱里储存一些胰岛素备用，但是却忽略了胰岛素的保存条件，错误的存放容易导致胰岛素失效，反复打开冰箱会造成温度波动，也会使胰岛素效价降低。胰岛素比较娇气，既怕冷又怕热，不建议在家中存放过多，通常两三支就足够了。

对于未开封的胰岛素，应该在 2～8℃的冰箱中长期保存，也就是放置在冰箱的冷藏层，同时尽量不要放置在冰箱门和冰箱壁附近。冰箱门打开次数越多，越容易出现温度波动，冰箱壁附近温度过低，有可能接近 0℃，这些都会影响胰岛素的稳定性。

胰岛素通常应该在常温环境注射（图 9-2），从冰箱拿出药物后，应该在室内放置一段时间，等胰岛素温度恢复至室温后，再进行注射。如果发现胰岛素出现结块、变色等情况，就不能再使用了。

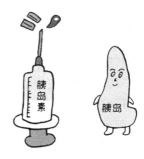

对于已经开封的胰岛素，不宜再放入冰箱中冷藏。此时可以在不超过 30℃的温度下储存，通常能保存 28 天左右，所以短期旅行或者出差，胰岛素都不需要放在冰箱中，随身携带即可。乘坐飞机不要托运胰岛素，向航空公司提出申请后可随身携

图 9-2　腺岛素注射

带胰岛素。托运过程中行李舱温度低于零度，会导致胰岛素失效。

对于已经装上笔芯的胰岛素笔，也不能重新放入冷藏室中。从冰箱中反复拿取，胰岛素药液热胀冷缩会从针头处吸入空气形成气泡，造成注射剂量不准确而影响降糖效果。

胰岛素不能直接被阳光照射，高温和强光照射会影响胰岛素的疗效。如果你去海滩度假，千万不要让它跟着你一起晒太阳！

【用药小贴士】未开封的胰岛素，应该在2～8℃的冰箱中长期保存；已经开封的胰岛素，则不宜再放入冰箱中保存。

9.3 如何选择胰岛素注射部位

胰岛素的保存很重要，规范注射也很重要，注射部位不同，吸收效果也不一样。

腹部是胰岛素注射优先选择的部位，适合自我注射。这里皮下组织肥厚，吸收较快，腹部注射吸收率接近100%，腹部适合注射短效、超短效胰岛素。

大腿外侧和大腿前侧也适合自我注射胰岛素，这些部位皮下层较薄，需要捏起皮肤注射，药物吸收率为70%左右，适合注射中长效胰岛素。大腿内侧血管神经较多，不适合注射。手臂可由他人协助注射，吸收率约为85%，手臂皮下层较薄，也需要捏起皮肤注射。臀部吸收速度慢，吸收率很低，一般不作为注射部位。

胰岛素的注射部位应该定期轮换，以腹部为例，可以将其分为四等分，每星期在其中一个区域等距注射，第二周更换到另外一个区域。每次注射时需要更换注射部位，两次注射间隔距离至少1厘米，肚脐周围5厘米内不能注射。

轮换注射可以提高患者的依从性，也不易因为反复注射在皮肤上形成硬块和皮下增生。只有正确地保存和使用胰岛素，才能够最大限度地发挥它的药效。

【用药小贴士】腹部是胰岛素注射优先选择部位，适合自我注射。

9.4 七大类口服降糖药

口服降糖药一般通过增加体内胰岛素分泌或者降低葡萄糖吸收等方式达到降低血糖的目的。

口服降糖药按照作用机制大致分为七大类，我把它们形容为降服糖尿病的七种"武器"，这些药物如表9-3所示。

表 9-3　治疗糖尿病的药物分类

药物类型	作用机理	代表药	服药时间
磺脲类	促进胰岛素分泌	格列本脲	餐前 30 分钟服用
非磺脲类	诱导 β 细胞分泌胰岛素	瑞格列奈、那格列奈	餐前 15 分钟服用
双胍类	促进外周组织摄取葡萄糖，降低肝糖原输出，延迟肠道吸收葡萄糖	二甲双胍	餐中或者餐后服用
α 葡萄糖苷酶抑制剂	抑制葡萄糖苷酶活性，延缓淀粉、麦芽糖等在小肠分解成葡萄糖	阿卡波糖、伏格列波糖	与第一口饭同时嚼碎服用
胰岛素增敏剂	提高外周组织对胰岛素的敏感性，改善胰岛素抵抗	罗格列酮、吡格列酮	早餐前半小时服用
DPP-4（dipeptidyl peptidase-4）抑制剂	增强肠促胰岛素水平，促进胰岛素分泌	沙格列汀、西格列汀	每天在固定时间服药一次
某些中药	补肾健脾，益气养阴，滋阴清热	参芪降糖片、消渴丸	固定时间服药

　　下面，乐哥哥将为大家详细介绍这七类降糖药物的作用原理和特点。

　　促进胰岛素分泌的降糖药主要通过刺激胰岛细胞促进胰岛素分泌，进而发挥降血糖的作用。这类药物可以分为磺脲类和非磺脲类（格列奈类）。磺脲类的代表药有格列本脲、格列齐特、格列吡嗪、格列喹酮、甲苯磺丁脲、格列美脲，磺脲类药物是最早应用的口服降糖药，目前已经发展到第三代，服用后起效需要 30 分钟，所以一般建议在餐前半小时服用。非磺脲类主要包括格列奈类降糖药，通过诱导 β 细胞分泌胰岛素达到降糖作用，代表药包括瑞格列奈、那格列奈等，这类药物起效快，作用时间短，也被称为餐时血糖调节剂，建议在餐前 15 分钟服用，可以有效降低餐后高血糖且不易出现低血糖的情况，对于进餐不规律者或者老年患者更加适用。该类药物发挥作用后排泄较快，一般不会蓄积，轻、中度肾功能不全患者也可使用。当磺脲类药物失效时，改用格列奈类仍可能有效。

　　双胍类降糖药不刺激胰岛 β 细胞，所以对正常人几乎不产

生作用，对 2 型糖尿病患者有明显降血糖作用。它不影响胰岛素分泌，主要通过促进外周组织摄取葡萄糖，降低肝糖原输出，延

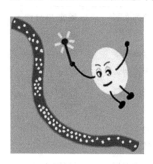

迟葡萄糖在肠道吸收，达到降低血糖的作用。这类药物的代表是二甲双胍（图 9-3），这是目前治疗糖尿病的一线首选降糖药，可以单独使用，也可以与其他药物联合应用。由于它的胃肠道不良反应较大，应该在餐中或者餐后服用，可以减少胃肠道不良反应的发生率。它有一定降低体重及血脂的作用，尤其适合超重或者肥胖的糖尿病患者。

图 9-3　二甲双胍

　　患者使用造影剂前后 48 小时，需要停用二甲双胍。因为造影剂有一定的副作用，可能导致急性肾损害，二甲双胍主要通过肾脏排泄，一旦出现急性肾损害，二甲双胍就会在体内蓄积，引起乳酸酸中毒，而这又会进一步损害肾功能。

　　α 葡萄糖苷酶抑制剂能够抑制葡萄糖苷酶活性，延缓淀粉、麦芽糖等物质在小肠分解为葡萄糖的过程，这类药适合单纯餐后血糖升高的患者使用，其主要代表药有阿卡波糖、伏格列波糖等。这些药物属于一线降糖药，服用的时候，应该与第一口饭同时嚼碎服用，方便药物充分抑制小肠中的 α 葡萄糖苷酶，减缓糖吸收，控制餐后血糖。由于本类药物阻碍碳水化合物在肠道的分解和吸收，使之滞留时间延长，部分患者刚开始使用时有腹胀、排气增多等胃肠道反应，胃肠功能紊乱者、孕妇、哺乳期妇女禁用。这类药物单独使用不会造成低血糖，如果与其他降糖药合用时可能出现低血糖，应减少其他降糖药用量。

　　胰岛素增敏剂的作用原理是通过提高外周组织对胰岛素的敏感性来改善胰岛素抵抗，以达到降糖的目的，代表药有罗格列酮、吡格列酮等。这类药物不受饮食的影响，一天服用一次，餐前、餐后均可服用，建议在早餐前半小时服用，该类药物的副作用是使用后部分患者面部有轻微的水肿，老年人如果将这些药物与胰岛素联合使用，会增加心力衰竭的风险。

DPP-4（二肽基肽酶 -4）抑制剂是一类新型的降糖药，代表药物有沙格列汀、西格列汀、维格列汀、利格列汀和阿格列汀，有人给它们起了一个很好听的名字——"五朵金花"。这类药物通过增强肠促胰岛素水平，进而促进胰岛素分泌，以达到降糖效果。药物不受饮食的影响，一天服用一次，在固定时间服药即可。

最后一类是具有降糖作用的中药。中医治疗糖尿病以补肾健脾、益气养阴、滋阴清热为主，黄芪、黄连、葛根、人参、山药等中药具有降血糖的作用，常见的治疗糖尿病的中成药有参芪降糖片、消渴丸、玉泉丸、糖脉康颗粒等。

讲完了七类口服降糖药的降糖机理，患者会问医生，这么多降糖药，哪种降糖药效果最好？其实这七种"武器"各有所长，没有绝对的好坏之分，不存在哪个更好的说法，只有合适、不合适之分。在降糖药的选择上，医生会根据患者的实际情况推荐合适的降糖药，患者一定要遵循医生的医嘱，不要盲目听信非专业人士的建议或者各类广告的宣传。

目前，还没有能够根治糖尿病的药物。不少糖尿病患者治病心切，总想寻找能彻底治愈疾病的方法，一些"江湖郎中"抓住患者这种焦虑的心态，宣称自己有祖传秘方，可以根治糖尿病，恢复机体功能。有时候吃了他们的产品血糖真的降下来了，患者以为遇到了神医，可是天上怎么会掉馅饼呢？其实他们的药丸子中早就添加了七种降糖药中的某类成分，只是通过虚假宣传让人以为是绿色纯天然的偏方、秘方。试想一下，如果他们真有根治糖尿病的方法，通过正规渠道生产、销售药物就可以富甲天下了，还怎么会流落街头，挣你那点小钱呢？

【用药小贴士】糖尿病的治疗药物不同，服用时间也不同。

9.5　降糖时也需要警惕低血糖

一些糖尿病患者在用药之后，血糖已经达标，但还想降得更低。他们认为血糖控制得越低，获益越大，其实这是错误的观点。

当血糖浓度低于 3.9 mmol/L 时，就可以诊断为低血糖，低于 2.8 mmol/L 时，为严重低血糖。病程超过 10 年，年龄大于 70 岁的糖尿病患者更易出现低血糖的风险。对一些老年糖尿病患者而言，低血糖比高血糖更加危险，低血糖可能引起大脑功能障碍，需要很久才能恢复，严重的还会造成脑部永久损伤。

低血糖常见的表现是心慌、出虚汗、头晕、面色苍白等。造成低血糖的原因一般有两个：一个是自发性低血糖，糖尿病患者和普通人都可能出现，与个人体质、饮食及运动情况有关；另外一个是由降糖药物引起的低血糖。

可能引起低血糖的药物主要是胰岛素和磺脲类降糖药。药物导致低血糖主要与它的不规范使用有关，例如初始剂量过大，给药剂量不准，同时服用多种降糖药等。为了预防低血糖，糖尿病患者应该在身边准备糖果、巧克力等食品。一旦出现低血糖，需要立刻卧床休息并进食含糖量高的食品（最好是葡萄糖），症状可逐步缓解，如果一直持续低血糖，需要立刻去医院就诊。

【用药小贴士】糖尿病患者降血糖并非越低越好，太低可能出现低血糖，危害身体健康。

9.6　痛风患者的药物治疗

"乐哥哥，我好朋友大毛前几天住院了，说是检查出痛风，痛风是受了风寒的原因吗？痛风和中风是不是一回事啊？"

"宝哥，它跟受风寒没有一毛钱关系，跟中风更是半毛钱关系都没有。"

"快给我科普一下痛风这个病吧！我好去安慰安慰他。"

"痛风是体内一种叫作嘌呤的物质代谢紊乱所引发的疾病。因为它会导致关节疼痛，而这种疼痛来得很快，消失得也快，来去如风，所以称作痛风，它会影响肾脏、心血管、关节等多个器官的功能。"

"嘌呤怎么会导致痛风呢？我记得它是食物里的成分啊！"

"很多食物中都含有嘌呤，人体也需要这个物质，它在能量供应、代谢调节等方面发挥重要作用。嘌呤在人体内代谢为尿酸，当尿酸生成过多，或者尿酸排泄减少，血液中尿酸含量就会升高，超过正常水平，这种情况就被称为高尿酸血症，此时体内容易产生尿酸盐结晶，它会在关节、肾脏等部位沉积，形成痛风石，导致疼痛产生。"

"那什么原因使得嘌呤代谢异常，导致痛风发生呢？"

"痛风发病的原因很多，比如肥胖、饮酒、高嘌呤饮食、身体疾病、某些药物都可能影响嘌呤代谢，导致痛风的发生。男性痛风发病率高于女性，患者经常会在夜晚出现关节疼痛，关节部位出现严重的红肿，最常发病的部位是大脚趾，持续几天甚至几周，非常痛苦。如果不及时治疗，还会导致关节变形，甚至诱发肾结石和肾功能衰竭。"

"怎么知道自己是否得了痛风呢？是不是脚趾疼就是痛风的先兆？"

"脚趾疼还有可能是鞋子不合适的先兆呢！痛风的诊断是很专业的事情，需要去医院做空腹的血尿酸检查，如果两次空腹检测结果都超过正常值，如表 9-4 所示，就提示有痛风的可能性了。

表 9-4　痛风的诊断标准

性别	两次空腹血尿酸水平	性别	两次空腹血尿酸水平
男性	血尿酸>420 μmol/L	女性	血尿酸>360 μmol/L

"不过体内的血尿酸水平高于正常值也不一定会表现出痛风的症状，只有尿酸沉积在关节，出现痛风石，造成损害才会表现出痛风的症状。"

"那是不是只要关节不痛，就不需要治疗了？"

"尿酸水平越高，持续时间越长，关节处形成痛风石的概率就越大，如果不及时控制尿酸，痛风就会反复发作，所以不管关节疼不疼，都要及时治疗。"

"有什么药物能够治疗痛风呢？"

"痛风急性发作时病情来势凶猛，治疗上以抗炎止痛为主，首选秋水仙碱、非甾体抗炎药，以缓解病情。"

"秋水仙碱这个药的名字很好听啊！"

"我知道你是'外貌协会'的，没想到你还是'名字协会'

的。秋水仙碱最早是从秋水仙中提取出来的成分，一千多年前的古埃及医学书籍中就记载了秋水仙可以治疗水肿，著名政治家富兰克林还曾经把它带到美洲大陆种植。1833年，一位法国科学家从秋水仙中分离出一种活性成分，将它取名为秋水仙碱。这个药物很早就被广泛使用，但是直到20世纪90年代，才被美国食品药品监督管理局批准在美国上市。秋水仙碱副作用较多，比较常见的是消化道反应，中毒剂量和治疗剂量也很接近，需要在医师指导下小剂量使用。

"一些非甾体抗炎药可以缓解急性痛风症状，比如双氯芬酸钠等。它们有胃肠道刺激性，使用时建议在饭后服用。有时一些医生也会给患者使用糖皮质激素，但一般不作为首选药物，只有在前两类药物无效的情况下，才考虑短期使用。"

"痛风和关节炎有点像，吃点消炎药行不？比如阿莫西林。"

"痛风急性期的表现是关节剧痛、肿胀，严重者还可能出现发热等症状，这时候常被误认为关节炎，有时候也会被误诊为'丹毒'，有人也会因此使用抗生素。抗生素对痛风是无效的，部分抗生素（比如氧氟沙星、青霉素类药物）与血尿酸在肾脏存在竞争性抑制的情况，进而影响血尿酸的排泄，延误痛风症状的自我缓解，加重痛风病情。正确的做法是卧床休息，尽早开始药物治疗，急性发作期不应该使用影响嘌呤代谢的药物，这可能会造成体内尿酸蓄积。

"痛风不同发病阶段的常用药物如表9-5所示。

表9-5　痛风不同发病阶段的常用药物

疾病不同阶段	药物类型	代表药
痛风急性发作期	生物碱	秋水仙碱
	非甾体抗炎药	双氯芬酸钠
	糖皮质激素	泼尼松龙（短期使用）
痛风缓解期	抑制尿酸合成药	别嘌醇、非布司他
	促进尿酸排泄药	丙磺舒、苯溴马隆

　　"随着病情的缓解，痛风的治疗目的变为降低体内血尿酸，使它维持在较低的水平，预防痛风发作。

　　"我们可以通过两种方法来降低体内血尿酸：一种是疏，另一种是堵。疏的意思就是促进尿酸的排泄，堵的意思就是抑制尿酸的合成。根据这个思路，痛风缓解期的用药可以分为两大类：

　　"第一类缓解痛风的药物是抑制尿酸合成的药物，主要的代表药是别嘌醇和非布司他。别嘌醇适用于慢性原发性或者继发性痛风的治疗，也适用于尿酸性肾病、尿酸结石、肾结石等的治疗。这类药使用时应该从小剂量开始，逐渐增大使用剂量，避免不良反应的发生；如果小剂量能够控制病情，就不要继续增加药量了。

　　"非布司他适用于痛风患者高尿酸血症的长期治疗，不推荐作为无临床症状的高尿酸血症治疗用药。它对肾功能不全的患者也比较安全，不需要调整剂量，服用这个药物的初期可能会出现痛风发作频繁的情况，因为血尿酸浓度降低后，组织中的尿酸盐开始波动，继而引发痛风。

　　"第二类缓解痛风的药物是促进尿酸排泄的药物，主要代表药物是丙磺舒和苯溴马隆。丙磺舒适用于高尿酸血症并伴有慢性痛风性关节炎及痛风石患者，服药初期从小剂量开始，根据血尿酸水平调整药量，服用此药的时候要保证每天摄入 2000 mL 的水。

　　"苯溴马隆（图 9-4）适用于血尿酸高而尿尿酸排泄不高的患者，肾结石和肾功能不全的患者不宜选用，在服药期间也需要大量饮水，增加尿量，促进尿酸排泄。人体的尿液是酸性的，尿酸盐在 pH 6.2～6.9 条件下最易溶解，如果大量的尿酸盐在尿液中不溶解，就容易在泌尿系统产生结石，所以服用这类药物

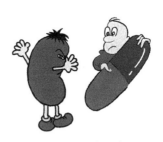

图 9-4　苯溴马隆

的时候最好同时服用一些碱化尿液的药物，避免形成尿路结石，比如服用碳酸氢钠片、枸橼酸氢钾钠等。

　　"治疗痛风的药物的适用范围和使用方法如表 9-6 所示。"

表 9-6 治疗痛风的药物的适用范围和使用方法

药物名称	使用对象	使用方法
别嘌醇	原发性或继发性痛风者	从小剂量开始,逐渐增大使用剂量
非布司他	有症状的高尿酸血症者	推荐起始剂量为 40 mg,每日一次
丙磺舒	高尿酸血症伴有慢性痛风性关节炎及痛风石者	从小剂量开始维持治疗,每天摄入 2000 mL 水
苯溴马隆	血尿酸高而尿尿酸排泄不高者	服药期间大量饮水,服用碱化尿液药物

"得了痛风之后,这些药物需要长期服用吗?"

"治疗痛风的关键是控制尿酸,防止痛风反复发作,这就意味着患者需要长期治疗,在控制饮食的基础上,可以由医生根据患者的情况,逐渐减少药量,采取拉长用药间隔时间的方式给药,当血尿酸维持在较低水平并且持续很长时间之后,才可以逐渐停药。如果血尿酸无法维持在较低水平,还是需要长期服药的。"

"以下这些药物可能会诱发痛风(表 9-7),痛风患者服用时需要注意。"

表 9-7 可能诱发痛风的药物

药物类型	代表药	可能产生影响
利尿药	呋塞米、氢氯噻嗪	肾小球滤过率降低,肾小管分泌受到抑制,升高血尿酸
某些降压药	硝苯地平、普萘洛尔	升高血尿酸
某些降脂药	烟酸	升高血尿酸
某些解热镇痛药	阿司匹林	大剂量(每日 3 g 以上)抑制肾小管对尿酸的重吸收作用,使尿酸排泄增多 中等剂量(每日 1~2 g)抑制肾小管排泄尿酸 小剂量(每日 75~325 mg)影响尿酸清除
某些抗生素	氧氟沙星、青霉素	由肾脏排泄,影响尿酸排泄,引起血尿酸升高
某些免疫抑制剂	环孢素	增强近曲小管对尿酸的重吸收,升高血尿酸

续表

药物类型	代表药	可能产生影响
部分抗结核药	吡嗪酰胺、乙胺丁醇	抑制尿酸的排出，升高血尿酸
某些中草药	关木通、广防己、马兜铃、天仙藤	含有马兜铃酸，影响肾功能、尿酸排泄

【用药小贴士】部分药物可能诱发痛风，痛风患者使用时需要注意。

9.7　痛风患者的膳食指导

痛风和饮食的关系非常密切，痛风患者应该严格控制饮食中嘌呤的摄入。很多海鲜类食物都含有较高的嘌呤成分，当然也不是所有的海鲜都不能吃，有些鱼类嘌呤含量并不高，依然可以食用。

根据食物中嘌呤含量的不同，我们将食物分为四类（表 9-8）。

表 9-8　不同食物中嘌呤的含量

分类	100 g 食物中嘌呤含量	代表食物	痛风患者食用建议
极高嘌呤食物	>150 mg	动物的内脏、沙丁鱼、小虾、浓肉汤、浓鱼汤	完全不能吃
高嘌呤食物	75～150 mg	猪肉、牛肉、羊肉、鸡、鸭、鹅、鲈鱼、鲤鱼、鲫鱼、螃蟹、贝壳类、干豆	急性发作期不能食用，日常也需要限制食用
中嘌呤食物	<75 mg	绿色蔬菜、麦片、三文鱼	日常可以食用
低嘌呤食物	<30 mg	奶类、蛋类、水果、土豆	可以放心食用

当然，任何事物都过犹不及，低嘌呤的食物吃太多也会导致体内嘌呤总量升高。另外一些含糖量高的水果通过代谢也会合成嘌呤，同样不能过多食用。

除了吃的方面要注意外，喝的方面也要注意。很多人听说过"海鲜加啤酒是痛风的好朋友"这句话，都知道痛风不能喝啤酒，这是因为啤酒里面含有很多嘌呤成分吗？

其实啤酒中嘌呤含量很低，痛风患者不能喝啤酒主要是酒精的问题。酒精会影响尿酸的排泄，使体内血尿酸含量升高，不论白酒、红酒还是啤酒都会产生这个效果，所以痛风患者严禁饮酒，也不能喝含有酒精的饮料。痛风患者要多喝水，以白开水或弱碱性水为宜，这些有利于尿酸的排泄。

有人可能会问，运动对缓解痛风症状有帮助吗？

这要看痛风发展到什么阶段，如果是急性发作期，患者走路都困难，肯定是不能运动了，要多卧床休息。在痛风没有发作的时候，才适合运动。一些人认为运动强度大，多出汗可以加快尿酸排泄，其实通过出汗排出的尿酸量很少。出汗过多还会减少尿液排泄量，进而影响尿酸的排泄，有些无氧运动产生乳酸也会影响尿酸的排泄。

痛风患者可以选择一些有氧运动，比如慢跑、游泳等，运动前后也要及时补水。

【用药小贴士】痛风患者需要严格控制饮食中嘌呤的摄入，严禁饮酒。

9.8　为何有人痛风发作时血尿酸正常

大毛是一名销售人员，因为工作性质的原因，应酬很多，常常在酒店请客吃饭，再加上不喜欢锻炼，年纪轻轻就已经大腹便便，体重严重超标。

一次公司在海滨城市开年会，连续几天都是自助餐，大毛喝了不少酒，又吃了很多海鲜，这天晚上回到宾馆就感觉关节剧痛，脚趾也肿了。他怀疑自己是痛风急性发作，第二天请了个假，饭也没吃就赶去市里的医院检查，医生给他开了各项常规检查单，其中包括血尿酸的检查单。

大毛在网上查了一些资料，知道痛风患者血尿酸一般很高，拿到检查结果之后，他看到血尿酸结果低于正常值，总算松了口气。可是医生告诉大毛，他这属于典型的痛风急性发作，需要赶快治疗。

大毛觉得很奇怪，痛风发作为什么血尿酸值不高呢？是不是医生误诊了? 会不会是关节炎或者其他疾病呢?

看到大毛半信半疑的样子,医生耐心地给他解释了其中的原因。

血尿酸的正常范围男女不同,一般男性为 149～416 μmol/L,女性为 89～357 μmol/L。很多人痛风急性发作的时候,血尿酸的值并没有升高,原因是多余的血尿酸转变成结晶,沉积到组织或者关节上,虽然患者关节疼痛,但是体内血尿酸值反而是正常的。

痛风急性发作期间,身体出于自我保护分泌抑制炎症的物质,各个组织器官也会提高工作效率,加速尿酸排出,减轻疼痛,这也会造成检查的时候血尿酸值正常。

另外,人体内的嘌呤有很多来自日常饮食,如果痛风发作顾不上吃饭,嘌呤的合成受到影响,也会使血尿酸值下降。

不过,血尿酸值并不会一直正常,随着急性期结束,有些患者再次检查时会发现血尿酸值超出正常水平了。

听完医生的解释,大毛这才恍然大悟。医生又交代了日常饮食需要注意的地方,特别强调不能饮酒,不能吃嘌呤含量较高的海鲜等食物,还要定期检测尿酸水平。

大毛回到家里吃了几周药,疼痛症状消失。有了这次痛风急性发作的痛苦经历,他终于开始改变生活习惯,控制饮食,坚持锻炼身体,从那之后,痛风再也没有发作了。

【用药小贴士】痛风患者痛风急性发作时,血尿酸不一定升高。

9.9 "甲亢"和"甲减"的药物治疗

"甲亢"是甲状腺功能亢进的简称,它是指由于不同原因导致甲状腺功能增强、甲状腺激素分泌过量及患者基础代谢增高的临床综合征。"甲亢"属于人体器官的特异性自身免疫性疾病,可以在任何年龄发病,20～40 岁的女性发病率最高,主要表现为怕热、多汗、食量增大、体重下降、急躁易怒、眼球突出、皮肤湿热等,体检时常发现颈部有不对称甲状腺肿大,患者禁止食用含碘的食物及药物,日常选择高热量饮食,充分休息,戒烟、戒酒,加强锻炼。

"甲亢"通常采用药物治疗、放射碘治疗,必要时可以通过外科手术治疗。药物治疗适合甲状腺轻度肿大、"甲亢"孕妇、儿童等患者，常用于"甲亢"治疗的药物包括甲巯咪唑与丙硫氧嘧啶，不少患者简称它们为"甲巯""丙硫"，其中甲巯咪唑使用更为广泛。

这些药物都会引起不同程度的不良反应，如过敏、血管炎、肝功能损伤、粒细胞减少等，用药期间患者应该定期检查肝、肾功能及白细胞水平，如果副作用严重，需要立刻停药。

甲巯咪唑可引起胎儿发育畸形，所以妊娠早期应该避免使用，尽量选择丙硫氧嘧啶治疗，"甲亢"危象一般也选择丙硫氧嘧啶治疗。丙硫氧嘧啶容易引起肝脏损伤，妊娠中、晚期应优先选择甲巯咪唑。"甲亢"治疗过程中有时也会使用普萘洛尔等药物，帮助控制患者基础代谢增加引起的心率过快。

"甲亢"的药物治疗通常需要1~2年的时间，患者要保持耐心，中途不能停药。治疗过程中需要定期复查，根据病情变化在医生的指导下增减药物，千万不要自己调整用药剂量。

"甲减"是甲状腺功能减退的简称，它是由甲状腺激素合成或分泌不足引起的机体基础代谢降低的一种疾病，分为原发性和继发性两种类型。主要病因包括甲状腺病变、下丘脑疾病、用药不当、甲状腺手术切除过多等。患者主要表现为表情淡漠、动作迟缓、心率减慢，严重时会发生黏液性水肿及昏迷（甲减危象）。治疗时要根据病因，选择替代性治疗，避免并发症。早期病情较轻时可以选择口服左旋甲状腺素钠片或甲状腺片，重症需对症治疗，进行输液，控制感染，控制心力衰竭等。长期服药者需要定期复查，在医生指导下动态调整药物剂量。

"甲减"患者应该给予高蛋白、低脂、低盐饮食，少食多餐，注意休息。

【用药小贴士】"甲亢"治疗药物包括甲巯咪唑和丙硫氧嘧啶。病情较轻的"甲亢"孕妇，可以不进行抗甲状腺药物治疗，但是要监测甲状腺功能。

第 10 章　泌尿系统用药知识

10.1　尿路感染的药物治疗

尿路感染是由细菌（少数可由真菌、原虫、病毒）直接侵袭尿路（包括肾脏、输尿管、膀胱和尿道）所引起的感染，分为上尿路（指肾盂肾炎）和下尿路感染（指尿道炎和膀胱炎）。大多数反复发作的尿路感染都有特定的基础疾病，例如先天性泌尿系统畸形、尿路结石、糖尿病等。根据是否有基础疾病，尿路感染分为复杂性尿路感染和单纯性尿路感染，其治疗药物及治疗过程也不同，治疗前首先需要明确病因。

如果是基础疾病引发的复杂性尿路感染，需要同时治疗基础疾病，在医生指导下规范用药，同时注意日常护理，勤洗身体多喝水。如果是单纯性尿路感染，通过抗菌药物的短期治疗即可治愈，不会对肾功能造成影响。

单纯性尿路感染是指各种病原微生物侵袭解剖结构和功能正常的尿路，而患者又无糖尿病或免疫功能低下等全身性诱发因素者，病原微生物生长并繁殖而引起的一组炎症性疾病。它又可分为单纯性膀胱炎和单纯性肾盂肾炎两种，单纯性膀胱炎表现为尿频、尿急和尿道烧灼感，单纯性肾盂肾炎表现为尿频、尿急、尿痛、腰部肿胀等症状。尿路感染治疗常根据中段尿病原菌及药敏试验结果，在医生指导下采用抗菌药物治疗，尿路感染常用药如表 10-1 所示。

表 10-1　尿路感染常用药

疾病类型	常用药物
膀胱炎（非孕妇）	复方新诺明、呋喃妥因、阿莫西林克拉维酸钾、头孢氨苄
膀胱炎（孕妇）	头孢克肟、磷霉素氨丁三醇

续表

疾病类型	常用药物
急性肾盂肾炎	氨苄西林、阿莫西林、氨苄西林舒巴坦、阿莫西林克拉维酸钾、喹诺酮类
急性肾盂肾炎（重症）	头孢类药物或碳青霉烯类输液治疗

【用药小贴士】尿路感染不要慌，查明病因再治疗。

10.2 肾结石的药物治疗

"小婷，两天不见，你的手指头怎么挂彩了？包了这么大块纱布。"

"哎，前几天关门的时候，不小心被门缝夹伤，指甲都紫了。"

"我好同情你，那场景想想都痛。"

"是挺痛的，不过比起生孩子来说好受多了，你们男人永远无法体会那种疼痛。"

"我虽然没有生过孩子，不过我也有过类似的痛苦经历呢！我得过肾结石。"

"肾结石有那么痛吗？"

"哎，那'酸爽'简直是生不如死啊！痛得我都'质壁分离'了。肾结石的疼痛级别和分娩是一样的，它是尿液中的一些矿物质在肾脏形成的结晶，包括草酸钙、硫酸钙、尿酸盐结晶等，大多数结石混合了这几种物质，其中草酸钙所占的比例最高。如果体内这类矿物质过多，尿液无法稀释它们，就容易形成肾结石。因为身体构造的缘故，男性患肾结石的概率是女性的 3 倍。"

"这让女性略感平衡了！我身边有朋友以前得过胆结石，肾结石和胆结石是同一种结石成分吗？"

"胆结石主要成分是胆固醇，与肾结石不一样，女性体内的雌激素能促进胆固醇合成，抑制胆囊排空，所以得胆结石的概率更高，胆结石发病率一般是男性的 2.5 倍。"

"哎，听你这么一说我们女同志又不平衡了！我们还是说说肾结石这个让我高兴点的话题吧！你刚才说它很痛，肾结石那么痛，是因为它迈着魔鬼的步伐，在肾里面摩擦吗？"

"那倒不是，如果结石老实待在肾脏里，反而不会产生太多症状。真正让人痛不欲生的，大多数是因为结石脱落到了输尿管。"

"输尿管那么小也能进去？"

"是啊，输尿管是连接肾盂和膀胱的一个管道，管径为 0.5～0.7 cm，长度为 25～35 cm。输尿管有三个生理性狭窄，中间的缝隙很小，是结石很容易停留的部位，一旦结石被卡在那里，就会引起尿路梗阻，尿液无法排出，出现绞痛。大部分患者表现为腰痛或者腹部剧烈疼痛，像刀割一样，有时候肾结石还会引起尿路感染。"

"听起来还是让它待在肾里面比较好，不痛不痒的。"

"结石在肾脏里也会损伤肾脏的黏膜，出现血尿，引发感染，影响肾脏的功能，长期待在那里，甚至会引起肾脏的癌变呢！"

"听得我头皮有些发麻！"

"发麻算轻的，发狂是真的！记得那次肾结石，痛得我脸色苍白，浑身冒冷汗，去做 B 超还发现了肾积水，太惨了！"

"我有点同情你了，这么痛的病有没有药物能治疗呢？"

"疼痛发作的时候，可以适当使用一些镇痛药或者解痉药。常用的镇痛药有双氯芬酸钠和吲哚美辛等，特别痛的时候也可以加用吗啡。常用的解痉药有 M 胆碱受体阻断剂，比如阿托品，可以松弛输尿管平滑肌，缓解痉挛，也可以肌内注射黄体酮，抑制平滑肌收缩，缓解痉挛。钙离子抑制剂硝苯地平也具有一定的缓解肾绞痛的作用。不过这些方法都是暂时缓解疼痛，最终还是需要把石头排出来才行。"

"我听说多喝水就能排石了。"

"这也要看结石的大小和结石的成分了。如果结石比较小，在 6 mm 以内，位置位于输尿管或者肾脏中、上盏无明显症状者，或者结石的主要成分是尿酸盐、胱氨酸，可以通过大量饮水促进它排出体外。建议患者每日饮水 2000 mL 以上，同时配合跳绳、跑步这样的运动，我上次就是通过大量饮水最后把石头排出来的！"

"你怎么知道石头排出来？是不是'咣当'一声？"

"哪有那么夸张？你当我是投石机啊！能自行排出的石头大多

不大，很难观察到。除了喝水外，也可以通过药物排石。常用的药物有枸橼酸氢钾钠和碳酸氢钠片，它们可以碱化尿液，增加尿酸和胱氨酸结石的溶解度，降低尿液中尿酸盐、草酸盐和硫酸盐的过饱和度。除此之外，有一些中药制剂也可以用于排石，比如三金排石汤、石韦散等。

"如果结石较大，大量喝水不但没有作用，还会导致严重积水，损害肾脏功能，这个时候就需要手术治疗了。手术治疗包括体外冲击波碎石术、经皮肾镜碎石术、输尿管镜碎石取石术，碎石后配合运动和药物排石，至于选择何种手术方式，需要根据患者的情况、结石的形状等，由医生综合评价。"

"肾结石有什么预防的方法吗？"

"做到'两多两少'吧！第一多喝水，第二多运动，第三少吃草酸含量高的食物（菠菜、苋菜等），第四少吃盐。"

"吃盐也跟结石有关系啊？"

"有啊！吃盐太多容易增加肾脏负担，导致肾脏排泄功能下降，进而诱发肾结石。"

"我记得你说结石的成分有钙，经常补钙会不会得肾结石呢？"

"目前没有证据表明这两者之间有必然的联系，补钙一般补充的是碳酸钙，肾结石主要是草酸钙，两个东西并不一样，但是过量服用维生素 C、高嘌呤饮食、高蛋白饮食倒是有可能诱发肾结石。"

"远离肾结石，人人有责。乐哥哥，从明天起，你要做一个幸福的人，面朝大海，努力喝水，春暖花开，坚持锻炼。"

"好吧！朋友，我也为你祝福，愿你有一个好身体！"

【用药小贴士】肾结石能否通过喝水排出体外，要根据结石的位置和大小来确定。

10.3 前列腺增生的药物治疗

前列腺增生是引起中老年男性排尿障碍的常见疾病，主要表现为尿频、尿急、夜尿增多。在排尿的时候会出现尿等待、尿滴沥、尿不尽等现象。随着年龄的增加，男性前列腺会逐渐增生，但只有出现排尿障碍的症状，才把它称为一种疾病，叫作前列腺增生。该病的治疗需要综合考虑医生建议、患者意见、前列腺大小及患者全身状况，采用药物、手术、微创治疗。

前列腺增生患者的药物治疗目标分为短期目标和长期目标，短期目标是缓解下尿路症状，长期目标是延缓疾病的进展，预防并发症的发生。常用的药物有 5α 还原酶抑制剂、α$_1$ 受体阻滞剂和植物药。

5α 还原酶抑制剂中应用最广泛的是非那雄胺。它可以抑制 5α 还原酶，阻止睾酮转化为双氢睾酮，降低前列腺双氢睾酮的含量，使前列腺体积缩小，改善排尿困难症状。该类药物最常见的不良反应包括勃起功能障碍、射精异常、性欲低下等。

α$_1$ 受体阻滞剂包括坦索罗辛、多沙唑嗪、坦洛新等，在前列腺平滑肌上有大量 α$_1$ 受体，α$_1$ 受体激活后会使尿道压力增加，引起排尿困难。α$_1$ 受体阻滞剂可以阻断该受体作用，松弛平滑肌，降低尿道张力，缓解排尿困难。该类药物的常见不良反应有头晕、头痛、乏力等。

一些植物固醇及花粉提取物也用于前列腺增生的治疗，代表药物有普乐安、前列倍喜等，这类药物在轻、中度良性增生患者治疗中应用比较广泛。

前列腺增生是一种进行性疾病，如果药物治疗效果不佳，明显影响生活质量的患者可以选择手术及微创治疗。需要注意的是，并非所有的排尿困难都是前列腺肥大引起的，一些药物也会引起排尿困难。有多种药物可能导致尿潴留（排尿困难），最常见的是硝酸甘油片，它对膀胱逼尿肌的松弛作用导致了排尿无力。另外，阿托品、山莨菪碱、马来酸氯苯那敏、氯丙嗪、奋乃静、阿莫西林、氨茶碱、普萘洛尔等药物均可能导致排尿困难。

【用药小贴士】前列腺增生可以考虑药物、手术、微创治疗。常用的药物有 5α 还原酶抑制剂、α$_1$ 受体阻滞剂和植物制剂。

10.4 慢性肾炎的药物治疗

慢性肾小球肾炎简称慢性肾炎，是指以蛋白尿、血尿、水肿为基本临床表现，病变缓慢进展，出现不同程度肾功能减退，最终部分患者可能出现慢性肾功能衰竭的肾小球疾病，它也是导致尿毒症的病因之一。该病临床表现各不相同，早期无明显症状，可能出现眼睑浮肿、下肢水肿、尿中泡沫增多，患者病程可长达数十年。

慢性肾炎很难治愈，重点在于早期发现，早期药物干预控制病情，以预防肾功能受损。主要治疗方法是抑制异常免疫反应，可采用免疫抑制剂、激素、替代治疗等。慢性肾炎的免疫调节治疗可使用泼尼松片；有时也会使用抗血小板聚集药物（如双嘧达莫）；水肿明显时可以使用氢氯噻嗪；合并高血压时可使用卡托普利。

患者应该控制蛋白质的总摄入量，尽量以优质蛋白为主，如蛋类、乳类、肉类等，肾功能不全者还要控制磷和盐的摄入，日常避免使用对肾脏功能有影响的药物，如氨基糖苷类药物、磺胺类药物、两性霉素 B、万古霉素等。

【用药小贴士】慢性肾炎患者应该控制蛋白质的总摄入量，避免使用有肾毒性的药物。

10.5 肾虚的中药调理

"喂！乐哥哥吗？我是大毛……"

"啥？声音大点，我这边有点吵，没听清楚，你要装什么羊？"

"嘘！别那么大声啊！是壮阳！我现在夫妻生活总感觉力不从心，又不知道该买啥药吃，市面上那些乱七八糟的产品也不敢买，你能不能给我推荐一款靠谱的药啊？"

"你的外号不是'路路通'吗？这点小事还来问我？"

"江湖救急啊！别的事我懂，用药这一块还是要听听专业人士的建议。我觉得我就是肾虚，是不是肾功能不好啊？"

"肾虚是中医的说法，肾功能不全是西医的概念，这两个不是一回事。中医当中的肾不是一个具体的器官，中医基础理论当中有一个很重要的学说——'藏象学说'，它主要研究人体脏腑的生理功能、病理变化和二者之间的相互关系，'藏'是脏腑，'象'是脏腑的生理活动和病理变化反映在体外的各种现象，并不完全对应某个器官或者系统。例如脾主运化，可以对食物进行消化，脾又能统摄血液，让其在脉中运行，还主肌肉四肢，促进肌肉生长。"

"那中医中的肾有什么作用呢？"

"肾被认为是先天之本，其华在发，开窍于耳，司二阴，肾主骨生髓，主纳气，主藏精，主水，与人的生殖密切相关，当人的脏腑之精充盛，除供应本身生理活动所需外，其剩余部分则贮藏于肾，以备不时之需。当脏腑需要的时候，肾会把所藏精气重新提供给五脏六腑，所以五脏六腑都需要肾精的滋养。

"肾的作用又可以分为肾阴和肾阳，两者处于动态平衡中，相互依存，互相制约。当体质虚弱、久病、年老等原因导致这一平衡失调，就会出现各种问题，也就是常说的肾虚了。中医认为肾虚是不分男女的，它的表现有很多，比如记忆力减退、腰膝酸软、乏力、牙齿松动、失眠、食欲不振等，性功能出现问题也是肾虚的一种表现。"

"什么药能治疗肾虚呢？是不是可以吃点六味地黄丸啊？我吃了不少可是感觉没什么效果啊！"

"中医上将肾虚分为肾阴虚和肾阳虚，不是所有的肾虚都要吃六味地黄丸。六味地黄丸最早记载于北宋医学名家钱乙的《小儿药证直诀》，它由熟地黄、山萸肉、山药、泽泻、丹皮、茯苓六味药组成，主要用于肾阴不足导致的身体异常。如果不对症用药的话，不但起不到治疗效果，还会加重病情呢！"

"肾阴虚通常有什么表现呢？"

"一般表现为五心（两个手心、两个脚心、心口）烦热、耳鸣、腰膝酸软、舌红少津、潮热盗汗等症状。"

"那如果是肾阳虚，有什么表现呢？"

"腰膝酸软、畏寒怕冷、肢体浮肿、舌胖苔白等属于肾阳虚，如果是肾阳虚，通常应服用金匮肾气丸。金匮肾气丸源自张仲景的《金匮要略》，也叫八味肾气丸。它的处方当中除了有六味地黄丸的六种药材，还包含了附子、肉桂，可以温补肾阳，化气行水，主要用于肾虚水肿、腰膝酸软、小便不利、畏寒肢冷等症的治疗。其实无论肾阴虚还是肾阳虚（表10-2），如果亏损到一定程度，就会阴损及阳，阳损及阴，导致肾阴肾阳两虚的情况。"

表10-2 肾阳虚与肾阴虚

病因	表现	常用药物
肾阳虚	腰膝酸软，畏寒怕冷，肢体水肿，舌胖苔白	金匮肾气丸
肾阴虚	五心烦热，腰膝酸软，舌红少津，潮热盗汗	六味地黄丸

"听起来有点晕，我怎么判断自己属于肾阳虚还是肾阴虚呢？"

"肾阳虚和肾阴虚有很多相似的症状，也不是说出现腰膝酸软、性欲降低就一定是肾虚，中药的使用需要辨证施治，这需要在经验丰富的中医指导下用药，你还是老老实实去看中医吧！"

【用药小贴士】中医肾虚分阴阳，分清类型再服药。

10.6 阳痿早泄的药物治疗

"乐哥哥，刚才说了中医的肾，再给我讲讲西医的肾吧！"

"西医的肾是一个器官，是排泄人体代谢废物的重要场所，它可以调节体内水、电解质和酸碱平衡，维持机体内环境稳定。一些肾脏疾病、肾脏外疾病及药物等因素都可能导致机体肾脏功能出现异常，而肾功能异常可以通过血肌酐、血尿素氮等指标来判断。"

"肾功能异常会影响那方面功能吗？"

"肾功能和性功能没有直接关系，肾功能正常的人性功能也可能出现问题，在肾功能受损的情况下，身体器官会受到影响，也可能导致性功能障碍，比如勃起功能障碍和早泄。医院里面的肾病科也不管男人那方面功能，管那块的是泌尿科。"

"西医在这方面一般用什么药呢？我就知道个伟哥。"

"你说的应该是万艾可吧！它是辉瑞公司研发的一种药物，这个药物的通用名叫作枸橼酸西地那非，属于 PDE5（5 型磷酸二酯酶）抑制剂，能够使勃起功能障碍患者对性刺激产生自然的勃起反应。

"它的上市很富有戏剧性，最初药物研发的目标是治疗心绞痛，但是临床实验发现它对心绞痛患者并没有很好的疗效。制药公司回收药物的时候，参加临床试验的受试者们都不愿交还剩余的药品，追问之下大伙才扭扭捏捏说出实情，原来该药对于他们的性生活有明显促进作用。研发人员意外发现了这个药物另外一项神奇功效，可治疗阴茎勃起功能障碍（俗称阳痿），药物上市后果然获得巨大成功。这个药物的英文名是 Viagra，大家把它音译成'伟哥'（图 10-1）。

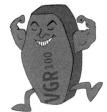

图 10-1　伟哥

"不过 Viagra 进入中国市场之后，发现'伟哥'这个名字被其他公司抢先注册了，制药公司就重新注册了万艾可这个商品名。"

"真是阴差阳错啊！这个药应该怎么使用呢？"

"该药有 25 mg、50 mg 和 100 mg 三种规格，对大多数患者，推荐初始剂量为 50 mg，在性生活前约 1 小时服用，结合药效和耐受性考虑，剂量可增加至 100 mg（最大推荐剂量）或降低至 25 mg，每日最多服用 1 次。"

"它的效果真那么好吗？"

"药物的效果因人而异，引起勃起功能障碍的原因可能是身体本身的疾病，也有压力、焦虑等心理因素，或者二者兼有，如果是多种原因引起的勃起功能障碍，就不能只靠药物来解决了。万艾可的药效需要在有性刺激的情况下才会发挥作用，目前国内已经出现了它的仿制药。

"除了这一款药物外，德国拜耳公司研发的盐酸伐地那非（商品名为艾力达），美国礼来公司研发的他达那非（商品名为希爱力）也都陆续在国内上市了，可以根据个人情况选择不同的药物。"

"这些药不会有什么副作用吧？我一直想买来试一试呢！"

"这类药物都是处方药，需要医生开具处方才能购买。它们可能产生口干、面色潮红、头晕、视力异常等副作用，特别提醒：如果正在服用硝酸酯类药物（硝酸甘油等）的患者，不要同时服用这类药物。"

"为什么不能一起服用呢？"

"这类药物会让冠状动脉扩张，硝酸酯类药物也会让冠状动脉扩张，同时使用会产生协同作用，使血压急速下降，容易导致患者休克甚至死亡。有些男性并没有性功能障碍，只是想在伴侣面前表现自己，买来枸橼酸西地那非长期服用，还可能出现心理依赖，所以对于性功能正常的男性，不建议频繁使用该药。"

"太谢谢你的介绍了，这些治疗阳痿、早泄的药物果然不能随便买来用啊！"

"你说的不太准确，阳痿和早泄不是一回事，我刚说的万艾可、艾力达、希爱力都是治疗阳痿的，早泄可不管用！"

"啊？我一直以为这是一回事呢！治疗早泄有专门的药物吗？"

"目前我国批准上市的治疗早泄的药物只有一种，就是盐酸达泊西汀，它的商品名是必利劲，它也是处方药。达泊西汀治疗早泄的作用机制可能与其抑制神经元对 5 羟色胺的再吸收有关。对所有患者推荐的首次剂量为 30 mg，需要在性生活之前 1～3 小时服用。如果服用 30 mg 后，效果不够满意且副作用尚在可接受范围以内，可以将用药剂量增加至最大推荐剂量 60 mg，推荐的最大用药剂量的使用频率为每 24 小时一次。

"男性性功能障碍的用药如表 10-3 所示。

表 10-3　男性性功能障碍的用药

通用名	类型	用途
枸橼酸西地那非	PDE5 酶抑制剂	阴茎勃起功能障碍
盐酸伐地那非	PDE5 酶抑制剂	阴茎勃起功能障碍
他达那非	PDE5 酶抑制剂	阴茎勃起功能障碍
盐酸达泊西汀	抑制 5 羟色胺再吸收	成年男性早泄

提示：本类药物均为处方药，需凭医师处方销售、购买和使用。

"乐哥哥，实话跟你说吧！我觉得自己有点阳痿，又有点早泄，能不能两个药一起吃呢？"

"造成阳痿和早泄的原因多种多样，有些是生理原因，有些是心理原因，治疗这些疾病，首先要去医院明确病因，再由医生选择合适的用药方案。"

"听人说吃大腰子、韭菜可以补肾壮阳，有没有效果？"

"大腰子里面的重金属和胆固醇含量都挺高的，吃多了不但不能补肾，还对肾功能有损害，韭菜里面有不少纤维素、维生素，对于消化功能有好处，对于肾功能没有什么特别的益处。你还是去正规医院咨询医生，看看问题出在哪里，再对症用药吧！"

"谢谢乐哥哥，我这就去医院做一个详细的检查。我老婆快生了，过段时间我邀请你去喝满月酒啊！为了表示感谢，我决定给我家宝宝取个小名，就叫乐乐好了。"

"满月酒我一定去，至于取小名的事，你是不是再斟酌一下……"

【用药小贴士】造成性功能障碍的原因很多，乱服药会产生心理依赖。

第11章 消化系统用药知识

11.1 这些药物会改变大小便的颜色

"乐哥哥，快看看我，像不像得了绝症，没几天奔头了？"

"怎么了宝哥？你除了肾虚一点，头发少一点外，看起来身体没大毛病啊！"

"可是，今天一大早，我上了趟厕所，你猜我在马桶里看到了什么？"

"看到'忍者神龟'了？"

"哼！你怎能如此冷漠？我看到我的尿液颜色居然是红色的，肯定出大问题了！我这么年轻，你一定要给我介绍最好的医生治疗啊！呜呜呜呜！"

"别急别急，尿液颜色变深有很多原因，不一定是疾病引起的，还有可能是药物或者食物的缘故，你想想最近有没有吃什么特别的东西？有没有吃什么药呢？"

"没吃啥啊！前几天牙痛到医院开了点甲硝唑，这些天一直在吃这个呢！其他都跟平时差不多啊！"

"那你的情况很有可能是这个药物引起的。"

"药物不是在体内代谢了吗？它还能影响尿液的颜色？"

"很多药物都可能改变小便的颜色，我给你科普一下相关知识吧！一般来说，健康人的尿液颜色是淡黄色，澄清而透明。饮水少、出汗多会让尿液颜色变深，反之则变浅。服用某些药物会使尿液的颜色发生明显的变化。我给你举几个比较常见的例子：

"第一类会改变尿液颜色的药物是抗生素类。比如抗结核的常用药利福平，其代谢产物会导致尿液变红，有些人汗液都可能变成橙红色。还有你现在使用的甲硝唑，它的代谢产物也可能使尿液颜色变成红棕色。呋喃妥因、呋喃唑酮（痢特灵）会让尿液变成棕色。

"第二类会改变尿液颜色的药物是维生素类，比如维生素 B_2，又被称为核黄素。它是黄色的水溶性维生素，会使尿液变成黄色或者橙黄色。

"第三类会改变尿液颜色的药物是用于治疗便秘的酚酞片，它又叫果导片，它会让碱性尿液颜色变成红色，接近血尿的颜色，常会吓人一跳。

"第四类是一些抗精神病类药物，比如苯妥英钠、氯丙嗪，它们会让尿液变成红棕色。

"第五类是抗疟药，比如奎宁或者氯喹，会让尿液变成红棕色。

"除此之外，还有一些药物也会改变尿液的颜色，比如吲哚美辛、氨苯蝶啶甚至会让尿液变成蓝色。一些中药材（比如大黄、番泻叶等）也会让尿液变色。"

"哇！这么神奇！如果我同时吃了这些药物，会不会出现彩虹色的尿呢？"

"我也是服了你了，就不能问点有质量的问题吗？"

"好吧！既然药物会改变小便的颜色，那么它们会改变大便的颜色吗？"

"这个问题稍微好点，药物也是可以改变大便颜色的。正常人的大便颜色是黄色，不过在服用某些药物之后，原型药物或者代谢产物进入肠道，随粪便排出，也会改变大便颜色，而且颜色各不相同。"

"我突然不太想听这个了！"

"不行不行，我一肚子知识已经汹涌澎湃完全憋不住了，必须给你说完，这次我们按照颜色来归纳吧！

"治疗贫血的铁剂、治疗消化道溃疡的铋剂会让大便呈黑色。

"华法林、利福平这类药物会让粪便变成红色。

"复方氢氧化铝可能使大便呈现灰白色……"

"不说了不说了，我现在已经放心多了，不用担心自己得了绝症。这么多药这么多颜色，我脑袋嗡嗡的记不住啊！"

"你不是专业人士不需要记住这些，只需要知道服药期间出现了大小便颜色的变化，不要惊慌，如果身体没有疼痛，可以停药之后观察 1～2 天，如果是药物的缘故，过两天就恢复正常了。如果还有异常才需要去医院好好检查一下。"

"食物也会导致大小便颜色发生变化吗？"

"是的，饮食因素也是大小便颜色变化的一个重要影响因素，我看时间也不早了，要不我们找个饭馆一边吃一边聊！"

"你说什么？"

"我们找个饭馆一边吃一边聊？"

"不是，上一句！"

"我看时间也不早了。"

"对！我看时间也不早了，我们就'岁月静好'，各回各家吧！"

【用药小贴士】很多药物都会影响大小便的颜色，不要惊慌，停药后会恢复正常。

11.2　吃完东西"烧心"怎么办

很多朋友都遇到过吃完东西"烧心"的情况，这种情况在临床上被称为胃食管反流，它是指胃、十二指肠内容物反流入食管，引起的反酸、烧心、胸骨后疼痛及咽喉、气道等组织损伤症状。胃食管反流包括生理性胃食管反流和病理性胃食管反流两种。

治疗胃食管反流的药物主要有抑制胃酸分泌药、胃动力药和胃黏膜保护药，常见药物如表 11-1 所示。

表 11-1　胃食管反流的治疗药物

药物类型		作用	代表药
抑制胃酸分泌药	H_2 受体阻滞剂	抑制 H_2 受体 减少胃酸分泌	雷尼替丁 西咪替丁
	质子泵抑制剂	抑制质子泵 减少胃酸分泌	奥美拉唑 雷贝拉唑
胃动力药		促进胃排空 增强肠道蠕动	多潘立酮 莫沙必利
胃黏膜保护药		作为物理屏障 黏附胃黏膜表面	铝碳酸镁 枸橼酸铋钾

抑制胃酸分泌药（图 11-1）包括 H_2 受体阻滞剂和质子泵抑制剂，是目前临床治疗胃食管反流的主要药物。H_2 受体阻滞剂药物与组胺竞争胃壁细胞上 H_2 受体，并与之结合，抑制组胺与胃壁细胞上的受体结合，减少胃酸

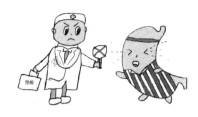

图 11-1　抑制胃酸分泌药

分泌，从而降低反流液对食管黏膜的损害作用。质子泵抑制剂抑制了胃壁细胞内的质子泵，产生比 H_2 受体阻滞剂更强、更持久的抑酸效应。

胃动力药也叫促进胃肠道动力药，可以促进胃排空，增强肠道蠕动。

胃黏膜保护剂可以作为物理屏障黏附于胃黏膜表面，减少胃黏膜的损伤。

除了药物治疗外，良好的生活习惯和饮食习惯也可以改善胃食管反流病的症状。患者平时抬高床头 15～20 cm 或使用较高的枕头，睡前 2 小时不进餐，避免进食脂肪、巧克力、咖啡、浓茶等刺激性食物，戒烟、戒酒均能改善症状。

【用药小贴士】胃食管反流常用抑制胃酸分泌的药物进行治疗。

11.3　胃溃疡及十二指肠溃疡的药物治疗

胃溃疡是指发生在胃角、胃窦、贲门和裂孔疝等部位的溃疡，是消化性溃疡的一种。若溃疡出现在十二指肠近幽门处的肠壁黏膜，就称为十二指肠溃疡。由于胃溃疡和十二指肠溃疡的病因和临床症状有许多相似之处，有时难以区分是胃溃疡还是十二指肠溃疡，因此往往诊断为消化性溃疡，或胃、十二指肠溃疡。如果能明确溃疡在胃或十二指肠，那就可以直接诊断为胃溃疡或十二指肠溃疡。

两种溃疡的治疗都以抑酸药为主，常选用质子泵抑制剂（例如奥美拉唑）或 H_2 受体阻滞剂（例如西咪替丁、雷尼替丁）（图 11-2），

也可联合使用胃黏膜保护药（例如枸橼酸铋钾）（图 11-3），治疗周期为 2 个月左右。

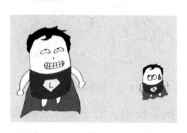

图 11-2 雷尼替丁与西咪替丁

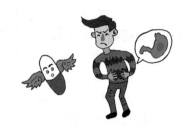

图 11-3 枸橼酸铋钾

胃溃疡有一定的癌变率，需要每半年做一次胃镜检查以监测病情变化，十二指肠溃疡癌变率极低，但容易引起出血和穿孔。

【用药小贴士】胃溃疡及十二指肠溃疡的治疗都以抑酸药为主，常选用质子泵抑制剂或 H_2 受体阻滞剂。

11.4 便秘的合理用药

"乐哥哥，快救救我吧！这日子没法过了？"

"宝哥你这是失恋了，失恋了，还是失恋了？我看你面色发青，印堂发黑，似乎有些不祥的感觉。"

"你太神了，我真的'不翔'了！失恋可以忍，这事没法忍啊！我已经 3 天没大便了，这一肚子的'宿便'，脸色怎么能好呢？我太难了……"

"'宿便'这词本身就不科学，医学上并没有这个概念，正规教科书里没有这个词，都是广告宣传用语。医学上只有便秘这个词，便秘是一种常见病，据统计，每 100 个人当中就有 6 个便秘患者。它不但可能引起痔疮，还可能诱发心脏疾病，严重影响人的正常工作和生活。便秘的患病率随着年龄的增长而升高，60 岁以上人群患病率达到 22%。"

"我这肯定是便秘啊！感觉肚子里的粪便有几千克重，吃了很多香蕉也不管用。"

"停！粪便在体内停留时间越长，里面的水分越少，量也会较少，不可能有几千克重。香蕉可不一定能缓解便秘，尤其是没有完全熟透的香蕉，里面含有大量的鞣酸，还会加重便秘，要想润肠通便，要选择那种金黄色熟透的香蕉。"

"我说怎么没效果呢！水果摊卖给我的都是催熟的青香蕉，乐哥哥你快给我推荐一种靠谱的泻药吧！"

"泻药可不能随便用啊！临床上把便秘分成器质性便秘和功能性便秘。器质性便秘一般由各种疾病引起。功能性便秘是除疾病以外的原因导致的便秘。便秘有一定的诊断标准：每周排便少于3次，成人2～3天以上，儿童4天以上不排大便，粪便量少干结，伴有排便困难的情况。如果两三天大便1次，但是大便形状正常，没有排便困难的感觉，一般不认为是便秘。"

"我平时都是一天一次啊！这已经3天没上厕所了，便秘无疑啊！人为什么会便秘呢？"

"导致便秘的原因很多，排除疾病因素，最常见的原因有3个：第一个原因是不良饮食习惯，比如常吃一些高蛋白、高脂肪、辛辣的食物，主食过于精细，摄入膳食纤维过少。"

"哎呀！我从小就喜欢吃肉，不喜欢吃蔬菜，肯定有这个原因。"

"第二个原因是饮水过少，运动量太少，这样容易导致肠道蠕动过缓，也会出现便秘。"

"哎呀！我从小就不喜欢运动，喝水也少，肯定也有这个原因。"

"第三个原因是生活节奏快，精神压力大，经常熬夜。人体交感神经兴奋过度也可能诱发便秘。"

"哎呀！我从上大学开始就没有在2点以前睡过觉，江湖人称'熬夜小王子'，肯定是这个原因了。"

"乖乖！这三个原因你都占了，你不便秘谁便秘！除了这三个主要原因外，胃肠道功能紊乱、滥用泻药、局部病变（如结肠梗阻）等原因，都可能导致便秘。"

"那我该怎么办啊？有什么治疗便秘的药物呢？"

"治疗便秘的药物可分为七大类，如表 11-2 所示。"

表 11-2　治疗便秘的药物

序号	种类	代表药
1	刺激性泻药	大黄、番泻叶、比沙可啶、酚酞
2	润滑性泻药	开塞露
3	渗透性泻药	乳果糖、甘露醇、硫酸镁
4	容积性泻药	欧车前、小麦纤维素
5	促肠道动力药	普芦卡必利、莫沙必利、伊托必利
6	促分泌药	鲁比前列酮、利那洛肽
7	微生态制剂	双歧杆菌

"这么多啊！终于有救了，快给我整个效果最猛的！"

"先别着急，这些药有不同的作用机制，适用于不同的人群，我先给你说说这些药的特点：第一类为刺激性泻药。这类药物主要通过作用于肠道神经系统，增强肠道动力发挥作用，适合短期、间断使用，长期使用会对身体产生不利影响。如比沙可啶服药后约 6 小时会排便，建议睡前使用，服药时不能咀嚼，应该直接吞服，服药前后 1 小时不能喝牛奶和吃抗酸药。很多宣称排毒养颜、减肥瘦身的保健品里都含这一类泻药，吃完之后会频繁上厕所。"

"我们单位前台那姑娘就经常买排毒养颜的保健品吃。"

"很多女性都喜欢买这类保健品，吃了之后频繁上厕所还觉得效果不错。其实这些产品中大多加入一些含蒽醌类成分的药物，比如芦荟、大黄、番泻叶等，它们刺激肠道释放水分，稀释大便，产生腹泻的效果。长期服用这类产品，会损伤小肠肌间神经丛，导致结肠黑变病，甚至引起癌变。"

"什么是结肠黑变病？听起来怪吓人的。"

"结肠黑变病是以结肠黏膜黑色素沉着为特征的非炎症性肠病。不过也不要太担心，泻药停用几个月之后，结肠黑变病的色素沉着可减轻或者消失。滥用这些含泻药的保健品，不但可能导致结肠黑变病，还会对肠道功能造成不可逆损伤，一旦肠道产生了依赖性，患者就不能自行排便，只能一直依靠药物来维持排便功能，导致恶性循环。"

"这个太危险了，换一个，我听说过开塞露（图11-4），这个怎么样？"

"开塞露属于第二大类润滑性泻药。它利用高渗作用原理，让更多的水分渗入肠道，同时刺激肠壁，反射性引起排便反应。开塞露的主要成分是甘油和山梨醇，通常在用药5～10分钟后起效，严重便秘则需要较长时间。开塞露也不

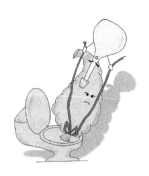

图 11-4 开塞露

能经常使用，它会扰乱结肠的正常功能，导致肠壁对刺激敏感性逐渐减弱，让患者产生依赖性，形成没有强烈刺激就不排便的习惯，一定要在医生指导下使用。"

"这个也不好使，那再换一个。"

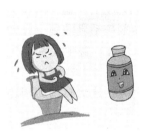

图 11-5 乳果糖

"第三类是渗透性泻药，这类泻药会在肠道内保留水分，增加粪便体积，软化粪便，适合轻、中度便秘患者使用。其中的乳果糖（图11-5）是一种人工合成的人体不能吸收的双糖，可以口服，对肠壁没有刺激性，安全性好，可用于孕妇、产妇和儿童及长期卧床的老年患者，是便秘高危孕产妇的首选药物。患者如果出现胃胀气或者腹胀等症状，应该减少使用。多数盐类泻药（硫酸镁）起效快，作用强烈，可能引起电解质紊乱，使用的时候也需要注意。"

"这个好像还不错，备选吧！再给我说说其他泻药！"

"第四类是容积性泻药，这类药物不被肠壁吸收，吸收肠道内水分后膨胀，从而增加大便量，是扩张肠道的溶剂，刺激肠道蠕动，引起排便反射，进而缓解便秘症状。使用这类药物时需要注意补充足量的液体，因为安全性较好，常作为轻度便秘孕产妇的备用预防性用药，也作为老年患者、儿童、糖尿病患者的便秘推荐用药。不过要注意：疑似肠梗阻、结肠扩张的患者禁用该类药物。"

"这个好像也可以，备选吧！下一个！"

"第五类是促肠道动力药，它作用于肠神经末梢或直接作用于平滑肌，增加肠道动力，对便秘有较好的效果。"

"这个也留着，下一个！"

"第六类是促分泌药，它通过刺激肠液分泌促进排泄。目前该类药物中的鲁比前列酮尚未在国内上市。"

"没上市你给我说啥呢？白激动一场，下一个！"

"第七类是微生态制剂，它通过补充生理性菌群、强化发酵提高肠道内酸性，对缓解便秘有一定的效果。这类制剂可分为益生菌、益生元和合生元。益生菌是可以改善人体微生态平衡的活性微生物的总称，常见的有双歧杆菌、酵母菌、乳酸菌、嗜酸乳杆菌、鼠李糖杆菌等。这些名字在一些酸奶的成分表中可以见到，加了益生菌的酸奶也被称为益生菌酸奶。益生元是一种膳食补充剂，通过刺激一种或几种特定细菌的生长与活性而对人体产生有益的影响。比较常见的益生元有低聚半乳糖、低聚果糖和菊粉等。益生菌和益生元的混合制剂就是合生元。常用的合生元制剂包括乳酸菌＋乳糖醇组合、双歧杆菌＋低聚果糖或低聚半乳糖组合。益生元和合生元一般是保健食品，不能代替药物。"

"这个益生菌我记得儿童腹泻的时候会用啊？这治腹泻的药还能治便秘？"

"它是用来调理胃肠道菌群的，可以补充肠道正常菌群，纠正菌群失调。腹泻和便秘都可能是肠道菌群紊乱导致的，所以益生菌既能治疗腹泻，也能缓解便秘。"

"哦，看不出来这小子还有两副面孔呢！这么多治疗便秘的药，我应该选择哪一种呢？"

"治疗便秘，需要在有经验的医生指导下用药，千万不要随意自用，使用不对可能会让便秘更加严重！遇到便秘首先应该考虑非药物治疗。"

"还有非药物治疗的方法，早说嘛！我就选这个了。"

"非药物治疗的主要方法是调整饮食结构，多吃富含膳食纤维的食物，多喝水，每日至少摄取膳食纤维 25～35 g，每日饮水至少1.5～2.0 L。五谷杂粮、蔬菜水果都要吃，酸奶、红薯可以多吃一些，能够促进排便。另外要多做运动，按摩腹部以促进肠道蠕动。结肠活动在早晨醒来和餐后 2 小时最为活跃，建议每天早晨起床后尝试排便，养成定时排便的习惯。"

"感觉非药物治疗起效有点慢啊！"

"生活调理虽然起效慢，但是能够让你彻底摆脱便秘的困扰，是个长久之计啊！"

"好吧！我记住了。此时此刻我突然想高歌一曲：每天起床做件事，先去厕所排个气。每天不要光吃米，还要锻炼好身体……"

"你还是赶快去医院看看吧！我觉得你病得不轻啊！"

【用药小贴士】泻药不能随便吃，用不对便秘更严重。

11.5 正确认识乙型肝炎

"乐哥哥，最近我有个闺蜜参加单位体检被查出了乙型肝炎（简称乙肝），同事出去聚餐都不叫她了，她用过的办公用品也没人愿意碰。我看她整个人都不好了，有没有什么好药能治疗乙肝啊？"

"在给你科普疾病知识之前，先给你科普一下法律知识吧！人力资源和社会保障部、卫生部、教育部于 2010 年联合下发《关于进一步规范入学和就业体检项目维护乙肝表面抗原携带者入学和就业权利的通知》，明确指出要取消就业体检中的乙肝检测项目，任何体检组织者不得强制要求进行乙肝项目检测，禁止医疗卫生机构泄露乙肝表面抗原携带者个人隐私。违规情节后果严重的，禁止其开展体检服务。对泄露乙肝表面抗原携带者隐私的医护人员，县级以上卫生行政部门要给予警告、责令暂停执业活动或者吊销执业证书的处罚。你朋友那个单位体检的时候检查乙肝本身是不合法的，随意暴露员工的隐私更是错上加错。乙肝的传染性并没有那么强，日常工作的接触也不会传染，她那些同事没必要'谈肝色变'啊！"

"小时候我们班有个孩子检查出了乙肝，老师当众告诉大家不要用他的东西，还安排他一个人单独坐。没过多久这个孩子就转学走了，想想还挺可怜的！"

"这就是无知导致的恐惧。由于大众对乙肝知识的不了解，曾经出现了各式各样的乙肝歧视，这些年国家也在这方面加大了宣传力度，制定了保障他们平等就业权、入学权的法律、法规，不过看起来想要消除这种误解，还有很长的路要走啊！"

"你给我科普一下有关乙肝的知识吧！我对这个疾病还不太了解呢！"

"好的，希望你听了这些知识，能够给这个朋友一些鼓励。乙肝是肝炎的一种，肝炎是肝脏炎症的统称，肝炎是指病毒、细菌、药物、酒精、自身免疫等因素使肝脏细胞受到破坏，使肝脏的功能受到损害，引起身体一系列不适症状，以及肝功能指标异常的疾病。甲型肝炎病毒引起的病毒性肝炎叫作甲型肝炎（简称甲肝），乙型肝炎病毒引起的病毒性肝炎叫作乙肝，以此类推。

"甲肝可以通过消化道传播，病毒会通过患者的粪便污染水源、食物、海产品等，最后进入其他人消化道引起传染。1988年上海出现甲肝大暴发，就是由于有人食用被污染的毛蚶引发的。戊肝也是通过消化道传播的，与甲肝的情况类似。

"乙肝和丙肝的主要传播途径有血液传播（输血、破损的皮肤和黏膜）、母婴传播、性接触传播三种，其中最主要的传播形式是母婴传播。新生儿在生产过程中会接触大量母血，如果母亲是乙肝病毒携带者的话，新生儿就很可能被乙肝病毒感染。不过母婴传播是可以通过注射乙肝疫苗和免疫球蛋白阻断的，只要保护措施得当，得了乙肝的孕妇同样可以生出健康的宝宝。日常的学习、工作、生活接触一般不会传染，蚊虫也不会传播，不必过分紧张。倒是有些文身、打耳洞的地方卫生条件很差，可能传染各类传染病，需要小心一点。

"过去没有办法预防，卫生条件也差，近年来随着乙肝疫苗的广泛接种，这种情况得到了很大改善。2012年世界卫生组织还专门发文祝贺中国应用乙肝疫苗控制乙肝获得巨大成功。目前中国新生儿乙肝疫苗的接种率超过95%，正是由于坚持乙肝疫苗接种为主的综合防治策略，中国14岁以下儿童乙肝表面抗原携带率已小于1%。你一定打过乙肝疫苗吧！"

"好几年前打过，已经很久没打了！"

"我建议你去医院查查抗体滴度，要是抗体滴度小就补打一针。"

"好，我周末就去医院查查抗体，乙肝能彻底治愈吗？"

"目前的医疗水平，还无法根治乙肝。乙肝的治疗目标，是最大限度地长期抑制乙肝病毒复制，减轻肝脏损伤，改善患者生命质量。"

"听说一旦得了乙肝，就会发展成肝硬化，最后变成肝癌，真有这么危险吗？

"你是不是被非法广告忽悠了？如果患者肝功能不正常，的确需要去正规医院接受医生的规范治疗。不过很多人即使感染了乙肝，也只是单纯的病毒携带者，肝功能一直很正常，他们可以像正常人一样生活、学习，只要保持健康的生活习惯，定期检查肝功能，完全不用担心最后发展成肝硬化或者肝癌。"

"谢谢你乐哥哥，也替我的好朋友谢谢你，回去我就给她说说这些知识，有我们这些不离不弃的小伙伴，她一定能早日走出心理阴影的！"

【用药小贴士】日常生活接触不传染乙肝，不要歧视乙肝病毒携带者。

11.6　治疗乙型肝炎的核苷类药物

目前治疗乙肝的药物主要是核苷类药物。

核苷酸是核酸的合成原料，而核酸又是生物繁殖的基础。乙肝病毒的繁殖和复制都建立在核酸复制的基础上，为了阻断乙肝病毒DNA 的复制，科学家化学合成了核苷类似物——人造核苷酸，它们能够迷惑乙肝病毒，并参与病毒复制繁殖过程，但它们并不能完成繁殖过程，最终病毒的生长被抑制，这就是核苷类药物的作用机制。有时候药物用久了，一些聪明的病毒发现上当，立刻摇身一变，通过别的途径复制，核苷类药物就无法发挥作用了，这时候我们就说这些病毒出现了耐药性。

国内已上市的用于治疗乙肝的核苷类药物有恩替卡韦、拉米夫定、阿德福韦酯、替比夫定、替诺福韦等，其中首选药物有以下三种：

（1）恩替卡韦，数据显示采用恩替卡韦治疗可以强效抑制乙肝病毒复制，改善肝脏炎症，安全性较好，长期治疗可改善乙肝、肝硬化患者的组织学病变，该药物5年累计耐药发生率为1.2%。

（2）富马酸替诺福韦酯，这类药物可强效抑制病毒复制，耐药发生率低。长期治疗能够显著改善肝脏组织学，降低原发性肝癌的发生率。

（3）富马酸丙酚替诺福韦片，这个药物是目前市面上推出的治疗乙肝的最新药物，2017年被欧洲药品管理部门批准上市，是欧洲地区近10年获准上市的首个乙肝新药，与富马酸替诺福韦酯相比，它能够更有效地将药物传递到肝细胞中，用药剂量更低，只需要原先十分之一的剂量就能产生同类药物的抗病毒效果。

除了这几类药物外，替比夫定、拉米夫定、阿德福韦酯等核苷类药物过去也常用于乙肝的治疗，不过它们总体耐药率偏高，已经不是首选药物了。对于已经使用非首选药物治疗的患者，建议在医生的指导下，换用低耐药性的药物，以进一步降低风险。

【用药小贴士】核苷类药物治疗乙肝的首选药物有三种，它们分别是恩替卡韦、富马酸替诺福韦酯、富马酸丙酚替诺福韦片。

11.7 乙型肝炎治疗常见问题

在乙肝治疗过程中，存在一些用药误区，现归纳如下：

（1）不该用药的时候随意用药。很多人虽然感染了乙肝病毒，但是肝功能正常，处于免疫耐受状态，这些人属于乙肝病毒携带者，此时不需要用药。一些人听信广告和庸医的鼓吹，花了很多冤枉钱购买药物，不但浪费钱财，有时候还会打破免疫耐受，加重病情。有些乙肝患者同时合并脂肪肝，发现肝功能异常后使用很多药物治疗都没有效果。其实他们的肝功能异常可能是脂肪肝引起的，而脂肪肝有效的治疗手段，就是运动减肥，使体重达标。

（2）该服用抗病毒药的时候乱用降酶药。乙肝患者在肝功能异常、转氨酶升高的时候，可以使用抗病毒药物。如果盲目追求转氨酶正常，随意使用降酶的药物，可能会掩饰病情，加重肝脏负担，延误治疗。降酶药本身并没有抗病毒和保护肝细胞膜的作用，只能用于辅助治疗。

（3）随意使用保肝药。保肝药通过修复被损坏的肝细胞来发挥作用，并不能预防肝细胞受损。它们当中有些是细胞膜的组成成分，有些能够对抗细胞损伤的某些因素。在没有抗病毒药物出现之前，保肝药是治疗乙肝的主要药物，但大量使用也会加重肝脏负担。

（4）随意停药或随意换药。乙肝患者一旦确立用药方案，应该坚持用药，定期检查。如果半途停药或者随意换药，会导致病情反复，还易诱发病毒耐药，为以后的治疗埋下隐患。

一旦感染了乙肝病毒，应该先去正规医院做一个系统的检查，医生会根据病情决定是否需要抗病毒治疗。如果需要吃药，应在医生的指导下按时服药，定期复查，对于 30 岁以上的慢性肝病患者，建议每半年做一次甲胎蛋白和肝脏超声检查，观察病情进展。

目前人类还没有发现彻底打败乙肝病毒的方法，我国已将乙肝疫苗纳入国家免疫规则疫苗当中，随着卫生水平的提高，总有一天乙肝会从这个星球彻底消失的。

【**用药小贴士**】乙肝疫苗是预防乙肝的重要手段。

第12章 中枢神经系统用药知识

12.1 测测你的睡眠质量

在钱钟书先生的《围城》里，对睡眠有过这样的描述："睡眠这东西脾气怪得很，不要它，它偏会来，请它，哄它，千方百计勾引它，它拿身份躲得影子都不见……"

可见人们的睡眠障碍由来已久。朋友，你是否觉得自己有睡眠障碍呢？

阿森斯失眠量表（表12-1）是一种睡眠质量自测表，可用于公众睡眠质量状况调查，该表共有8个条目，每条按程度不同分为0、1、2、3四级评分，面对以下条目中的问题，如果你在过去1个月内，每星期发生3次以上，则选择对应选项，并计算总分。总分<4为无睡眠障碍；总分4~6为可疑失眠；总分>6为失眠。该方法简明易用。

表 12-1 阿森斯失眠量表

条目	0分	1分	2分	3分	得分
入睡时间	没问题	轻微延迟	显著延迟	延迟严重或没有睡觉	
夜间苏醒	没问题	轻微影响	显著影响	严重影响或没有睡觉	
比期望的时间早醒	没问题	轻微提早	显著提早	严重提早或没有睡觉	
总睡眠时间	足够	轻微不足	显著不足	严重不足或没有睡觉	
总睡眠质量	满意	轻微不满	显著不满	严重不满或没有睡觉	
白天情绪	正常	轻微低落	显著低落	严重低落	
白天身体功能	足够	轻微影响	显著影响	严重影响	
白天思睡	无思睡	轻微思睡	显著思睡	严重思睡	
总分					

【用药小贴士】本测量结果仅供参考。

12.2　安眠药的正确使用

"宝哥！两天不见，怎么眼圈有些发黑啊？是不是干什么不好的事情了？"

"我从小就是'三好'学生，长大后是有为青年，我的人生字典里就没有'做坏事'这两个字，一定是我忧国忧民导致了失眠，已经到了'无夜不欢'的程度了。"

"嗯，我平生最痛恨三种人：一种是做坏事的人；一种是不识数的人；一种是乱改成语的人。"

"还好我都不是！不知道乐哥哥你的睡眠质量如何呢？"

"我多年来一直保持婴儿般的睡眠。"

"太厉害了，有啥好方法推荐一下呗？"

"失眠已经成为全球性问题了，据统计，大概有三分之一的人经历过失眠。失眠对中枢神经系统、免疫系统都有损害，还可以诱发疾病，失眠者的生活质量、工作效率都会受到很严重的影响。不过，你怎么判断自己失眠了？"

"我以前倒头就睡，睡 10 个小时都没有问题，现在每天就只能睡 7 个小时了，听一些人讲成年人每天要睡够 8 小时才行，我这种情况肯定是失眠了。"

"失眠可不是单纯按照睡眠时间来计算的，它包括睡眠不足和睡眠质量差。有些人虽然睡眠时间比较短，但是睡眠质量很好，这种情况算不上失眠。随着年龄的增长，人的睡眠时间会减少，比如老年人的睡眠时间就比年轻人少。如果你白天精力充沛，不感到疲惫也不算失眠。失眠一般有以下四个特征（表 12-2）。

表 12-2　失眠的特征

序号	表现
1	夜晚入睡困难，比平时晚 1～2 小时才能入睡
2	夜晚容易醒，每晚至少醒来 2 次
3	清晨提前 2 小时醒来，感到疲惫，影响正常工作学习
4	以上情况至少持续一个月以上

"我觉得我符合第一条，每天早早就躺床上，可是根本睡不着，就想着玩一阵手机催催眠，谁知道越用越兴奋，简直毫无困意。"

"手机、平板电脑发出的蓝光会造成睡眠障碍。蓝光是可见光中接近紫外线的光，夜晚眼睛不断接收蓝光，会让大脑误认为还是白天，从而导致生物钟混乱，人也会越来越清醒，所以睡前一定要停止使用电子产品。"

"玩手机伤眼睛，不玩手机伤心啊！"

"睡眠不足对心、脑血管都有影响，它是真的伤'心'！其实引起失眠的原因很多，除了睡前玩手机外，午睡时间过长、睡前喝茶或咖啡、睡前剧烈运动都会导致失眠。治疗失眠首先要规范睡眠行为，养成良好的睡眠习惯，按时休息，保持环境舒适，心情舒畅，睡前按摩或冥想，这些都有助于失眠的改善。

"失眠也可能是身体疾病或者精神疾病所致，比如抑郁症和焦虑症也会出现失眠，需要同时治疗这些疾病，去除诱因，才能解决失眠问题。只有非药物治疗的方法都无效，才需要考虑用药物治疗失眠。"

"终于说到正题了，有哪些安眠药呢？"

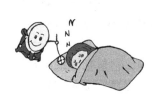

图 12-1 安眠药

"安眠药（图 12-1）主要分为三代：第一代安眠药是巴比妥类药物，也是历史上最早的镇静催眠类药物，代表药物有苯巴比妥、戊巴比妥，这类药物久用会产生耐受性及成瘾性，因为副作用比较明显，现在这类药物很少作为常规的失眠药使用。

"第二代安眠药是苯二氮䓬类药物（表 12-3），它具有抗惊厥、抗焦虑、镇静的作用，是目前使用最广泛的一类药物。

表 12-3　苯二氮䓬类代表药物

药品名称	类型	适合人群
地西泮（安定）	长效药物	睡眠时间短、早醒的失眠者
艾司唑仑	中效药物	睡眠浅、多梦及睡眠维持困难的失眠者
咪达唑仑	短效药物	入睡困难、偶发性失眠的人群

"第三代安眠药是非苯二氮䓬类药物（表 12-4），它包括以下药物。

表 12-4　非苯二氮䓬类代表药物

药品名称	适合人群
唑吡坦	入睡困难人群
佐匹克隆	入睡及睡眠维持困难人群
右佐匹克隆	适合入睡困难、睡眠维持困难及早醒的人群

"这一类药物属于新型催眠药，与苯二氮䓬类相比，这类药物具有入睡快、增加深睡眠时间的特点，药物依赖性较轻，停药后很少产生反跳性失眠。"

"我以为安眠药就安定一种呢！原来有这么多啊！听说安眠药吃多了会变傻，还会上瘾，是真的吗？"

"这种说法不太准确，一些长效的安眠药在服用后的第二天依然残留一定的药效，服用者会出现头晕、嗜睡的反应，这种现象被称为'宿醉效应'，过量服用安眠药也会出现类似情况。有些老年人长期使用这类药物，会增加认知障碍或者跌倒的风险，但这不是变傻。长期使用安眠药的确会产生耐受性和依赖性，一旦停药容易出现情绪激动、心跳加快等情况。为了避免这些情况的发生，使用安眠药的时候需要注意以下几点：

"第一，在使用安眠药的时候，要从小剂量开始用药，逐渐增大到有效剂量，不能自己随意调整药量，也不要同时服用多种安眠药，这样很容易出现肝、肾功能的损害及中枢神经系统的抑制。

"第二，失眠改善后可以逐渐减量直到完全停药，停药不宜太急，以防止病情的反复。

"第三，安眠药可能产生的副作用包括'宿醉效应'、呼吸抑制、胃肠道异常、记忆力下降等。孕妇、备孕男女、哺乳期女性都不建议使用安眠药，青光眼患者也要慎用安眠药。安眠药属于处方药，要在医生指导下正确使用。"

"听说酒是助眠的，我用酒服用安眠药应该能增强效果吧？"

"千万不要用酒服用安眠药，也不要在服药期间饮酒。安眠药对中枢神经系统有抑制作用，酒精对中枢神经系统也有抑制作用，双重抑制可能出现休克甚至呼吸停止，据说喜剧大师卓别林就是死于酒后服用安眠药。"

"小小的安眠药，学问还真大。"

【用药小贴士】长期使用安眠药会产生耐受性和依赖性，应从小剂量开始服用安眠药。

12.3 哪些人群不适合使用安眠药

过量服用安眠药可能导致死亡，在服用安眠药时，以下人群需要注意：

（1）年老体弱者慎用。安眠药的残留作用会让服用者在白天出现头晕目眩、步态不稳等症状，长期服用安眠药会产生记忆力减退、睡眠异常、肌肉过度松弛、反应变慢等副作用，年龄较大、身体虚弱者使用有风险。

（2）肝、肾功能不全者慎用。多数安眠药在肝脏代谢，经由肾脏排泄，肝、肾功能不全者服用会加重肝、肾负担。

（3）从事精密仪器操作、高空作业、驾驶工作的人慎用。安眠药会影响这部分人群的正常工作，服用时需要注意。

（4）睡眠呼吸暂停综合征患者禁用。睡眠呼吸暂停综合征是指因气道阻塞等原因，导致睡眠时频发呼吸暂停及低通气量，非睡眠时表现倦怠、工作效率下降等的综合征。安眠药会加深患者的中枢抑制。

（5）孕妇、哺乳期妇女禁用。部分安眠药对胎儿有致畸风险，临产妇女服用安眠药还会出现新生儿黄疸和嗜睡，哺乳期妇女服用安眠药，药物会进入母乳，影响婴儿。

（6）儿童禁用。儿童服用安眠药会影响大脑发育，干扰睡眠周期的形成，还容易产生药物依赖性。

【用药小贴士】儿童、孕妇、哺乳期妇女都不能使用安眠药。

12.4　服用褪黑素能够治疗失眠吗

很多人第一次听说褪黑素的时候，都会以为这是一种美白产品。

其实褪黑素并非让人变白的物质，而是我们人体大脑松果体产生的一种胺类激素，因为在最初的研究中，研究人员发现它能够使蝌蚪的皮肤变白，所以叫褪黑素。褪黑素作用于下丘脑的视交叉上核，激活褪黑素受体，从而调节睡眠 - 觉醒周期，可以改善因为时差变化、昼夜节律失调引起的失眠。

褪黑素能够调节人体睡眠，当人体处于黑暗中时，它的分泌增加，在凌晨两三点的时候分泌量最多，此时大多数人进入深度睡眠状态，褪黑素的分泌量与人的睡眠质量是有关系的，在光亮环境中会停止分泌，手机发出的光线会干扰褪黑素的分泌，影响睡眠。国外有一项研究表明，只要睡前使用带有荧光显示屏的电子产品的时间达到 2 小时，就可导致褪黑素生成减少 22%，从而引发睡眠时间减少、睡眠易被打断等问题。

原来褪黑素是个见不得光的家伙。

随着人年龄增长，体内褪黑素的分泌量会发生改变，一般 35 岁之后就开始减少，之后逐年下降，所以年龄大的人睡眠时间短，睡眠质量差，这与松果体褪黑素分泌减少有关。

既然这样，我们可以通过额外补充一些褪黑素来改善睡眠吗？

对于青少年来说，褪黑素分泌正常，不适合服用褪黑素。长期服用褪黑素会产生依赖性，抑制人体褪黑素的正常分泌，反而容易把生物钟搞乱。目前国内市场上销售的褪黑素，主要是以保健品的形式存在，剂量也各不相同，并不适合作为常规的安眠药使用，孕妇、哺乳期妇女、自身免疫性疾病患者都不宜服用褪黑素。

那什么情况服用褪黑素比较合适呢？老年人单纯松果体分泌褪黑素不足，可以服用，成年人因调整时差偶尔也可以服用。

国外有一种药物叫雷美替胺，可以直接激动褪黑素受体。2005 年它被美国食品药品监督管理局批准上市，可以选择性激动褪黑激素 1 型受体和 2 型受体，可治疗难以入睡型的失眠、慢性失眠和短期失眠。

【用药小贴士】国内市场上销售的褪黑素主要以保健品为主，剂量各不相同，并不适合作为常规的安眠药使用。

12.5　正确使用抗抑郁药

"乐哥哥，你看最近的新闻了吗？有个我特别喜欢的女演员在微博上说自己是重度抑郁，她可是我心中排名前三的女神啊！"

"宝哥，先把你的口水擦一下！我也挺喜欢这个女演员，拍过不少不错的古装片呢！"

"真看不出来，像她那样外表阳光、性格开朗的人居然也会抑郁。"

"抑郁症和性格内向可没有什么必然联系啊！很多别人眼中的开心果，其实饱受抑郁之苦，这些人的病情更容易被其他人忽视。你知道抑郁症最初是怎么治疗的吗？"

"难道是吃点开心果？"

"非也非也！最早采用电休克疗法，短时间让电流通过大脑，使病人产生短暂休克，通过这种方法治疗抑郁症。"

"太吓人了，这不就是电击么！现在科技这么发达，应该有更好的方法吧！"

"现在抑郁症的药物治疗已经比较成熟了，我给你介绍一下。抗抑郁药主要用于抑郁症的治疗，常见的抗抑郁药有三类，即单胺氧化酶抑制剂、三环类抗抑郁药和选择性 5- 羟色胺再摄取抑制药。先说第一类单胺氧化酶抑制剂，这类药中最早出现的是异丙肼。"

"我听说过一个药叫异烟肼，是治疗结核病的。"

"异丙肼最早也是用来治疗结核病的，后来发现它还有抗抑郁的功效，异丙肼曾经是抗抑郁的首选药。之后，科学家又开发了一系列同类药物。随着这类药物广泛使用，人们逐渐发现这类药物会跟某些食物反应，出现高血压危象等不良反应，于是这类药物逐渐被淘汰了。

"第二类是三环类抗抑郁药，代表药是丙咪嗪。这个药本来打算用来治疗精神分裂，后来发现对精神分裂无效，但是对抑郁症效果不错，后来逐渐成为治疗抑郁症的首选用药。"

"看来，人类用药历史上阴差阳错的例子还挺多啊！"

"是的，科学的进步就是一个不断探索的过程，有偶然，也有必然。三环类药物家族不断扩大，后来又出现了阿米替林等十几种药物，在临床上一直被广泛使用。

"第三类药物是选择性 5- 羟色胺再摄取抑制剂，它的名气也比较大。代表药有氟西汀、帕罗西汀、舍曲林、西酞普兰等，这类药物不但可以抗抑郁，还可以抗焦虑，适合抑郁同时伴随焦虑的患者。"

"如果抑郁比较严重的人，可以同时服用其中的两种来加强疗效吗？"

"不能同时使用不同抗抑郁药物，没有临床证据表明联合使用效果更好，反而容易出现比较严重的不良反应。抗抑郁药比较常见的不良反应包括困倦、口干、视物模糊、心跳加快、排尿困难、便秘等。这些不良反应不影响抑郁症的治疗，患者在治疗过程中会逐渐耐受，但抗抑郁药物服用过量可导致急性中毒和死亡。三环类抗抑郁药，如丙咪嗪、阿米替林等，有一定的兴奋作用，大剂量或者长时间服用可能引起惊厥，也可能诱发癫痫发作，所以癫痫患者禁用三环类抗抑郁药。

"抗抑郁药与美托洛尔、普萘洛尔、氟卡尼、可待因、曲马多、他莫昔芬、特比萘芬、地氯雷他定、托特罗定（图 12-2）、加兰他敏等可能存在相互作用，患者同时使用需要咨询医生。

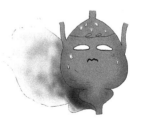

"在服用抗抑郁药物时大量食用含有酪胺的食物（牛油果、奶酪等），会出现头痛、血压升高等现象，也需要注意。"

图 12-2 托特罗定

"很多疾病要终生服药，一旦吃了抗抑郁药，是不是也要终生服药呢？"

"抑郁症是一种很容易复发的疾病，所以我们用药不仅要达到缓解抑郁的目的，也要达到防止复发的目的。抑郁症的药物治疗一般分为三个阶段：

"第一个阶段为急性期治疗阶段。这个阶段持续 8～12 周，使用足量的抗抑郁药物以解除症状。在急性期治疗阶段，患者及其家属都应该保持耐心和信心，因为药物产生疗效需要时间。

"第二个阶段为巩固期治疗阶段。这个阶段的主要目标是防止抑郁复发，保持疗效，使用的药物和第一阶段类似，治疗方案基本不变。

"第三个阶段为维持期治疗阶段。这个阶段通常以预防复发，帮助患者回归正常生活为主要目标，使用的药物量可减少，这一阶段的时间因每个人的实际情况不同而不同，短的半年左右，长的需要 2～3 年，部分患者坚持治疗多年，稍减量病情就反弹，遇到这种情况就需要终生治疗了。第三阶段因为周期较长，患者可能会出现漏服药物、自行减量服用的情况，这些都会影响治疗效果，甚至会影响复发后的治疗，所以一定要坚持服药，不能因为自我感觉良好就自行停药。"

"我记住了，抑郁症需要在医生指导下系统治疗，不能自我给药、擅自调整药量、自我停药。"

"孺子可教也！"

"说起抑郁，我常常因为自己不是'高富帅'而感到抑郁，是不是可以吃点抗抑郁药来愉悦情绪，改变我的心情呢？"

"抗抑郁药对于抑郁人群有效，但是对于普通人并没有舒缓心情的作用，服用这类药物还会产生困倦、视物模糊、心跳加快等副作用，千万不要自己随便吃。话说回来，这些药都是处方药，只有凭医生处方才能购买，你想买也买不到！"

"那我心情低落怎么办呢？你看我这忧郁的眼神和稀疏的胡茬，浑身上下透着一个'烦'字。"

"走吧，我请你去撸串，没有什么烦恼是撸串解决不了的，一顿不行就两顿。"

【用药小贴士】抗抑郁药要在医生指导下使用，不能擅自服药、擅自调整剂量、擅自停药。

12.6　焦虑症的用药

焦虑症又称为焦虑性神经症，是神经症这一大类疾病中常见的一种，常表现为提心吊胆、恐惧、忧虑，伴随有心悸气短、面色苍白等症状。

焦虑症也是神经症中相对治疗效果较好、预后较好的疾病，通常采用心理治疗和药物治疗，常用的抗焦虑药物有以下四类（表 12-5）。

表 12-5　常用抗焦虑药物

药物类型	代表药	说明
苯二氮䓬类药物	阿普唑仑、艾司唑仑、劳拉西泮、地西泮	容易引起药物依赖，一般仅短期使用
非苯二氮䓬类	丁螺环酮、坦度螺酮	
抗抑郁类药物	帕罗西汀、氟伏沙明、西酞普兰、文拉法辛	
β 受体阻滞剂	普萘洛尔	常用于伴有自主神经功能紊乱的患者

抗焦虑症用药应该在医生指导下使用，治疗过程中密切关注药物不良反应，提高用药依从性，可以有效防止焦虑复发。

【用药小贴士】焦虑症的用药需要在医生的指导下使用，一些抗抑郁药物也被用来治疗焦虑症。

12.7　癫痫发作的正确处理方式

癫痫又被称为"羊癫疯"，是一种较为常见的疾病。它是大脑神经元突发性异常放电导致的短暂大脑功能障碍的一种慢性疾病。

很多人总有一种错误的观念，认为癫痫发作的时候患者可能会咬伤舌头，所以总会在第一时间往患者口中塞入木块、毛巾甚至袜子，或者使劲掐患者的人中。

实际上这样做没有任何科学根据，甚至可能导致患者病情加重。

癫痫患者咬舌头这个行为并不会致死，最多导致舌头微量出血，因为癫痫发作咬伤舌头的患者在临床上并不多见，反而是强行掰开患者嘴巴，塞入木头、筷子等物品，会伤害患者口腔、牙龈、舌头，出现较为严重的出血。就算塞入柔软的物品，比如手帕、毛巾等，也有可能阻塞患者的呼吸道，加重缺氧，导致癫痫发作时间延长。至于袜子嘛！虽然不至于熏死人，但是等他清醒之后你确定不会被打？同样，掐人中也是没有任何科学依据的。

遇到癫痫不要慌！更不要拿起手机拍照发朋友圈！现在乐哥哥为大家介绍正确的处理方法（表12-6）。

表12-6 癫痫发作的处理

序号	遇到患者癫痫发作时应该做什么	不该做什么
1	不要随意搬动患者	口中塞木头
2	不要强行按压患者身体	口中塞拳头
3	移动患者身边可能造成伤害的物品	口中塞毛巾
4	保持患者呼吸通畅	口中塞手帕
5	避免口腔分泌物被吸入呼吸道中	掐人中
6	让患者安静地抽搐	拍照发朋友圈

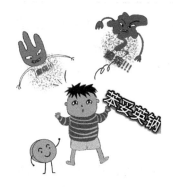

多数患者在几分钟内就可以恢复正常。目前国内外对癫痫的治疗主要以药物治疗为主，常用的癫痫治疗药物包括卡马西平、苯妥英钠（图12-3）、丙戊酸钠等，需要在医生指导下使用，癫痫患者经过正规的治疗，完全可以正常工作和生活。

【用药小贴士】癫痫发作时不要往患者嘴里塞东西，这可能对患者口腔和牙龈造成伤害。

图12-3 苯妥英钠

12.8 脑水肿与病毒性脑炎的药物治疗

当一个人犯傻做错事的时候，我们经常会说他的脑子进水了。

其实大脑是一个致密的结构，不会从外部进水。不过临床上有一个症状的名字——脑水肿跟这很相像。由于受伤、出血、颅内感染等原因，患者脑内水分增加，脑容积增大，这种现象被称为脑水肿。水肿通常发生在大脑内部，如果不及时将水排出，脑组织就可能因为受到压迫而坏死，进而危及生命。

脑水肿的治疗以药物治疗和手术治疗为主。脑水肿最常用的药物是甘露醇，这个名字听起来很可口的药物，是一种白色透明的液体，易溶于水。它的味道有点甜，它可以从海带中提取，也可以以蔗糖和葡萄糖为原料合成。

甘露醇注射液是一种高渗溶液，进入体内后可以提高血浆渗透压，使组织脱水，降低颅内压和眼内压。甘露醇不易被肾小球重吸收，可以增加尿渗透压，带出体内大量的水分。甘露醇常用来治疗颅脑外伤、脑组织缺氧引起的水肿，也可治疗大面积烧伤引起的水肿。甘露醇用于脑水肿治疗时，可以联合使用甘油果糖、吡拉西坦。

造成脑水肿的原因较多，病毒性脑炎是其中之一。它是由各种病毒引起的一组以精神和意识障碍为突出表现的中枢神经系统感染性疾病，80%以上的病毒性脑炎是由肠道病毒引起的。患者的临床表现为头痛、发热、呕吐甚至昏迷。病毒性脑炎没有特殊的治疗方法，急性期可选择支持治疗和对症治疗，比如维持水、电解质平衡，补充营养，控制水肿和颅内高压，静脉滴注 20% 甘露醇属于对症治疗，起脱水利尿的作用，可以控制脑水肿，预防颅内高压。头痛严重也可使用止痛药物，后期可以用阿昔洛韦、干扰素等抗病毒药物治疗，有时还会使用一些抗惊厥类药物辅助治疗。

孩子出生后按时接种疫苗，能防止因感染某些病毒而造成的脑炎（如麻疹脑炎、流行性乙型脑炎）。

【用药小贴士】甘露醇是脑水肿治疗的常用脱水剂，它也是片剂制备时常用的药用辅料。

第13章　五官及皮肤科用药知识

13.1　正确使用各类眼药水

"宝哥，这么晚你怎么还戴副墨镜到处溜达呢？"

"乐哥哥，'寡人'有疾啊！你看我眼睛红红的，见风就流泪，该不是得了红眼病吧？"

"没文化真可怕！红眼病是急性结膜炎的俗称，一般是由微生物感染引起的，表现为畏光、流泪，分泌物增多，但不是所有的眼睛红都是红眼病。"

"那我的眼睛这么红是什么缘故呢？"

"眼睛发红有很多原因，要找专业的眼科医生确定病因。"

"幸亏遇到你了，要不然我还打算随便买个眼药水用用呢！药店里那么多眼药水，我每次去都看花眼了，这些眼药水有什么区别呢？"

"你这个问题也是很多老百姓关心的问题，下面我来给你科普一下眼药水的分类和功能吧！眼药水的规范名称叫滴眼液，是指滴眼用的外用液体制剂，一般是水溶液，滴眼液主要用于消炎杀菌、散瞳、缩瞳、降低眼压。

"眼药水的分类如表13-1所示。

表13-1　眼药水的分类

序号	药物类型	代表药
1	抗生素类	妥布霉素、左氧氟沙星滴眼液
2	抗病毒类	阿昔洛韦、利巴韦林滴眼液
3	含激素类	地塞米松磷酸钠滴眼液
4	非甾体类	双氯芬酸钠滴眼液
5	降低眼内压类	卡替洛尔滴眼液

续表

序号	药物类型	代表药
6	缩瞳或散瞳类	毛果芸香碱、阿托品滴眼液
7	抗过敏类	色甘酸钠滴眼液
8	人工泪液类	玻璃酸钠滴眼液

"第一类抗生素类眼药水是品种最多的一类眼药水。抗生素类眼药水包含妥布霉素滴眼液、左氧氟沙星滴眼液、氯霉素滴眼液、盐酸林可霉素滴眼液、新霉素滴眼液、利福平滴眼液等。这类眼药水主要用于治疗细菌感染导致的眼部疾病，比如沙眼的治疗。"

"我想起来了，上次我长了麦粒肿，医生就给我开了这个药，嘱咐我每隔四小时用药一次，睡前还要涂抹红霉素眼膏。"

"麦粒肿除了用药，还可以用温水每日热敷或者蒸汽熏蒸，也有不错的效果。不过抗生素类眼药水可不能长期使用，否则会导致耐药菌产生。

"第二类是抗病毒类眼药水，包括阿昔洛韦滴眼液（图 13-1）、利巴韦林滴眼液等，主要针对病毒感染引起的眼部疾病。

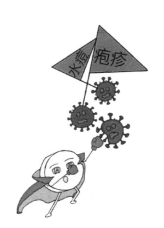

图 13-1　阿昔洛韦

"第三类是含激素类眼药水，比如地塞米松磷酸钠滴眼液、醋酸泼尼松龙滴眼液、妥布霉素地塞米松滴眼液等，激素类滴眼液主要通过抗炎、抗过敏和免疫抑制等作用减轻炎症来治疗眼部疾病。激素类药物不能长期使用，否则会导致青光眼、视力下降等问题。

"第四类是非甾体类眼药水，代表药有双氯芬酸钠滴眼液、普拉洛芬滴眼液等，主要作用机制是抗炎，它们通过抑制环氧化酶活性，从而阻断花生四烯酸向前列腺素的转化，而前列腺素是引起眼内炎症的介质之一。

"第五类是降低眼内压的眼药水，比如卡替洛尔滴眼液、噻吗洛尔滴眼液等，对原发性开角型青光眼具有良好的降低眼内压效果。

"第六类是具有缩瞳或者散瞳作用的眼药水，毛果芸香碱（匹鲁卡品）滴眼液属于产生缩瞳作用的眼药水，可以用于急、慢性青光眼的治疗，而阿托品滴眼液属于散瞳作用的滴眼液，常用于眼科的检查。"

"上次我带侄子去医院配眼镜，验光的时候医生就给他滴了阿托品，说可以散大瞳孔，放松眼部肌肉。"

"是的，滴阿托品散瞳验光，是5岁以下、高度远视及内斜视儿童验光配镜必不可少的检查步骤之一。有些家长不知道从哪里听说这个药可以治疗小儿近视，就自己买来使用，这是很危险的，长期使用阿托品会引起白内障和视网膜的光损伤。

"第七类是抗过敏的滴眼液，比如色甘酸钠滴眼液、富马酸酮替芬滴眼液，可以用于过敏性结膜炎的治疗。

"第八类是人工泪液，它是模仿人体泪液的成分做出来的一种替代品，可以起到滋润眼睛、缓解眼睛干涩的作用，常用于干眼症的治疗。例如玻璃酸钠滴眼液、右旋糖酐羟丙甲纤维素滴眼液等。"

"模仿人体泪液，那不就是水吗？"

"人工泪液里面可不是只有水，还有其他成分呢！"

"那这种滴眼液可以长期使用吧！我经常上网打游戏，时间久了眼睛又干又涩，有了它我就是网吧里眼睛最亮的仔！"

"很多长期使用电脑的朋友都有每天滴几次眼药水的习惯，其实眼药水没有必要频繁使用。任何眼药水长期使用都有副作用，人工泪液也是如此，它是一种对症治疗的药物，无法针对眼部疾病的病因进行有效治疗，而且常用的人工泪液中会添加防腐剂，长期滴用含防腐剂的人工泪液会造成结膜上皮细胞的损害。"

"上次小琴从日本带回来一瓶'网红眼药水'，说是能消除红血丝，它属于哪一类啊？"

"那个眼药水小琴拿给我看了，里面的成分包括盐酸四氢唑啉、甲基硫酸新斯的明。"

"这两个成分是干吗的？"

"盐酸四氢唑啉属于肾上腺素类药物，具有收缩血管的作用，使用之后可以去除红血丝，不过这种效果只是暂时的，药效过后很快就会反复，还可能产生依赖性，这种成分如果吸收进入血液循环中，还会影响血压，具有一定的风险。甲基硫酸新斯的明是一种可以收缩瞳孔的药物，可以让人在短期内感觉视力提升，但是频繁使用会导致睫状肌功能异常。她在我的劝说下已经放弃使用那瓶眼药水了。"

"眼药水里面的学问还真大！到底是什么原因让我的双眼饱含泪水？我还是去医院找医生检查一下，再去买个合适的眼药水。"

"你先别着急去医院，我还要再给你讲讲眼药水的保存。滴眼液需要按照说明书的要求进行保存，一般放在阴凉、干燥的地方，也可以放在冰箱冷藏室内保存，但是要注意有些滴眼液可能存在低温结晶现象。使用前需要观察液体是否清亮透明，如果发现变色或者出现霉菌团，就不能再用了。"

"我记得眼药水的保质期一般写的是 2 年，是不是打开之后只要不变色就可以一直用下去呢？"

"眼药水的保质期是指密封情况下放置在合适环境中的使用期限，一旦眼药水开启，最多使用 4 周，用不完也不能再用了。因为里面的液体一旦与空气接触，微生物就开始滋生，而使用染菌的眼药水会加重眼部感染。"

"才用一个月啊，那肯定用不完，就这么扔掉多浪费啊！"

"有些厂家推出了独立包装的一次性眼药水，里面没有添加抑菌剂。每支滴眼液的使用期限最长一周最短一天，你可以根据自己的需要购买使用，减少浪费。"

"看来以后使用滴眼液，每次要多滴上几滴才能降低损失啊！"

"人正常眼结膜囊的容量是 20 μL，每次滴入 1 滴眼药水就足够了，多滴并不能提高药效，多余的大多数顺着面颊流下来，还有一部分可能进入鼻腔或者口腔。滴太多反而不好。"

"如果需要滴两种以上的眼药水该怎么办呢？"

"那就间隔 5 分钟之后再滴另外一种，这时候前一次滴入的眼药水基本吸收干净了。"

"听你讲了这么多眼药水知识，我也算是个'知识青年'了！"

"你不但要当'知识青年',还要当'姿势青年',你知道滴眼药水的正确姿势吗?"

"不就是把眼皮扒拉开直接滴进去嘛!这有何难!不过每次滴眼药水的时候,我都挺害怕,就感觉一个大水珠子扑面而来,我这种情况是不是叫'眼药水恐惧症'啊?全世界发病人数多吗?"

"那是你的姿势有问题,使用眼药水前要先洗手,使用的时候头向后仰,食指拉开下眼皮,眼球向上转,充分暴露出下眼皮和结膜,轻轻在结膜上滴 1 滴眼药水,滴完后闭眼用手压住内眼角,闭目休息 2 分钟,注意滴眼液瓶口不要触碰眼睛任何部位。"

"做完这一套动作,我觉得要花一套眼保健操的时间吧!"

"别贫嘴了,你赶快去看眼科医生吧!什么青年都不如健康青年有魅力啊!"

【用药小贴士】使用两种以上的眼药水,需要间隔 5 分钟。

13.2 过敏性鼻炎的用药

过敏性鼻炎是一种非常普遍的疾病,差不多 10 个中国人中就有 1 人患有此病。它是过敏体质的人接触过敏原后反复出现的一种鼻黏膜非感染过敏性炎症,这种炎症与感染无关,造成过敏的原因包括花粉、尘螨、动物皮屑等。

过敏性鼻炎患者首先要远离过敏原,这样可减轻症状,改善生活质量。过敏性鼻炎的治疗包括非药物治疗和药物治疗。非药物治疗主要是用生理盐水冲洗鼻腔,可以将鼻腔分泌物和过敏原清洗出鼻腔,还能保持鼻腔湿润。药物治疗常选用以下药物(表 13-2)。

表 13-2 过敏性鼻炎常用药

类型	代表药	备注
激素类喷鼻剂	布地奈德、氟替卡松	首选药物
抗组胺类喷鼻剂	氮䓬斯汀	
口服抗组胺药	氯雷他定、西替利嗪、酮替芬	

续表

类型	代表药	备注
肥大细胞稳定剂	色甘酸钠	
白三烯受体拮抗剂	孟鲁司特钠	
减充血剂	羟甲唑啉	连续使用不超过 7 天

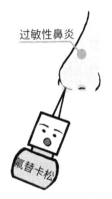

图 13-2 激素类喷鼻剂

国外一些治疗鼻炎的药品中会添加羟甲唑啉，看不懂外文说明书的朋友使用后效果明显，误以为是国外产品更好。其实这种成分只能短期使用，使用时间不超过 7 天，频繁使用反而会使鼻炎病情加重。

过敏性鼻炎目前尚无根治方法，任何宣称能根治过敏性鼻炎的宣传都是虚假宣传。日常良好的生活习惯可以预防鼻炎的发作。

【用药小贴士】过敏性鼻炎可以选择激素类喷鼻剂（图 13-2），目前没有根治方法。

13.3 智齿发炎了，用药还是拔掉

"小婷，几天不见你怎么胖了！"

"长胖？不存在！我这几天不但没胖，还瘦了不少，茶不思饭不想！"

"你不会又失恋了吧！"

"什么叫'又'，我明明就没有对象，哪来的失恋。你故意的是不是？等我病好了，看我怎么收拾你！"

"啊？你得什么病了？"

"都是该死的智齿惹的祸，这两天莫名其妙就发炎了，疼得我吃不好睡不好，我该怎么办啊？我是该吃药还是该拔掉它？"

"作为一个拔过四颗智齿的智人，这个问题你可是问对人了，且听我细细道来。智齿是人类的第三磨牙，一般会在 16～30 岁长出，因为此时人的心智已经成熟，所以把它命名为智齿，有些人会

有四颗智齿，不过也有些人不长四颗，甚至一颗都没有……"

"哎哟！别慢慢道来了，我就想快快知道，这智齿能不能拔？我在网上搜相关信息，有的人说应该拔掉，有的人又说不能拔。"

"不要打断我说话嘛！本来快讲到了，你这一插嘴，我又要重新整理思路了！"

"你就是故意的，要不是牙痛，我能咬死你！"

"好吧好吧！那我就长话短说吧！这个智齿拔不拔，要看具体情况。一般牙科医生会建议你拔掉，因为它没有什么用，就算暂时没有出现问题，说不定以后也会出什么状况，所以拔掉就一劳永逸了。"

"可是我挺怕拔牙的，不到万不得已，还是不想拔掉。"

"你这种反应属于正常情况，俗话说怕疼是女孩子的天性嘛！"

"我只听说过爱美是女孩子的天性！"

"这句俗话是我刚创造的。如果智齿生长的位置比较合适，本身长得也比较端正，可以留着。但是有下面几种情况，智齿是必须拔掉的，就算怕疼也不行。

"第一种情况是'没有配偶'要拔，专业上叫没有对咬牙要拔。有些人的智齿没有长够四颗，就会出现智齿不对称的情况，如果不拔掉，时间长了，智齿之间不能相互咬合，可能出现智齿过度生长，影响咬合功能。

"第二种情况是'顶撞邻居'要拔，专业上叫顶邻牙要拔。如果智齿生长空间不够大，就会挤压旁边的牙齿，让旁边的牙齿不容易被清洁，或者容易让一些食物残渣塞在中间，为了保护我们的好牙齿，就要把智齿拔掉。

"第三种情况是'衣冠不整'要拔。如果这颗智齿长得歪七扭八，平时刷牙的时候不容易刷到，就很容易出现智齿蛀牙的情况，这个时候也建议拔掉。"

"我现在应该就是这个情况，可是蛀牙不是可以做根管治疗吗？"

"你是不是人傻钱多啊？给智齿做什么根管治疗！它又没什么用，都蛀牙了留它何用？"

"好吧！那第四种情况是什么？"

"第四种情况叫'无病呻吟'要拔。因为人类进化的缘故，牙弓比较小，智齿萌生时空间狭小，容易让人感觉肿胀、疼痛，这时候严重影响人的生活质量，也可以考虑拔掉。"

"听起来很有道理啊！我刚刚做出一个艰难的决定，立刻去拔掉它。"

"你不是说牙齿发炎了吗？现在可不能拔。虽然拔牙算小手术，但拔智齿属于难度比较大的手术，拔完之后创口也比较大，流血较多，如果牙齿还在发炎的话，很容易出现感染等风险，所以还是建议你先消炎再拔牙。"

"那我用药物牙膏刷牙管用吗？"

"药物牙膏虽然有一些辅助效果，但还是不能替代药物，牙齿刚开始发炎，首先去口腔科做智齿冠周清洗，用淡盐水漱口，可以很快缓解症状。厌氧菌感染导致的炎症可以用抗生素治疗。"

"什么是厌氧菌呢？"

"厌氧菌是一类可以引起人体组织和器官感染的细菌，在低氧分压条件下才能生长。厌氧菌感染可以发生在任何器官，但是以胸腔、腹腔和盆腔感染多见。常见的抗厌氧菌药物有甲硝唑、克林霉素、林可霉素、大环内酯类抗菌药、β内酰胺类抗菌药、氯霉素等。其中的甲硝唑是硝基咪唑类衍生物，主要用于治疗厌氧菌引起的系统或者局部感染，比如消化道、骨和关节等部位的感染以及口腔厌氧菌感染，甲硝唑还可以用来治疗滴虫病。"

"你这么一说我想起来了，以前牙痛的时候药店的人就给我推荐这个甲硝唑，据说可以治疗牙痛。"

"牙周炎症多是厌氧菌和需氧菌的混合感染，这时候服用甲硝唑有一定的效果，不过大多数牙痛是牙髓炎引起的，牙髓被细菌感染，有炎性物质渗出，而髓腔是封闭的，物质无法流出造成压力增高，压迫神经引起疼痛。这时候将牙齿钻开减压，很快就能止痛了，接着再进行根管治疗才是正确的治疗方法。另外还需要注意，服用甲硝唑（图 13-3）容易出现胃肠道不良反应，现在已经有了二代产品替硝唑和三代产品奥硝唑，治疗效果更好，不良反应更少，当然价格也更贵。"

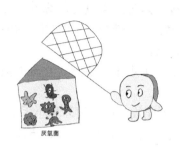

图 13-3 甲硝唑

"明白了，谢谢乐哥哥的指导。我这就去牙科看看，等炎症好了我就去把它拔掉。然后就可以享受人生了，火锅米饭大盘鸡，拿来拿来别客气！这段时间少吃的饭，全部都补回来，哈哈哈哈！"

"那可不行，记得智齿拔掉之后的一个星期，是比较重要的恢复期。要防止伤口感染，尽量不要触碰伤口或用有伤口的部位咀嚼食物，这时候饮食要清淡，还要多注意休息。"

"还真是麻烦啊！你说人干吗要长智齿呢？"

"这都是进化的结果啊，过去人类要吃一些粗纤维的东西，比如树根、树皮，智齿可以帮助咀嚼这类食物，随着人类的食物逐渐精细化，不需要智齿的咀嚼，口腔结构发生变化，它就逐渐退化了。可能几万年之后，人类就没有智齿了！"

"进化真是奇妙，说不准几万年之后，人类进化出三个胃，一天吃九顿饭，怎么吃都不会胖，想想都开心啊！哈哈哈哈！"

"哎！我似乎明白你没有对象的原因了！"

【用药小贴士】智齿发炎时不能拔。

13.4 咽炎的正确用药

咽炎是指咽部的炎症，它是因各种原因感染咽部而产生的炎症的总称，可以单独存在，也可以跟鼻炎、扁桃体炎等并存。

咽炎包括急性咽炎和慢性咽炎。急性咽炎多由病毒引起，比如柯萨奇病毒、流感病毒、腺病毒等，少部分可能由溶血性链球菌等引起，粉尘、烟雾等外界因素都可能引起咽炎。慢性咽炎多由急性咽炎反复发作或治疗不彻底引起，抽烟喝酒、扁桃体炎、鼻炎等也可引起慢性咽炎。该病容易复发，病程长，较难治愈。

如果患者出现严重咽痛、发热、颈部淋巴肿胀等症状，可能是细菌感染引起的咽炎，确诊后需要使用抗生素治疗。首选青霉素类药物，青霉素过敏者可以选择阿奇霉素或喹诺酮类药物。

对于非细菌感染的患者，则需要对症处理。声音嘶哑、咳嗽、双眼发红等症状多由病毒感染引起。单纯疱疹病毒导致的感染可以口服阿昔洛韦，也可以使用复方硼砂溶液含漱或者含服一些含片。

慢性咽炎主要以局部治疗为主，常用复方硼砂溶液、呋喃西林溶液含漱，慢性肥厚性咽炎除了药物治疗，也可采用激光治疗。

咽炎患者的治疗重点是消除各种致病因素，提高自身免疫力，坚持户外运动，戒烟戒酒，保持室内空气洁净，积极预防上呼吸道感染，这些都能够有效预防咽炎的发生和发展。

【用药小贴士】咽炎可由病毒引起，提高免疫力能够预防咽炎的发生。

13.5　口腔溃疡怎么用药

如果评选人类最常见的三种疾病，口腔溃疡一定能够入围。几乎各个年龄段的人群都会发病，一年四季都可能出现，全世界没有哪个国家的居民可以幸免。

口腔溃疡，又被称为"口疮"，是指出现在口腔内侧、舌头、颊黏膜等部位黏膜上，呈圆形或者椭圆形的疼痛溃疡点。这种疾病发病的时候，虽然没有生命危险，但是却严重影响生活质量。有些经常发生口腔溃疡的人，这边还没下去，那边又长起来，稍微辛辣一些的食物都不敢触碰，平时只能喝些稀饭，真所谓"天下苦口腔溃疡久矣！"

这种反复发作的口腔溃疡被称为复发性口腔溃疡，专业的名词叫复发性阿弗他溃疡。除了它之外，常见的口腔溃疡还有另外两种：一种是创伤导致的口腔溃疡，是由口腔内咬伤、扎伤或者烫伤等引发的溃疡；一种是疾病恶化伴随的溃疡，这种情况出现的同时还伴随恶性疾病的全身表现。

医学发展到今天，不少疑难杂症都有了治疗的方法，看似稀松平常的口腔溃疡有彻底解决的方法吗？什么药能治疗口腔溃疡呢？

几乎每隔一段时间，我都会被人问到这些问题。接下来我就来给大家科普一下口腔溃疡的日常治疗和用药知识。

我们先从导致口腔溃疡的原因谈起，你觉得引起口腔溃疡的是细菌、病毒，还是其他东西呢？

目前口腔溃疡还没有找到非常明确的致病原因，一般认为口腔溃疡是一种或者多种因素共同作用的结果。首先是遗传因素，大约40%的口腔溃疡患者有家族口腔溃疡史，如果父母反复发作口腔溃疡，孩子出现口腔溃疡的概率也很大；其次，精神压力大也容易诱发口腔溃疡，紧张、焦虑容易诱发口腔溃疡；另外睡眠不好、免疫力低下等情况也会诱发口腔溃疡；有时候，挑食、贫血人群体内营养缺乏也会诱发口腔溃疡，例如缺锌就容易出现口腔溃疡。

听了这么一大堆原因，你一定想说："哎呀！我不想知道口腔溃疡是怎么来的，我就想知道口腔溃疡是怎么没的。"

那接下来，我有一个好消息和一个坏消息要告诉大家了，你想先听哪一个呢？

先说说坏消息吧！

目前口腔溃疡没有特效药，无法根治。

那么，好消息是什么呢？

普通的口腔溃疡是一种自限性疾病，也就是说，疾病发展到一定程度后会自动停止并痊愈，不需要特殊治疗。通常7～10天，口腔溃疡自己就会好。

当然，这一周多的日子好像也有点煎熬，那我就额外赠送你另外一个好消息吧！目前市面上常见的药品，多以局部消炎、缓解口腔疼痛为目的，还是有一定效果的。我们梳理一下口腔溃疡的常用药（表13-3），它们通常为局部用药。

表13-3　口腔溃疡的常用药

序号	作用	代表药
1	局部麻醉	苯佐卡因、利多卡因
2	抗菌消炎	西地碘片、甲硝唑

续表

序号	作用	代表药
3	促进黏膜生长	重组人表皮生长因子
4	抗炎、抗过敏	醋酸地塞米松
5	清热解毒	西瓜霜、冰硼散
6	烧灼伤口	10% 医用硝酸银

（1）苯佐卡因、利多卡因通常做成凝胶、喷剂等剂型，这类药物属于局部麻醉药，具有麻醉溃疡面、减轻疼痛的作用。

（2）西地碘片、甲硝唑口颊片、氯己定含漱液等药物的主要作用是抗菌消炎，对于口腔溃疡有一定的治疗效果。

（3）重组人表皮生长因子凝胶，这个名字一听就知道它是干什么的，它可以促进口腔黏膜的愈合和表皮细胞的生长，加快溃疡的愈合。

（4）醋酸地塞米松口腔贴片属于激素类药物，激素具有抗炎、抗过敏的作用，对于口腔溃疡可以发挥一定的治疗作用。有个我们很熟悉的品牌叫意可贴，它里面就含有这个成分。

（5）某些中成药例如西瓜霜、冰硼散、青黛散等，这类药物具有清热解毒、消肿止痛、宣散风热的功效，对口腔溃疡也有一定的效果。

（6）如果溃疡面积比较大，有时候还可以用到一种药物——10% 医用硝酸银溶液，这种药可以烧灼伤口，使溃疡面上的蛋白质沉淀，形成一层薄膜，起到保护溃疡面、加快愈合的作用。

但愿你用不到这个"大杀器"！

民间有很多号称能够治愈口腔溃疡的偏方、秘方，比如吃大量的维生素 C；吃大量的水果；把维生素 C 或者维生素 B_2 磨成粉末涂抹在患处；把维生素 E 胶丸扎破并涂抹在患处等。这些方法大多没有科学根据，口腔溃疡的自愈让人以为是这些偏方的功劳。

有人会说："刚才你不是说营养缺乏会导致口腔溃疡吗？补充这些维生素对人体总会有一些好处吧！"

其实缺乏维生素 C 或者缺乏维生素 B_2 很少诱发口腔溃疡，而且磨成粉敷在溃疡面是外用，也不是补充维生素的正确方法。单独补充一种维生素，不如补充复合维生素效果好。口腔溃疡后吃大量的水果也是不对的，水果里面的果酸会进一步刺激溃疡面，加重病情。

一般的口腔溃疡虽然不是大问题，但是有时它会提示你身体患了某些疾病。当溃疡面过大，溃疡超过三周还没有痊愈，溃疡面形状凹凸不平，边界不清，溃疡长期在一个固定区域反复出现时，就需要提高警惕，去医院找医生诊疗了。

口腔溃疡的问题，说大不大，说小不小。除了用药缓解病情外，保持规律的生活习惯、乐观的心情，不吃过烫、过辣的食物，避免硬物对黏膜的损伤，这些都可以减少口腔溃疡的发生。

【用药小贴士】口腔溃疡的病因很复杂，目前多为对症局部用药。

13.6　脱发的药物治疗

"乐哥哥，我刚看了一条新闻，说'90后'已经开始加入防脱大军了，好开心啊！总算不是我一个人秃了！"

"宝哥你也秃顶吗？我看你头发还算茂密啊！"

"这都是假象！就像我表面虽然是个英俊的美男子，其实内心还是个宝宝。表面上虽然有一头茂密的头发，其实我每天醒来的时候，枕头上都是头发，真担心某一天我就变成一个英俊的秃子了。"

"人每天自然脱落的头发大概有70根，那是正常现象。如果连续一个月每天都掉一百多根头发，才算有脱发迹象。"

"可是我没有办法每天数自己掉了多少根头发啊！"

"我教你一个简单科学的判断脱发的方法，用手抓一下头发，在不同的部位重复几次，每次脱落3根以上的头发，就可以判断你在脱发了。"

"我来试一下，哎呀！怎么掉了这么多！好多根！"

"谁让你薅头发了，又不是拔草，应该像我这样轻轻地抓一下。你这掉得不多，不算脱发！"

"那我总算是放心了，你说人为什么会脱发呢？"

"脱发的原因很多，比如生活不规律，总是熬夜，工作压力大、学习压力大、饮食不平衡、营养不良、抽烟、疾病、化疗、遗传等因素，脱发可能是一种也可以是多种因素共同作用的结果。最常见的脱发类型有两种，第一种叫作脂溢性脱发。"

"听名字它应该是头发油脂分泌过多引起的。"

"不是，导致脂溢性脱发的主要原因是遗传因素所致的雄激素水平升高。"

"脱发还跟激素有关吗？"

"当然有关了。这类人群因为遗传基因的缘故，雄激素水平较高，雄激素当中又以双氢睾酮（dihydrotestosterone，DHT）活性最高，它可以随着血液循环进入毛囊，与毛囊中的 5α 还原酶结合，使毛囊变小，毛发变细，毛发生长周期变短，最终导致脱发。男性患者常表现为头顶部头发对称、渐进式变薄和发际线后移（俗称'地中海'），而女性患者表现为头顶部头发稀疏。"

"雄激素不是男性体内才有吗？怎么女性也会出现脂溢性脱发啊？"

"谁说雄激素只有男性才有？女性体内同样有雄激素，比如肾上腺皮质合成以及卵巢分泌的雄烯二酮，它就属于雄激素的一种。雄激素对于女性也很重要，比如脑垂体调控、生殖器官发育等。如果雄激素过量，它就会被代谢成睾酮和二氢睾酮，进而导致脱发。"

"女性身体里有雄激素，那男性体内也会有雌激素吗？"

"也有啊！皮肤会将睾酮转变成雌二醇，所以男性每天也会分泌 30 μg 左右的雌激素。"

"看来这个脂溢性脱发是男女共患病啊！治疗它有什么比较靠谱的方法吗？"

"脂溢性脱发是一个逐渐加重的过程，所以要早治疗，可以采用内服药物或者外用药物的方法（表 13-4）。"

表 13-4 治疗脱发的常用药

药物名称	给药方式	使用方法
非那雄胺	口服	每日 1 次，每次 1 mg
5% 米诺地尔	外用（男性）	每次 1 mL，抹于脱发处，早晚各 1 次
3% 米诺地尔	外用（女性）	每次 1 mL，抹于脱发处，早晚各 1 次

"主要的口服药物是非那雄胺。它属于合成的甾体类化合物，是一种 5α 还原酶抑制剂，结合 5α 还原酶后抑制二氢睾酮的形成，它能够使患者头发状况（包括数量和质量）都有所改善。一般每日口服 1 mg，使用大概 3 个月后，毛发脱落减少，使用 6~9 个月，头发开始生长，连续使用 1 年以上，部分人群会产生较好的效果，需要长期服用以维持疗效。少数病人可能出现性欲减退、射精减少等副作用，停药后即可恢复。这个药物需要经过肝脏代谢，肝功能异常者谨慎使用。60 岁以上人群使用效果较差，不建议口服非那雄胺。

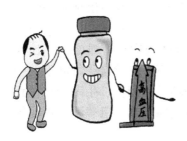

图 13-4 米诺地尔

"外用药物有米诺地尔（图 13-4），这个药物属于钾离子通道激活剂，原本用于高血压治疗，后来发现它可用于脱发的治疗。它的作用机制可能与扩张头皮血管，改善毛囊周围的微循环有关。它是美国食品药品监督管理局批准上市的第一个治疗脱发的非处方药，国内也已经批准上市，目前市场上也有很多品牌。米诺地尔同样需要长期使用来维持疗效，它有两种浓度，5% 的浓度适合男性，3% 的浓度适合女性。使用时一般取 1 mL 米诺地尔溶液涂抹于脱发处，缓慢按摩，早晚各一次，每日使用量不超过 2 mL。米诺地尔可能导致头皮局部瘙痒和皮疹，停药后这些症状会逐步缓解，使用者后期也会逐渐适应。"

"我知道有一种脱发叫作'鬼剃头'，它属于脂溢性脱发吗？"

"它属于脱发的第二种类型，正式名称叫斑秃。"

"这也是激素引起的脱发吗？"

"斑秃跟激素无关，斑秃属于一种自身免疫性疾病。自身免疫性疾病是指机体对自身抗原发生免疫反应而导致自身组织损害的疾病。斑秃患者一般出现的是平滑圆形脱发斑块，有些患者身上的毛发也会脱落。斑秃病程可以持续数月甚至数年，不过很多斑秃患者都是可以自然痊愈的。如果长期不能痊愈，也需要药物治疗。常见的治疗方法包括药物治疗（糖皮质激素、米诺地尔等）和免疫治疗，这些都需要在医生指导下进行。"

"这些药物对于所有脱发者都有效果吗？"

"这要看脱发的严重程度和导致脱发的原因了。如果头顶的毛囊已经萎缩，用药也无济于事，就只能植发了。日常生活中的不良习惯也是引起脱发的重要因素，比如游泳时泳池里面的漂白粉对头发就有刺激性，经常戴帽子闷着不透气也容易引起脱发，日光暴晒也会对头发造成伤害，一些染发剂对头发也有损伤，这些诱发因素都需要注意。"

"我听说生姜擦头皮可以治疗脱发，黑芝麻可以生发，市面上还有很多生发的洗发水，这些方法管用吗？"

"用生姜擦头皮生发是没有什么科学依据的，反而因为生姜对头皮有刺激性，导致一些皮肤敏感的人更容易脱发。而洗发水的主要功能是清洁头皮，依靠洗发水生发基本没什么效果。吃黑芝麻有点作用，因为头发生长需要营养，黑芝麻本身营养成分比较高，也含有较多的氨基酸，对头发有一定的好处。中医认为黑芝麻可以补肝肾，对于肝肾经血不足导致的脱发、白发有一定的效果，可以适当吃一些。不过黑芝麻里面含有较高的油脂，吃太多会导致肥胖。万一脱发没改善又变成胖子，那就是标准的'中年油腻男'了！"

"曾经有一头茂密的头发长在我的头顶，我没有珍惜，直到所剩无几的时候才追悔莫及。人世间最大的痛苦莫过于此啊！"

"如果给你再来一次的机会，我要对你说三个字'少熬夜'。"

【用药小贴士】脂溢性脱发主要使用非那雄胺和米诺地尔治疗。

13.7　说说皮肤科常用药氧化锌

"乐哥哥，最近有人给我'安利'了一款药膏，又能消炎，又能去粉刺，甚至还能用它做面膜，堪称药膏界的'战斗机'啊！"

"什么药膏这么神奇啊？我怎么感觉你被忽悠了！"

"氧化锌软膏，没想到药品里还有你不知道的'宝藏'吧！"

"这个药膏我知道啊，它是皮肤科常用的非处方药，哪有你说得那么神？氧化锌软膏的适应证是急性皮炎、湿疹、痱子及小面积的轻度皮肤溃疡。"

"没有去黑头、去粉刺的功效吗？"

"没有，药品说明书没有提到的功效就不属于它的功效。在我们药学专业里，有一个专业词汇叫'超适应证用药'，意思是指超出药品说明书所标明的适应证范围用药的行为。"

"'超适应证用药'会出现什么后果呢？"

"可能引发药物不良反应。"

"那还是有点风险！"

"是啊，你刚才说的那些效果，我从来没有听说过。药物的药效跟里面的成分有关，氧化锌软膏的主要成分是氧化锌，辅料用的是黄凡士林。这里面的氧化锌，是锌的氧化物，性质稳定，它一般为白色粉末，难溶于水，在皮肤中主要起干燥和收敛的作用。它还能够通过调节表皮愈合的多个环节促进伤口愈合。另外有研究表明，氧化锌对金黄色葡萄球菌和念珠菌有抑制作用，所以也有一定的抑菌功效。氧化锌不光在药品里有，甚至一些儿童护臀霜、胶带里也含有这个成分。"

"我看不少化妆品里面也有氧化锌，是因为它有抑菌作用吗？"

"有这方面的因素，不过氧化锌是一种使用很广泛的物理防晒剂，在化妆品中的用途主要是防紫外线和遮蔽瑕疵。"

"刚才说这个药除了含氧化锌外，还含有黄凡士林，这是什么东西呢？"

"黄凡士林是一种常见的药用辅料，属于常见的油脂性基质之一，与药物合用既能吸湿，又能防止外界水分渗入。总体来说，这个药还是比较安全的，所以被列入非处方药当中，婴儿、孕妇和老年人等特殊人群都可以使用。"

"可以治疗宝宝'红屁股'吗？"

"你说的是尿布疹吧！这个是'红屁股'的专业说法，尿布疹主要是由于没有及时更换尿不湿，没有及时清洗和擦干宝宝的屁股造成的，避免'红屁股'发生首先要保证孩子屁股的清洁干净。氧化锌软膏能够隔离水分和刺激物、收敛皮肤，促进尿布疹愈合，对尿布疹有一定的治疗效果。除了婴儿外，它对成人的皮炎、痱子等也有不错的效果，是家庭小药箱的必备药物。"

"婴儿、大人都能用，看来这个氧化锌还是挺安全的。以后碰到常见的皮肤病，我就拿来用吧！价格便宜量又足，有病治病无病强身！"

"那可不行，这个软膏能防止水分渗出，所以对一些创面有渗出液的皮肤疾病并不适合，比如大面积的溃疡、水疱和渗出液较多的湿疹。另外，老年瘙痒症、银屑病等患者也不建议长期大面积使用。如果使用不当，不但不能治疗受损皮肤，还可能造成病情的进一步恶化。

"要避免眼睛和黏膜接触氧化锌软膏。如果用药部位出现红肿、灼烧的情况，需要立即停药，清理残留药物。这也是大多数药膏的使用原则。"

"可是有些人用氧化锌软膏去黑头、做面膜，据说效果还不错，难道群众的眼睛不够雪亮吗？"

"在使用氧化锌软膏过程中，里面的氧化锌颗粒和皮肤摩擦有一定的去角质效果，可以让皮肤变得细腻，它的遮蔽效果也会让皮肤问题看似好转，可是这些都是表面现象，它并不适合黑头粉刺的治疗。"

"那粉刺应该用点什么呢？"

"那就是另外一个话题了，等下次我专门给你科普一下吧！总之，氧化锌软膏并不是软膏中的'战斗机'，它也有自己的适用范围，用错了也会出问题！"

"我懂了，氧化锌软膏是药，再安全也是药，我一定会提醒朋友们合理使用。"

【用药小贴士】氧化锌不是万能药膏，要对症使用。

13.8 "青春痘"的药物治疗

很多人都遇到这样的困扰，明明早就过了青春期，脸上还是时不时冒出一些"青春痘"。说好的年龄越大，代谢越慢呢！怎么只有体重听话，皮肤不听话呢？

下面我就来给大家介绍一些祛痘的知识。

"青春痘"是痤疮的俗称，它是毛囊及皮脂腺阻塞、发炎所引起的一种慢性炎症性皮肤疾病，常发于面部、胸部、背部等皮脂腺发达的部位。虽然大多数人在青春期都长过痤疮，之后逐渐缓解，但它可不是年轻人的专利，就算30多岁的人也是会长痤疮的，一些不良的日常饮食和生活习惯是痤疮出现的重要诱因。粉刺是轻度的痤疮，白头粉刺又称闭合性粉刺，开口不明显，不易挤出，黑头粉刺又称开放性粉刺，可挤出。

痤疮跟遗传也有关系，如果父母有严重的痤疮，子女出现痤疮的概率就大。临床上根据严重程度将痤疮分为3度4级（表13-5）。

表 13-5 痤疮的分级

级别	具体表现
1级（轻度）	皮肤上仅有粉刺，包括白头粉刺和黑头粉刺
2级（中度）	皮肤上有粉刺、红色疙瘩、脓包等，表现为炎性丘疹
3级（中度）	除脓包、红色疙瘩外，还有比较大的硬疙瘩，有压痛感
4级（重度）	除脓包、结节外，还有囊肿或瘢痕

目前治疗痤疮的药物包括非处方药和处方药，不同程度的痤疮需要使用不同的药物。

治疗痤疮的非处方药有克林霉素磷酸酯凝胶、2.5%或5%的过氧苯甲酰凝胶、5%或10%的过氧苯甲酰乳膏、维A酸凝胶及乳膏。

对皮脂腺分泌过多导致的痤疮，可以使用2.5%或者5%的过氧苯甲酰凝胶。过氧苯甲酰凝胶作用于皮肤后可发挥杀菌作用，还能深入皮脂，对抗痤疮丙酸杆菌。维 A 酸类药物可以促进表皮细胞代谢，使角质层细胞脱落。维 A 酸类药物常有局部红肿、干燥等副作用，随着药物使用时间的延长，这些症状会有一定程度的改善。它还具有光敏性，外用时建议晚上使用，口服时也要注意避免阳光过度照射。过氧苯甲酰会影响维 A 酸类药物的稳定性，不建议同时使用过氧苯甲酰和维 A 酸类药物，可以间隔使用，一个白天用，一个晚间用。

对于轻度、中度痤疮，可以使用维 A 酸凝胶及乳膏。对于伴有炎症的痤疮，可以涂抹红霉素软膏或者过氧苯甲酰凝胶、克拉霉素磷酸酯凝胶等具有抗菌消炎作用的药物，需要注意的是，不建议单独用抗生素治疗痤疮，避免细菌产生抗药性。

大家比较熟悉的治疗痤疮的处方药是阿达帕林凝胶（图 13-5），它属于第三代维 A 酸类药物，是一种皮肤科常用药，适用于以粉刺、丘疹和脓疱为主要表现的寻常型痤疮的皮肤治疗，亦可用于治疗面部、胸部和背部的痤疮。该药同样具有光敏性，使用的时候要避免日晒和紫外线照射。

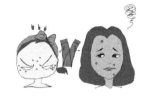

图 13-5　阿达帕林

重度痤疮伴有感染者，可以外用 0.1% 阿达帕林凝胶，同时口服米诺环素（图 13-6）、多西环素或者红霉素治疗。

囊肿型痤疮应该口服维胺酯胶囊或者异维 A 酸。这两种药物都是处方药，维胺酯是维 A 酸衍生物，异维 A 酸是第一代维 A 酸类药物全反式维 A 酸的同分异构体。该类药物具有明确的致畸作用，孕妇及哺乳期妇女禁用，女性患者在服药期间及停药后 6 个月内要严格避孕。

外用的维 A 酸和异维 A 酸类药膏浓

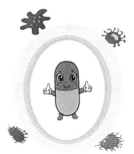

图 13-6　米诺环素

度比较低，进入体内血液循环的量也很小，影响胎儿的可能性比较小，但也建议孕妇和备孕妇女不要使用。

这些治疗痤疮的药物如果在使用过程中出现异常反应，要及时咨询医师和药师。

痤疮除了药物治疗，日常生活的调理也很重要。平时尽量不吃或少吃辛辣、油腻和高糖类的食物，保持面部清洁，不要用手挤压面部的疙瘩，少熬夜，保持愉快的心情和良好的生活规律，这些有助你远离痤疮烦恼，保持皮肤健康。

【用药小贴士】异维A酸属于孕妇禁用药，此药会影响胎儿健康，备孕人群也不能使用。

13.9　接触性皮炎的药物治疗

接触性皮炎是指皮肤或者黏膜接触过敏物质或者刺激物后，在接触的皮肤部位发生的炎症，表现为皮肤红斑、丘疹等，患处边沿清楚，有烧灼感，病情严重时可能出现红肿、水疱，有时合并感染。

随着刺激物或者致敏物的去除，大部分接触性皮炎可以痊愈，也不会留下后遗症。轻症可以使用炉甘石洗液或者外部涂抹皮炎平，同时口服抗过敏药（氯雷他定等）。如果出现红肿、溃烂，需要使用醋酸铅溶液局部湿敷，必要时口服小剂量激素（倍氯米松等）（图13-7）治疗。

【用药小贴士】治疗接触性皮炎的关键是去除过敏物。

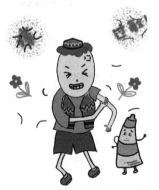

图 13-7　倍氯米松

13.10　荨麻疹的药物治疗

荨麻疹是一种皮肤过敏的急性炎症反应，它可能跟食物、药物、内分泌、感染等多种因素有关，患者皮肤上经常出现大小不一的鲜红色或者白色"色团"，伴有瘙痒。

急性荨麻疹可以口服第二代抗组胺类药物（氯雷他定）抗过敏，外涂炉甘石洗剂进行治疗。不能有效控制症状时，可酌情选择糖皮质激素，如果出现过敏性休克或者喉头水肿，引发呼吸困难，除了进行抗过敏治疗外，还应该及时送医，尽早给予气管插管和气管切开等治疗措施。慢性荨麻疹与急性荨麻疹治疗药物类似，用药疗程一般不少于 1 个月，必要时可以延长用药时间。

荨麻疹会反复发作，需要及时查找病因，对因治疗。天冷时注意保暖，寒冷也会诱发荨麻疹。发病期间，患者应卧床休息，多吃清淡食物，多喝水，忌食辛辣刺激的食物和鱼虾等产品。

13.11　容易引发药疹的药物

很多人平时并不过敏，但是在服用一些药物后，身上可能出现皮疹，这种情况被称为药物性皮炎，也被称作药疹。这是一种过敏反应，其中最常见的是由光照引起的药物过敏，也叫光敏性药疹，它与紫外线的照射有关。

容易引起光敏性药疹的药物如表 13-6 所示。

表 13-6　容易引起光敏性药疹的药物

药物类型	代表药物
抗菌药	氧氟沙星、米诺环素、金霉素
抗心律失常药	胺碘酮
降压药	硝苯地平、卡托普利
利尿药	呋塞米、氢氯噻嗪、氨苯蝶啶
非甾体抗炎药	吡罗昔康、萘普生、舒林酸

一旦发现药疹（图 13-8），需要立刻停药，严重者需要立刻就医。如果无法就医，应大量饮水并服用抗过敏药物。在服用可能引发光敏性药疹的药物时，尽量采用涂抹防晒霜和穿长衣、长裤等方式遮挡阳光，避免阳光暴晒，也可以采取夜间服药的方式。

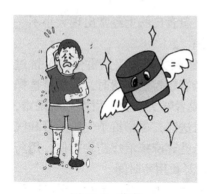

图 13-8　药疹

13.12　驱蚊药的合理使用

炎炎夏日，花如诗，草如画，大家心情大好之时，却常遇到一位不速之客，严重扰乱大家的美好生活，它就是蚊子。

这家伙不但"话"多，吵得人头昏脑涨，还嘴馋，看见血管就蠢蠢欲动。蚊子叮咬容易引起皮肤红肿，还会传播很多疾病，疟疾、登革热听说过吧，就是它干的。

所以必须把它彻底消灭。

千百年来，人类与蚊子的斗争从来就没有停过。今天，我们拥有了很多对付蚊子的武器，到底它们的效果如何，且听乐哥哥一一道来。

驱蚊的武器主要有两种：一种是冷兵器，通过物理攻击杀灭蚊虫；一种是化学武器，用的是"魔法攻击"。

挂蚊帐和穿长衣、长裤是物理防御。

使用电蚊拍、苍蝇拍、乒乓球拍等各种拍，也是物理攻击。

清理下水道等处积水，以防蚊子在此产卵，种植一些产生异味的植物，这些都属于物理攻击。

不过这些方法使用起来都不太方便，防御范围也比较有限，所以"魔法攻击"成为很多人的首选。

"魔法攻击"首推大名鼎鼎的盘式蚊香，它价格便宜，驱蚊效果也比较好，燃烧之后会产生拟除虫菊酯，拟除虫菊酯进入蚊虫的呼吸系统令其死亡。点上一盘蚊香，大约七八个小时就能充满整个房间。蚊香中的拟除虫菊酯量少，浓度低，对人体比较安全。不过蚊香的缺点是产生烟尘颗粒，燃烧不充分还会产生多环芳香烃等影响健康的成分，所以不建议有婴儿、孕妇、哮喘患者的家庭使用。对了，它还容易引发火灾哦！

盘式蚊香的升级产品是电蚊香片和电热蚊香液，它们的主要工作原理是将拟除虫菊酯等成分加入其中，通过加热释放，相对来说安全性更高一些。

除蚊香外，还有几个比较厉害的"魔法攻击武器"——驱蚊液和驱蚊喷雾。这类产品当中经常含有避蚊胺、派卡瑞丁、驱蚊酯、柠檬桉四种成分（表 13-7）。这几种成分均经过了美国环境保护署审核认证，被认为是安全有效的驱蚊成分。美国儿科协会推荐含避蚊胺和派卡瑞丁的儿童驱蚊产品。

表 13-7　驱蚊药的主要成分和注意事项

常用成分	注意事项
避蚊胺	10%～30% 浓度为宜
派卡瑞丁	5%～10% 浓度为宜
驱蚊酯	小于 2 个月儿童不宜使用
柠檬桉	3 岁以下儿童不建议使用

在四种成分当中，避蚊胺、驱蚊酯应用最为广泛，很多花露水中有它们的身影，这也是使用花露水可以防止蚊虫叮咬的原因。美国环境保护署对避蚊胺的安全测评结果是，含避蚊胺的产品不会对包括儿童在内的普通民众产生健康风险。使用含有这类成分的驱蚊产品要注意以下几点：首先是对小于 2 个月的婴儿，不建议使用这类产品；其次是不要喷洒在衣服内，皮肤有破损或者过敏者也不宜使用；另外在给儿童使用时，尽量不要涂抹在双手上，以防进入儿童眼睛和口中。

这些成分在不同驱蚊产品中的浓度各不相同，选购时需要特别注意，一般来说，10%～30% 避蚊胺效果比较好，安全性也比较高。派卡瑞丁推荐的使用浓度为 5%～10%。柠檬桉虽然名字好听，其实安全性相对较低，国外多个权威部门都建议 3 岁以下儿童禁用。

这几年市面上还出现了驱蚊手环。因为造型时尚，方便携带，很受年轻人的喜爱，这种产品属于物理攻击还是"魔法攻击"呢？

驱蚊手环的原理是将一些驱蚊化学成分加入到橡胶手环当中，能够产生一定的驱蚊效果。不过随着时间的延长，化学成分的浓度降低，驱蚊效果也会大幅度降低，而且它的覆盖部位单一，无法起到全身驱蚊效果，所以不建议作为常规避蚊手段使用。

有一种民间传说，在水中加入维生素 B 后，放在房间里也能驱蚊。这种方法完全不靠谱，我很怀疑这是维生素生产厂家想出来的营销策略。

还有人种植一些据说能够吞噬蚊虫的植物，大家不要当真，将植物训练成"蚊子杀手"几乎是不可能完成的任务。

看了这么多驱蚊的武器，小伙伴们是不是对于驱赶蚊子信心满满了呢？科学研究表明，蚊子喜欢"追求"新陈代谢快、汗腺发达、体温较高、穿深色衣服的人。为了更好地保护自己免受蚊虫骚扰，记得在外多穿浅衣服，回家多洗热水澡。

【用药小贴士】正确使用驱蚊药，远离蚊虫叮咬的烦恼。

第14章　家庭用药相关知识

14.1　十分钟读懂化验单Ⅰ（血常规检查）

在日常生活中，大家总免不了要去医院检查身体，面对各类化验单，普通人常常一头雾水，搞不懂这些指标的含义。下面乐哥哥将为大家简单介绍检验报告中经常出现的检查项目的含义，分析这些指标异常的原因。

一般来说，化验单指标异常表示方法有两种：如果检验指标后面出现"↓"的标志，提示化验结果低于正常值；如果检验指标后面出现"↑"的标志，提示化验结果高于正常值。每个检测项目后会标注正常参考值，可对照判断。各医院的测试方法不同，参考值不完全相同。

检验指标受多种因素的影响，出现异常还需要找医生咨询。下面先介绍一下血常规检查中几个常见指标的含义。

（1）白细胞计数

白细胞（white blood cell，WBC）是保护人体安全的"禁卫军"，它主要通过吞噬和消灭各种病菌来保护人体健康。白细胞包括中性粒细胞、嗜酸性粒细胞、嗜碱性粒细胞、淋巴细胞、单核细胞。白细胞计数是计算一定范围内的白细胞数量。疾病、用药、感染等原因都可能导致白细胞数量变化（表14-1）。成人白细胞的正常值参考范围一般为（4.0～10.0）×10^9/L，儿童为（5.0～12.0）×10^9/L。

表14-1　影响白细胞计数的因素

检测结果	可能原因
白细胞计数减少	粒细胞缺乏、再生障碍性贫血、结缔组织病、系统性红斑狼疮、肝硬化、布氏杆菌感染、结核分枝杆菌感染、病毒感染、寄生虫感染以及使用磺胺类、解热镇痛类、抗肿瘤类药物等
白细胞计数增多	各类细菌感染、出血、慢性白血病、恶性肿瘤、月经、妊娠、剧烈运动、饮酒等

（2）红细胞计数

红细胞（red blood cell，RBC）是血液中数量最多的血细胞，红细胞中含有血红蛋白，所以血液呈现红色。它的主要生理功能是通过细胞内所含有的血红蛋白进行氧与二氧化碳的交换，也具有一定的免疫功能。红细胞计数是计算一定范围内的红细胞数量。成年男性的红细胞正常值参考范围一般为（4.0～5.5）×10^{12}/L，成年女性约为（3.5～5.0）×10^{12}/L。影响红细胞计数的因素如表14-2所示。

表14-2　影响红细胞计数的因素

检测结果	可能原因
红细胞计数增多	反复腹泻、大面积烧伤、休克、剧烈运动、慢性肺心病、肺气肿、高原生活、机体缺氧等
红细胞计数减少	缺乏造血物质（如叶酸、铁、蛋白质等不足），骨髓造血功能低下，失血性贫血，继发性贫血等

（3）中性粒细胞计数

中性粒细胞是血液中主要的吞噬细胞，在白细胞中数量最多，具有杀灭病毒、疟原虫、结核分枝杆菌等作用，其正常值范围一般为0.5～0.7（50%～70%）。影响中性粒细胞计数的因素如表14-3所示。

表14-3　影响中性粒细胞计数的因素

检测结果	可能原因
中性粒细胞计数增多	急性感染、化脓性感染、尿毒症、糖尿病酮症、铅中毒、有机磷中毒、急性出血、溶血、手术后、恶性肿瘤、粒细胞白血病、大面积烧伤、肝脾破裂、心肌梗死和血管栓塞等
中性粒细胞计数减少	伤寒、副伤寒、疟疾、布氏杆菌病、乙型肝炎、麻疹、流感、过敏性休克、再生障碍性贫血、粒细胞减少症、脾功能亢进、重金属或有机物中毒、抗肿瘤药物、抗癫痫药物、抗病毒药物、抗精神类疾病药物、抗生素、非甾体抗炎药等

（4）淋巴细胞计数

淋巴细胞是白细胞的一种，是体积最小的白细胞，能够对抗外界感染，监控体内细胞变异。该项检查的正常参考值为20%～40%。

影响淋巴细胞计数的因素如表 14-4 所示。

表 14-4 影响淋巴细胞计数的因素

检测结果	可能原因
淋巴细胞计数增多	病毒感染、百日咳、传染性单核细胞增多症、传染性淋巴细胞增多症、结核病、水痘、麻疹、流行性腮腺炎、急慢性淋巴细胞白血病、再生障碍性贫血、粒细胞缺乏症等
淋巴细胞计数减少	传染病的急性期、细胞免疫缺陷病、放射病、长期应用肾上腺皮质激素后或接触放射线等

（5）血小板计数

血小板是骨髓巨核细胞脱落的胞质小块。它的寿命通常为 1~2 周，血小板有止血功能。该项检查的正常参考值一般为（100~300）$\times 10^9$/L。影响血小板数量的因素如表 14-5 所示。

表 14-5 影响血小板数量的因素

检测结果	可能原因
血小板减少	过敏性紫癜、伤寒、麻疹、骨髓造血功能障碍、再生障碍性贫血、各种急性白血病、骨髓转移瘤、系统性红斑狼疮、恶性贫血、肝硬化、脾功能亢进等
血小板增多	原发性血小板增多症、慢性粒细胞白血病、多发性骨髓瘤、恶性肿瘤早期、溃疡性结肠炎、急性失血性贫血、出血、手术后、骨折等创伤

14.2 十分钟读懂化验单 Ⅱ（尿常规检查）

尿液是人体泌尿系统排泄的废物，正常人每日排尿 1000~2000 mL，尿液的 97% 为水分，剩余物质包括尿酸、尿素等。通过尿液的检查可以诊断泌尿系统疾病，也可检测药物安全性。

（1）pH

尿液的酸碱值很大程度上取决于饮食种类、服用的药物及疾病类型，该值的正常波动范围为 5~7，一般为 6 左右。影响尿液 pH 的因素如表 14-6 所示。

表 14-6 影响尿液 pH 的因素

检测结果	可能原因
尿液 pH 升高	代谢性或者呼吸性碱中毒、长期呕吐、感染性膀胱炎、肾小管酸中毒、使用一些碱性药物（碳酸氢钠、乳酸钠等）等
尿液 pH 降低	糖尿病酮症酸中毒、痛风、尿酸盐、酒精中毒、严重腹泻等

（2）尿蛋白

尿蛋白阳性往往提示出现肾脏疾病。正常人尿液中尿蛋白含量极低，一般很难检出，正常情况下为阴性。当出现肾小球肾炎、肾盂肾炎、肾病综合征、心功能不全等疾病时，尿蛋白检测可能出现阳性。某些氨基糖苷类抗生素、抗肿瘤药物、剧烈运动等也可能导致尿蛋白阳性。

（3）尿潜血

尿液中如果含有少量红细胞，一般无法通过肉眼直接观察，需要通过尿潜血试验发现。尿潜血试验结果可以反映尿液中是否含有血红蛋白和肌红蛋白，正常情况下为阴性，如果检查结果呈阳性，提示有创伤、肾脏疾病、尿路感染等问题。

（4）尿相对密度

尿相对密度（过去叫尿比重）是指在 4℃ 条件下，尿液与同体积纯水的质量比。它取决于尿中溶解物质（尿素、氯化钠等）的浓度，成人的正常值范围一般为 1.003～1.030。影响尿相对密度的因素如表 14-7 所示。

表 14-7 影响尿相对密度的因素

检测结果	可能原因
尿相对密度升高	急性肾小球肾炎、心力衰竭、高热、休克、糖尿病等
尿相对密度降低	慢性肾小球肾炎、肾盂肾炎、肾功能衰竭、尿崩症、肾小管损伤等

（5）尿酮体检查

酮体是体内脂肪酸氧化的中间产物。正常人尿中检测不到酮体，检测结果为阴性。当各种原因引起糖代谢异常及糖尿病酸中毒时，酮体产生的速度大于组织利用速度，就出现了尿酮阳性，"＋"

号数量越多表示尿酮含量越高。

非糖尿病患者尿酮增高多见于婴儿、儿童急性发热，伴随呕吐、腹泻等情况，患者长期营养不均衡、禁食、呕吐也可出现酮尿，伤寒、麻疹、肺炎等疾病也可出现尿酮阳性。糖尿病患者持续出现酮尿提示可能出现酮症酸中毒，如出现三个"＋"以上，很容易发生中毒性昏迷，需要及时采取救治措施。

14.3　十分钟读懂化验单Ⅲ（肝、肾功能检查）

肝、肾功能检查是指通过各种生化试验方法检测与肝脏、肾脏功能代谢有关的各项指标，以反映肝脏、肾脏功能基本状况。它是诊断肝胆系统疾病和肾脏疾病的一种辅助手段，下面乐哥哥为大家介绍其中部分检查指标的含义。

（1）丙氨酸氨基转移酶（alanine aminotransferase，ALT）

丙氨酸氨基转移酶又被称为谷丙转氨酶，它是一种参与人体蛋白质新陈代谢的酶，主要存在于肝、肾、心肌、骨骼肌等组织细胞中，尤以肝脏内含量最高。它是肝功能检查的重要指标，其增高程度与肝细胞被破坏的程度成正比。ALT 增高多见于各种肝脏疾病（如肝炎、肝脏肿瘤、肝硬化、药物性肝炎）、急性胰腺炎、胆管炎。它的正常参考值为 0～40 U/L。

（2）γ- 谷氨酰转移酶（gamma-glutamyl transferase，GGT）

血清中的 GGT 主要来自肝胆系统，它是肝功能检查的重要指标。胆道梗阻、慢性肝炎、肝硬化、胰腺炎、药物性肝炎等均可导致该项检查值升高，苯妥英钠、苯巴比妥等药物及酒精也会导致GGT 升高，GGT 的正常参考值一般为 8～50 U/L。

（3）血肌酐（serum creatinine，SCr）

血肌酐是血液中肌酐的含量。肌酐是小分子物质，可通过肾小球滤过，在肾小管内很少被吸收，几乎全部随尿排出。血肌酐是常用的了解肾功能的主要指标之一。SCr 增高主要见于急性或慢性肾小球肾炎等肾脏疾病。在肾功能轻度受损的早期，该值可以在正常范围，只有肾功能严重受损时，SCr 才明显上升。血肌酐也与性别、肌肉量等因素有关。当血肌酐与血尿素氮同时上升时，表示肾功能严重受损。成年男性的 SCr 正常值参考范围为 54～106 μmol/L，成年女性的正常值参考范围为 44～97 μmol/L。

【用药小贴士】造成检验指标异常的原因很多，有疾病因素，也有药物因素，需要医生结合患者个人情况综合判断。

14.4 家庭小药箱清单

很多朋友家中都备有家庭小药箱，一些小伤小病就可以在家中自行处理了。你知道一个合格的家庭小药箱应该配备哪些药品吗？家庭小药箱的药品清单因人而异，乐哥哥为大家准备了一份，供你参考（表 14-8）。

表 14-8　家庭小药箱清单

种类	常见药物
感冒药	酚麻美敏片、抗病毒口服液、板蓝根冲剂
解热镇痛药	对乙酰氨基酚、布洛芬
呼吸系统用药	沙丁胺醇气雾剂、盐酸氨溴索口服液
消化系统用药	多潘立酮、小檗碱、口服补液盐、蒙脱石散
外用药	莫匹罗星软膏、烫伤膏、碘伏、75% 医用酒精
跌打损伤药	云南白药、跌打丸、正红花油
急救类药	速效救心丸、硝酸甘油
抗过敏药	氯雷他定、西替利嗪
医疗用品	体温计、棉签、创可贴、血压计、止血带、医用剪刀

（1）感冒药可准备酚麻美敏片、抗病毒口服液、板蓝根冲剂等常见非处方药，服药前需要仔细阅读药品说明书，不要将多种感冒药混在一起吃，以免出现药物成分过量，对身体健康造成损害。

（2）解热镇痛药可准备对乙酰氨基酚、布洛芬，当体温超过38.5℃时可以使用此类退热药。如果家中有儿童，需要准备适合儿童使用的剂型，比如口服液、滴剂等。

（3）呼吸系统用药可准备沙丁胺醇气雾剂、盐酸氨溴索口服液、右美沙芬等，用于平喘、祛痰、止咳。

（4）消化系统用药可准备多潘立酮、小
檗碱、蒙脱石散（图 14-1）、口服补液盐等，
用于胃胀、腹泻的治疗。

（5）外用药可准备莫匹罗星软膏、碘
伏、75% 医用酒精和烫伤膏，用于体表小伤
口的消毒和烫伤的治疗。看到这里，有些朋
友不禁要问，怎么没有我们童年常见的红药
水、紫药水呢？好像很久不见它们的踪影了。

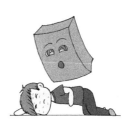

图 14-1　蒙脱石散

　　紫药水主要成分是龙胆紫，它使用后能够让伤口快速结痂，适
合浅表皮肤的擦伤，不过缺点是容易在痂下积脓，而且长期大剂量
使用可能致癌。红药水的主要成分是红汞，含有汞离子，如果使用
过多，可能会引起汞中毒，一些对汞过敏的人还可能会引发接触性
皮炎，所以紫药水、红药水这对“难兄难弟”已经基本被淘汰了，
外用消毒药换成更加安全有效的碘伏。碘伏是单质碘与聚乙烯吡
咯烷酮的不定型结合物，具有广谱杀菌作用，可以杀灭细菌，也
可以杀死多种病毒。它刺激性很小，可以直接涂抹在皮肤上，
千万不要把它和碘酒搞混了，碘酒刺激性很强，涂抹到伤口处是
很痛苦的！

（6）心脑血管急救药可准备速效救心丸、硝酸甘油等药品，紧
急情况下，舌下含服硝酸甘油一片，如果 5 分钟不起效，可加服一
次，连续使用不超过 3 次，15 分钟内病情不缓解需要立即就医。

（7）抗过敏药可准备氯雷他定、西替利嗪等。当你接触花粉、
粉尘、尘螨后，皮肤出现皮疹，或者吃某些食物导致皮肤红痒时，
可以使用抗过敏药，需要注意该类药物易引起嗜睡，驾驶员慎用。

（8）医疗用品可准备体温计、消毒水、棉签、创可贴、血压
计、医用剪刀、止血带等。

　　创可贴所含的药物成分是苯扎氯铵，它属于阳离子表面活性
剂。创可贴不仅能够杀菌，其吸收垫还具有加压、止血功能。一些
防水创可贴吸收垫的外层是聚酯薄膜，可以使空气通过，同时阻止
水和细菌进入。创可贴多用于体积小、伤口浅、不需要缝合的伤

口，使用前应先将创面冲洗干净，再使用创可贴。使用后至少每日1换，预防感染。

以上介绍的是家庭小药箱常见的药品，大家可以根据自身情况增减，比如一些慢性病患者还应该准备降压药、降糖药等药品。家庭小药箱内的药品应该分类摆放。外用药和内服药、成人用药和儿童用药、处方药和非处方药应放在不同的区域，急救药应放在固定的位置，出现突发状况时方便取用，药品说明书和包装盒不要随便丢弃，定期检查小药箱中药品的性状，及时清理过期药和变质的药品。

【用药小贴士】家庭小药箱需要定期整理，清理过期药。

14.5 旅行时需要准备哪些药品

随着我国经济快速发展，人民生活水平不断提高，越来越多的人选择在节假日外出旅游。外出旅行时，大家需要根据旅行目的地的环境、气候、季节、个人身体状况、旅行时间长短等携带适量药品，以备不时之需。

外出旅行应该准备哪些药品呢？我准备了一份旅行携带药品清单，供你参考。

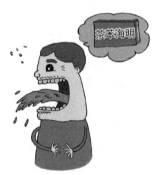

图 14-2 茶苯海明

（1）感冒药：可以选择新康泰克胶囊、感康片、连花清瘟胶囊、板蓝根颗粒等。

（2）晕车药：可以提前准备茶苯海明片（图 14-2）、盐酸苯环壬酯片等晕车药，在乘船、车、飞机前半小时服用。

（3）胃肠道用药：担心吃多了不消化，可准备健胃消食片、多潘立酮，胃肠道痉挛可以准备颠茄片，肠炎可准备盐酸小檗碱片、诺氟沙星，便秘可准备乳果糖。

（4）抗菌药：细菌感染引起的尿路感染、支气管炎、咽喉炎可准备复方磺胺甲噁唑、罗红霉素、阿莫西林等抗生素类药物。

（5）解热镇痛药：退热可以使用布洛芬、对乙酰氨基酚，发热可由很多原因引起，需要明确病因。

（6）外用药：防止蚊虫叮咬可准备清凉油，皮肤擦伤可局部涂抹碘伏或者莫匹罗星。

（7）预防中暑：可以准备十滴水。

（8）抗过敏药：对食物或者药物过敏，可预先准备氯雷他定、西替利嗪等二代抗组胺类药物。

（9）高血压、糖尿病等慢性病患者还应该携带日常用药，千万不要因为旅行而中断治疗。去一些卫生条件较差的国家，需要提前接种霍乱疫苗、登革热疫苗、黄热病疫苗、麻疹疫苗。

如果是出境旅游，还要注意目的地国家对旅客携带药品入境的相关规定。无论东南亚国家还是欧美国家，海关都会对药品进行检查，游客可以随身携带一定数量的药品，但有一定的条件，镇静剂、安眠药、兴奋剂、抗抑郁药、抗癫痫药和一些易被犯罪分子滥用的药物被很多国家限制入境。

不同国家对中药类产品的限定有所不同，需要提前了解相关政策。例如含有麻黄（麻黄碱类）、马钱子（士的宁类）、罂粟壳（吗啡类）的中成药，以及含有伪麻黄碱的西药（多见于复方感冒药）被很多国家禁止入境；燕窝、鹿茸等可能带有病毒，也被一些国家禁止入境；加拿大要求游客携带药品必须带有原始标签和使用说明；我们熟悉的复方甘草片在美国属于禁药，也不能携带入境。游客在出发前需要提前了解相关要求，避免旅行受到影响。

【用药小贴士】有些药物不能带出国，跨境旅行要提前咨询。

14.6　网上药店的那些事

近年来，随着电子商务的不断发展，老百姓越来越习惯于在网络上购买各类生活用品，网上药店也应运而生，网上药店逐渐成为一些人购买药品的新途径。

在实体药店中，治疗消化疾病、感冒、咳嗽等常见病的药物的销量名列前茅，而线上药店则以补益类和自我保健类药品销售为主。

不断增长的市场规模，让很多企业跃跃欲试，打算从中分一杯羹，不过网上开药店可不像在淘宝上开个店那么简单。

我国相关法律规定，申请开办网上药店的企业必须是连锁企业，并且通过药品经营质量管理规范认证，有多家实体连锁药房，具备专业的信息化设备，能让消费者在网上自主方便地下单，并且只能向个人消费者销售非处方药。

截至 2020 年 1 月，具有网上药店资质的企业有 693 家。各省市差异较大，例如广东有 150 家，江苏有 57 家，而西部地区数量较少，新疆有 3 家，宁夏有 1 家，具体名单可登录国家药品监督管理局网站查询（图 14-3）。

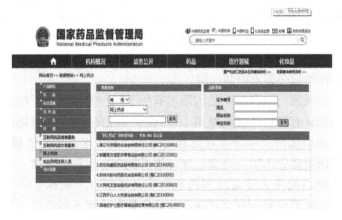

图 14-3　国家药品监督管理局网站

网上药店资质查询网址：http://app1.sfda.gov.cn。

从事互联网药品信息服务和交易服务的网站，应在其显著位置标明互联网药品信息服务资格证书或互联网药品交易服务资格证书的信息，经营性网站还要在其网页末端标注工商行政管理部门的备案信息。如果没有标注，则是非法销售药品的网站。

当然，具有网上药店资质，并不等于该企业就开办了网上药店，它还需要企业拥有较强的软硬件设备。国内比较知名的网上药店包括健客网、好药师网上药店、康爱多网上药店、海王星辰健康药房等。

网上药店通常会配备药师并提供在线咨询服务，购药者可以了解药品相关信息。购买时只能选购非处方药，如果病情复杂，需要及时去医院请医生诊治。网上购药与其他网购一样，有它的便利性，同样也会遇到产品质量问题，在收到网上购买的药品时，需要认真查看药品生产日期、有效期、外观、性状等，避免收到变质药品。

【用药小贴士】截至 2020 年 1 月，具有网上药店资质的企业有693 家。

14.7　教你识别违法药品广告

"小琴，怎么那么开心啊，抱着手机看什么呢？"

"乐哥哥，我在看最新一期的《'吐槽'英雄总动员》啊，这期节目太好玩了！"

"这节目貌似很火爆啊！连我这个很久不看综艺节目的人都听说了，估计赞助商都要排队吧！"

"是啊，节目组也是想方设法植入广告，上一期我就听主持人口播了一条药品广告。"

"啥？药品广告！这类广告可不能随便做啊！是什么药品广告？"

"好像是一个治嗓子痛的药，我经常在药店看到，也不是什么危险品，这也不行吗？"

"当然了，药品作为一种特殊的商品，它的广告有着严格的审批程序，我给你说说里面的门道吧！药品分为处方药和非处方药，类别不同，做广告的地方也不一样。"

"这两类药做广告的时候有什么不同呢？"

"如果是处方药，只能在有关部门指定的医学、药学专业刊物上做广告，广告里还要配上一句话'本广告仅供医学、药学专业人士阅读'，这些刊物你们这些'平凡的人类'很少接触的到哦！"

"欠收拾了是吧？搞得你不是人类一样！"

"开个玩笑，因为处方药的特殊性，这些处方药广告都是给专业人士看的。国家不允许在大众传播媒介上发布处方药广告，或者以其他形式对公众进行广告宣传。"

"刚才不是说处方药只能在专业杂志上做广告吗？万一企业把这些杂志买回来再赠送给消费者怎么办？"

"你能想到的漏洞专家们早都想到了，法律规定处方药也不得以赠送专业期刊的形式向公众发布广告。"

"那我们平时在电视上能看到的广告都是比较安全的非处方药广告吧？这个没什么限制吧？"

"也是有限制的，非处方药做广告的时候，需要标明非处方药专用标识。"

"我记得，就是那个 OTC 标识。"

"姑娘真是天资聪颖啊！"

"这话我爱听，你再给我多说点。"

"除了 OTC 标识，还要加一句忠告语：'请按药品说明书或在药师指导下购买和使用'。非处方药的广告也不能利用公众不懂医药学知识的弱点，故意用一些难懂的词，造成公众对药品功效和安全性的误解。"

"哎呀！我是让你再多说点夸我的话。"

"那个留着以后慢慢说吧！现在不是广告时间吗？最重要的还没说呢！"

"好吧，那你继续说。"

"不管是处方药还是非处方药的广告，都不能含有不科学的断言或者保证，比如宣称有效率多少，治愈率多少，这都是不行的。安全、无毒、最新技术、祖传秘方这类词都不能用，也不能以国家机关、科研单位、学术机构或者专家、学者、医师、患者的名义和形象作证明。"

"这是为什么呢？"

"用这些机构或者个人进行广告宣传，患者会更相信广告的内容，但药品对每个人的疗效是不一样的，不能保证这个人有效那个人也有效，个体差异也会影响药物的安全性，同样的剂量有人可能无效，有人又可能中毒。"

"有道理，说不准还会有'砖家'冒充专家呢！我还看过找明星代言的药品广告！这样可以吗？"

"那都是老皇历了！明星有很大的影响力，但是代言药品广告可能误导消费者。新《广告法》已经不允许明星代言药品、医疗器械、保健食品广告，就算是影帝、影后也不能在广告里扮演医生或者患者。"

"有时候我看一些地方电视台播的药品广告，某个患者说这个药治好了她多年的疑难杂症，这不就是以患者形象作证明吗？"

"是啊，这种情况就属于违法广告了，作为好市民的我们，可以拿起手中的电话，拨打12315投诉电话进行举报。《中华人民共和国广告法》规定：药品广告中不得含有以下内容：①表示功效、安全性的断言或者保证；②说明治愈率或者有效率；③与其他药品、医疗器械的功效和安全性或者其他医疗机构比较；④利用广告代言人作推荐、证明；⑤法律、行政法规规定禁止的其他内容。药品广告的内容不得与国务院药品监督管理部门批准的说明书不一致，并应当显著标明禁忌、不良反应。处方药广告应当显著标明'本广告仅供医学、药学专业人士阅读'，非处方药广告应当显著标明'请按药品说明书或者在药师指导下购买和使用。'"

"看来药品广告里面的学问还挺深呢！刚才说综艺节目里面植入药品广告的事，你说它有问题，问题在哪呢？"

"这个广告用的是口播的形式，很不规范，而且我怀疑它没有取得广告批文。"

"你还真是料事如神啊！我刚'刷'到一条'热搜'，这件事已经被处理了，企业被罚了不少钱呢！"

"药品广告关系到千家万户的用药安全，我要给国家有关监管部门'点个赞'！"

【用药小贴士】遇到虚假药品广告，可以拨打"12315"电话投诉举报。

参 考 文 献

［1］国家药典委员会. 中华人民共和国药典：2020 年版［M］. 北京：中国医药科技出版社，2020.

［2］陈新谦，金有豫，汤光. 陈新谦新编药物学［M］. 18 版. 北京：人民卫生出版社，2018.

［3］杨宝峰，陈建国. 药理学［M］. 9 版. 北京：人民卫生出版社，2018.

［4］彭雷. 极简新药发现史［M］. 北京：清华大学出版社，2018.

［5］宋学立，吕俊，贺勇. 常见病处方手册［M］. 2 版. 北京：化学工业出版社，2019.

后记：我不是药神

有段时间，我只要稍有闲暇，就会打开电脑看看《我不是药神》这部电影，每次看过之后都不由得感慨万千。

这个电影，让我想起了曾经的往事。作为一名从小体弱多病的人，我吃遍了各种奇奇怪怪的药，这也是我后来选择药学专业的原因之一。

记得我上大学的时候，因为得病，必须吃一种药。这种药的价格有点贵，吃了一段时间，我有些捉襟见肘了。在一个病友交流的论坛里，有人说每天喝两暖瓶水可以缓解症状，"亲测有效"；有人宣称已经康复，降价出售自己没有吃完的药；还有人说可以搞到药品的原料药，价格大概是市场价的五分之一，如果有人想要可以跟他联系。我很想跟他们联系，买一些便宜的药品，但是犹豫了很久还是放弃了，我不知道那些人是否值得信任。

后来那个药的替代品上市，效果更好，不良反应更少，但价格更高。这已经彻底超出了我的支付能力，最终我决定强行停药。万幸的是，我当时的身体状况阴差阳错达到了停药标准，没有出现病情的反复。很难想象，如果之前尝试各种不靠谱的方法，会出现什么后果，或许耽误了治疗，也可能买到假药，把自己搞得肝、肾皆伤。如果当时知道印度有仿制药，有人可以代购，我也会毫不犹豫去买，并对代购的人感恩戴德。

孔子曰："丘也闻有国有家者，不患寡而患不均，不患贫而患不安。"当一种疾病没有药物治疗的时候，每个人都是平等的。当救命药出现时，有的人吃得起，有的人吃不起，于是有人活下来，有人死去。这时候，如果你没有钱，买不起特效药，比疾病更残忍的是，特效药既给你带来治疗的希望，又让你绝望。

某些疾病的患者渴望被救治的那种心情，旁人没有切身体会是很难理解的。医药专业知识的匮乏，让许多人在求医问药的路上倍感无助。愿本书的内容能够帮助大家更好地掌握合理用药知识，增强自我保健意识，不断提高自我健康管理能力。

我也希望更多的医药工作者能够投身科普事业，以通俗易懂的方式将正确的专业知识传递给普通大众。

每当新一届医药专业的学生走进我的课堂时，我都会对他们说："你们穿的白大褂上有 3 个口袋，右边的口袋装的是几千个日日夜夜刻苦钻研积累的知识；左边的口袋装着从不曾放弃的执着、从不曾言败的坚韧、从不曾磨灭的信念；而最靠近心脏的口袋放着的是对大众的关心、对患者的耐心、对世人的爱心、不忘的初心、不灭的良心。"

让专业的人做专业的事，发出专业的声音，使广大百姓受益！

让我们一起创造新的时代！

李乐

2020 年 9 月